Samuel Hahnemann

Organon der Heilkunst
Standardausgabe der 6. Auflage
Herausgegeben von Josef M. Schmidt

Organon der Heilkunst

Von Samuel Hahnemann

Aude sapere

Standardausgabe der sechsten Auflage

Auf der Grundlage der 1992 vom Herausgeber bearbeiteten textkritischen Ausgabe des Manuskriptes Hahnemanns (1842)

herausgegeben von Josef M. Schmidt

HAUG

Karl F. Haug Verlag · Heidelberg

Die Deutsche Bibliothek – CIP-Einheitsaufnahme

Hahnemann, Samuel:
Organon der Heilkunst / von Samuel Hahnemann. –
Standardausg. der 6. Aufl. / auf der Grundlage der 1992 vom
Hrsg. bearb. textkritischen Ausg. des Ms. Hahnemanns (1842)
hrsg. von Josef M. Schmidt. – Heidelberg : Haug, 1996
(Homöopathie)
ISBN 3-7760-1590-X

Frontispiz mit freundlicher Genehmigung: Homöopathie-Archiv des Instituts für Geschichte der Medizin der Robert Bosch Stiftung, Stuttgart. Foto: Anselm Krüger.

Samuel Hahnemann (1755–1843)
Porträt, Öl auf Leinwand (69 × 58 cm), wahrscheinlich von seiner zweiten Frau Melanie gemalt (frühestens 1835)

Titel-Nr. 2590, ISBN 3-7760-1590-X

Fotosatz: Josef M. Schmidt, 81545 München
Druck: Buch- und Offsetdruckerei Sommer, 91552 Feuchtwangen

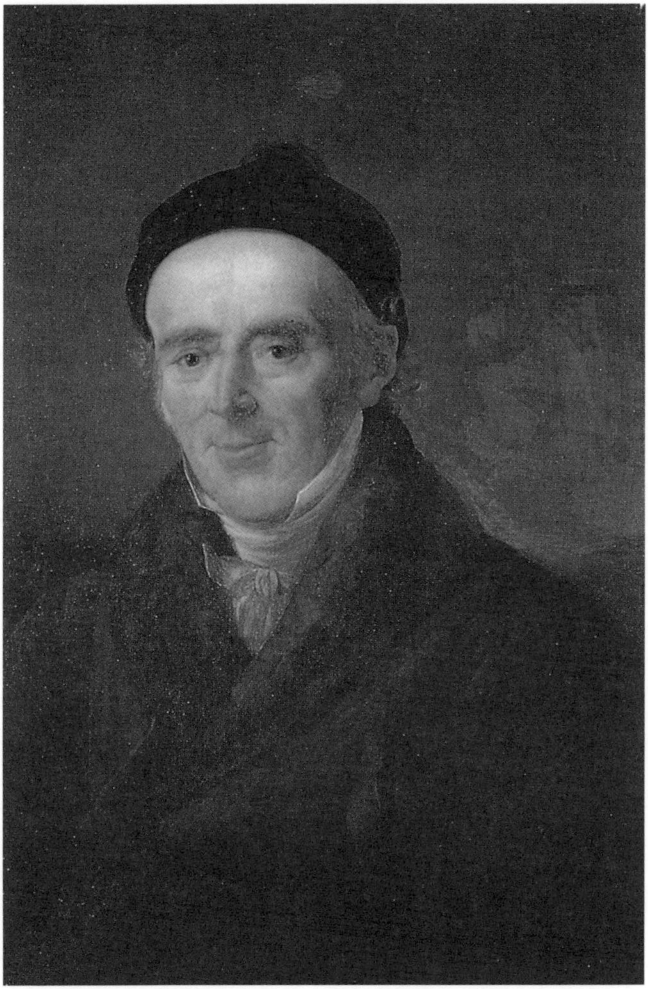

Samuel Hahnemann (1755-1843)

Inhalt

Vorwort des Herausgebers

Die vorliegende Standardausgabe von Samuel Hahnemanns letzter Fassung des Organons der Heilkunst entstand als pragmatische Synthese zweier fundamentaler Leser-Interessen: dem Anspruch auf maximale Zuverlässigkeit bzw. Verbürgung des Inhalts und dem gleichzeitigen Wunsch nach einer handlichen, die Aneignung des Textes möglichst erleichternden Form.

Die Authentizität der Standardausgabe ist dadurch gesichert, daß sie ausschließlich auf der 1992 erschienenen textkritischen Ausgabe des von Hahnemann 1842 fertiggestellten Manuskriptes für die sechste Auflage des Organons beruht. Zur Erleichterung des Leseflusses wurden daraus die zahlreichen textkritischen Zeichen und Anmerkungen entfernt, alle Kursivsetzungen rückgängig gemacht und das Buch selbst in das bewährte traditionelle Format gebracht.

Die Orthographie und Interpunktion Hahnemanns wurde, um das Original möglichst wenig zu verfälschen, durchgängig beibehalten. Lediglich die Überschriften und die Paragraphen-Nummern vor jedem Kapitel werden hier einheitlich ohne Punkt und fett dargestellt („**§ 1**" statt „§. 1."). **Fett** wiedergegeben werden neben gesperrt gedruckten Passagen des Originals nun auch Hahnemanns handschriftliche Unterstreichungen. Kursiver Druck im Original ist in Form von KAPITÄLCHEN dargestellt. Die Beibehaltung der Positionierung von Hahnemanns Anmerkungen im Haupttext erlaubte es, sämtliche Fußnoten-Zeichen einheitlich als * wiederzugeben. Einige minimale Tippfehler der textkritischen Ausgabe (einzelne Buchstaben und Satzzeichen) sind berichtigt worden.

Im Anhang finden sich - als historische Reminiszenzen - die Vorworte der beiden bisher existierenden deutschen Ausgaben der sechsten Auflage des Organons. 1921 hatte Richard Haehl eine *Abschrift* von Hahnemanns Manuskript als „Organon der Heilkunst, nach der handschriftlichen Neubearbeitung Hahnemanns für die 6. Auflage“ herausgegeben, auf der bis vor kurzem alle übrigen deutschsprachigen Organon-Ausgaben beruhten. Erst 1992 erfolgte die textkritische Herausgabe von Hahnemanns *Original*-Manuskript, der einzig legitimen Quelle, die sich seit 1921 in San Francisco befindet.

Inhaltlich wurde die Haehlsche Edition bereits durch die textkritische Ausgabe, die für die Fachwelt inzwischen einzig maßgeblich ist, überholt. Die formal geglättete und dabei inhaltlich unverändert präzise Standardausgabe ist nun dazu konzipiert, das Vermächtnis des Begründers der Homöopathie auch dem breiteren Leserkreis im genauen Wortlaut zugänglich zu machen. So kann die Homöopathie - 200 Jahre nach ihrer Begründung - mit auf den neuesten Erkenntnisstand gebrachtem, qualitätsgesichertem „Werkzeug“ (Organon) das dritte Jahrhundert ihrer bewegten Geschichte antreten.

Dr. med. Dr. phil. Josef M. Schmidt

München, im Februar 1996

Organon der Heilkunst

Vorrede

Die alte Medicin (Allöopathie), um Etwas im Allgemeinen über dieselbe zu sagen, setzt bei Behandlung der Krankheiten um sie zu heilen, nichts als materielle Ursachen theils (**nie vorhandne**) Blut-Uebermenge (PLETHORA), theils Krankheits-Stoffe und Schärfen voraus, läßt daher das Lebens-Blut abzapfen und bemüht sich die eingebildete Krankheits-Materie theils auszufegen, theils anderswohin zu leiten (durch Brechmittel, Abführungen, Speichelfluß, Schweiß und Harn treibende Mittel, Ziehpflaster, Vereiterungs-Mittel, Fontanelle, u. s. w.), in dem Wahne, die Krankheit dadurch schwächen und materiell austilgen zu können, vermehrt aber dadurch die Leiden des Kranken und entzieht so, wie auch durch ihre Schmerzmittel, dem Organism die zum Heilen unentbehrlichen Kräfte und Nahrungs-Säfte. Sie greift den Körper mit großen, oft lange und schnell wiederholten Gaben starker Arznei an, deren langdauernde, nicht selten fürchterliche Wirkungen sie nicht kennt, und die sie, wie es scheint, geflissentlich unerkennbar macht durch Zusammenmischung mehrer solcher ungekannter Substanzen in Eine Arzneiformel, und bringt so durch langwierigen Gebrauch derselben noch neue, zum Theil unaustilgbare Arznei-Krankheiten dem kranken Körper bei. Sie verfährt auch, wo sie nur kann, um sich bei dem Kranken beliebt zu erhalten*,

* Zu gleicher Absicht erdichtet der gewandte Allöopath vor allen Dingen einen bestimmten, am liebsten griechischen Namen für das Uebel des Kranken, um ihn glauben zu machen, er kenne diese Krankheit schon lange, wie einen alten Bekannten, und sey daher am besten im Stande, sie zu heilen.

mit Mitteln, welche die Krankheits-Beschwerden durch Gegensatz (CONTRARIA CONTRARIIS) sogleich auf kurze Zeit unterdrücken und bemänteln (Palliative), aber den Grund zu diesen Beschwerden (die Krankheit selbst) verstärkt und verschlimmert hinterlassen. Sie hält die an den Außentheilen des Körpers befindlichen Uebel, fälschlich für bloß örtlich, und da allein für sich bestehend, und wähnt sie geheilt zu haben, wenn sie dieselben durch äußere Mittel weg getrieben, so daß das innere Uebel nun schlimmer an einer edlern und bedenklichern Stelle auszubrechen genöthigt wird. Wenn sie weiter nicht weiß, was sie mit der nicht weichenden oder sich verschlimmernden Krankheit anfangen soll, unternimmt die alte Arzneischule wenigstens, dieselbe blindhin durch ein von ihr so genanntes ALTERANS zu verändern, z. B. mit dem das Leben unterminirenden Calomel, Aetzsublimat, und mit andern heftigen Mitteln in großen Gaben.

Es scheint das unselige Hauptgeschäft der a. M. (a) zu sein, die Mehrzahl der Krankheiten, die langwierigen, aus Unwissenheit durch fortwährendes Schwächen und Quälen des ohnehin schon an seiner Krankheitsplage leidenden, schwachen Kranken und durch Hinzufügung neuer, zerstörender Arzneikrankheiten, wo nicht tödtlich, doch wenigstens unheilbar zu machen - und, wenn man dieß verderbliche Verfahren einmal am Griffe hat, und gegen die Mahnungen des Gewissens gehörig unempfindlich geworden, ist dieß **ein sehr leichtes Geschäft**!

Und doch hat für alle diese schädlichen Operationen, der gewöhnliche Arzt alter Schule seine Gründe vorzubringen, die aber nur auf Vorurtheilen seiner Bücher und Lehrer beruhen, und auf Autorität dieses oder jenes gepriesenen Arztes alter Schule. Auch die entgegengesetztesten und widersinnigsten Verfahrungs-Arten, finden da ihre Vertheidigung, ihre Autorität - der verderbliche Erfolg mag auch noch so sehr dagegen sprechen. Nur dem, von der Verderblichkeit seiner sogenannten Kunst, nach vieljährigen Uebelthaten, im Stillen endlich überzeugten, alten Arzte, der nur noch mit, zu Wegbreitwasser gemischtem Erdbeer-Sirupe (d. i. mit Nichts) selbst die schwersten Krankheiten behandelt, verderben und sterben noch die Wenigsten.

Diese Unheilkunst, welche seit einer langen Reihe von Jahrhunderten in dem Vorrechte und der Macht, über Leben und Tod der Kranken nach Willkür und Gutdünken zu verfügen, wie eingemauert fest sitzt und seitdem einer, wohl zehn Mal größern Anzahl Menschen das Lebensziel verkürzte, als je die verderblichsten Kriege, und viele Millionen Kranke kränker und elender machte, als sie ursprünglich waren - diese Allöopathie habe ich in der Einleitung*

* Vorher wird man Beispiele angeführt finden zum Beweise, daß wenn man in ältren Zeiten hie und da auffallende Heilungen verrichtete, es immer durch Mittel geschah, die der damals eingeführten Therapie zuwider, dem Arzte von ungefähr in die Hände gerathen, im Grunde aber homöopathisch waren.

zu den vorigen Ausgaben dieses Buchs näher beleuchtet. Jezt werde ich bloß ihren geraden Gegensatz, die von mir entdeckte (nun etwas mehr vervollkommnete) wahre Heilkunst vortragen.

Mit dieser (der Homöopathik) ist es ganz anders. Sie kann jeden Nachdenkenden leicht überzeugen, daß die Krankheiten der Menschen auf keinem Stoffe, keiner Schärfe, d. i. auf keiner Krankheits-Materie beruhen, sondern daß sie einzig geistartige (dynamische) Verstimmungen der geistartigen, den Körper des Menschen belebenden

Kraft (des Lebensprincips der Lebenskraft) sind. Die Homöopathik weiß, daß Heilung nur durch Gegenwirkung der Lebenskraft gegen die eingenommene, richtige Arznei erfolgen kann, eine um desto gewissere und schnellere Heilung, je kräftiger noch beim Kranken seine Lebenskraft vorwaltet. Die Homöopathik **vermeidet** daher **selbst die mindeste Schwächung***,

* Homöopathik vergießt nie einen Tropfen Blutes, giebt nicht zu brechen, purgiren, laxiren oder schwitzen, vertreibt kein äußeres Uebel durch äußere Mittel, ordnet keine heißen oder ungekannte Mineral-Bäder oder Arznei enthaltende Klystire, setzt keine spanischen Fliegen oder Senfpflaster, keine Haarseile, keine Fontanelle, erregt keinen Speichelfluß, brennt nicht mit Moxa oder Glüheisen bis auf die Knochen u. dgl., sondern sie giebt mit eigner Hand nur selbst bereitete, einfache Arznei, die sie genau kennt und keine Gemische, stillt nie Schmerz mit Opium, u. s. w.

auch möglichst jede Schmerz-Erregung, weil auch Schmerz die Kräfte raubt, und daher bedient sie sich zum Heilen BLOß solcher Arzneien, deren Vermögen, das Befinden (dynamisch) zu verändern und umzustimmen, sie **genau** kennt und sucht dann eine solche heraus, deren Befinden verändernde Kräfte (Arzneikrankheit) die vorliegende natürliche Krankheit durch Aehnlichkeit (SIMILIA SIMILIBUS) aufzuheben im Stande sind, und giebt dieselbe einfach, in feinen Gaben (so klein, daß sie, ohne Schmerz oder Schwächung zu verursachen, eben zureichen, das natürliche Uebel aufzuheben) dem Kranken ein; wovon die Folge: daß ohne ihn im Mindesten zu schwächen oder zu peinigen und zu quälen, die natürliche Krankheit ausgelöscht wird und der Kranke schon während der Besserung von selbst bald erstarkt und so geheilt ist - ein zwar leicht scheinendes, doch sehr nachdenkliches, mühsames, schweres Geschäft, was aber die Kranken in kurzer Zeit, ohne Beschwerde und völlig zur Gesundheit herstellt - und so ein heilbringendes und beseligendes Geschäft wird.

Hienach ist die Homöopathik eine ganz einfache, sich stets in ihren Grundsätzen so wie in ihrem Verfahren gleich bleibende Heilkunst, welche, wie die Lehre, auf der sie beruht, wenn sie wohl begriffen worden, dergestalt in sich abgeschlossen, (und **nur so** hülfreich) befunden wird, daß, so wie die Lehre in ihrer Reinheit, so auch die Reinheit ihrer Ausübung sich von selbst versteht und daher jede Zurück-Verirrung in den verderblichen Schlendrian der alten Schule (deren Gegensatz sie ist, wie der Tag gegen die Nacht) **gänzlich** ausschließt, oder aufhört, den ehrwürdigen Namen Homöopathik zu verdienen.

Paris, im Februar 1842.

SAMUEL HAHNEMANN.

Inhalt

Vorrede.

Beispiele von homöopathischen Heilungen durch Zufall.

Auch unärztliche Personen fanden die Heilungen durch Wirkungs-Aehnlichkeit als die einzig hülfreichen.

Selbst Aerzte älterer Zeit ahneten, daß dieß die vorzüglichste Heilart sei.

Text des Organons

§ 1, 2 Der einzige Beruf des Arztes ist schnelles, sanftes, dauerhaftes Heilen;

> ANM. nicht das Schmieden theoretischer Systeme und Erklärungs-Versuche.

§ 3, 4 Er muß das an Krankheiten zu Heilende aufsuchen und das Heilende in den verschiednen Arzneien kennen, um dieses jenem anpassen zu können, auch die Gesundheit der Menschen zu erhalten verstehen.

§ 5 Zur Heilung beihülfliches Achten auf Veranlassung, Grundursache und andre Umstände.

§ 6 Die Krankheit besteht für den Arzt bloß in der Gesammtheit ihrer Symptome.

> ANM. Der alten Schule unmögliche Ergrübelung des Krankheits-Wesens (PRIMA CAUSA).

§ 7 Unter Achtung auf jene Umstände (§. 5.) braucht der Arzt bloß die Gesammtheit der

Symptome hinwegzunehmen, um die Krankheit zu heilen.

ANM. A. Die offenbar die Krankheit veranlassende und unterhaltende Ursache ist hinwegzuräumen.

ANM. B. Verwerflichkeit der symptomatischen, auf ein einziges Symptom gerichteten, palliativen Curart.

§ 8 Sind alle Symptome getilgt, so ist jederzeit die Krankheit auch in ihrem Innern geheilt.

ANM. Unverständig läugnet dieß die alte Schule.

§ 9 Während der Gesundheit belebt eine **geistartige Kraft** (Autokratie, Lebenskraft) den Organism und hält ihn in harmonischer Ordnung.

§ 10 Ohne diese belebende, geistartige Kraft ist der Organism todt. (Materie)

§ 11 Während der Krankheit ist ursprünglich nur die Lebenskraft krankhaft verstimmt und drückt ihr Leiden (die innere Veränderung) durch Innormalitäten an Gefühlen und Thätigkeiten des Organisms aus.

ANM. Erklärung des Wortes: **dynamisch**.

§ 12 Durch das Verschwinden des Symptomen-Inbegriffs mittels Heilung, ist auch das Leiden der Lebenskraft, das ist, der ganze innere und äußere Krankheits-Zustand gehoben.

ANM. Das Wie? die Lebenskraft die Symptome zuwege bringe, ist zum Heilen unnöthig zu wissen.

§ 13 Die nicht-chirurgischen Krankheiten für ein eignes, sonderes, im Menschen hausendes Ding anzunehmen ist ein Unding, was die Allöopathie so verderblich gemacht hat.

§ 14 Alles heilbare Krankhafte giebt sich durch Krankheits-Symptome dem Arzte zu erkennen.

§ 15 Das Leiden der kranken Lebenskraft und die dadurch erzeugten Krankheits-Symptome, sind ein untheilbares Ganze - Eins und dasselbe.

§ 16 Nur durch geistartige Einflüsse der krank machenden Schädlichkeiten kann unsre geistartige Lebenskraft erkranken, und so auch nur durch geistartige (dynamische) Einwirkung der Arzneien wieder zur Gesundheit hergestell werden.

§ 17 Der Heilkünstler hat also bloß den Inbegriff der Krankheits-Zeichen hinwegzunehmen, und er hat das Total der Krankheit gehoben.

Anm. 1. 2. Erläuternde Beispiele.

§ 18 Die Gesammtheit der Symptome ist die einzige Indication, die einzige Hinweisung auf ein zu wählendes Heilmittel.

§ 19 Die Befindens-Veränderung in Krankheiten (die Krankheits-Symptome) kann durch die Arzneien nicht anders geheilt werden, als in sofern diese die Kraft haben, ebenfalls Befindens-Veränderungen im Menschen zuwege zu bringen.

§ 20 Diese Befindens-Veränderungs-Kraft der Arzneien kann bloß bei ihrer Einwirkung auf **gesunde** Menschen wahrgenommen werden.

§ 21 Die krankhaften Symptome, welche die Arzneien im gesunden Menschen erzeugen, sind das Einzige, woraus wir ihre Krankheit-Heilungs-Kraft erkennen lernen.

§ 22 Zeigt die Erfahrung, daß durch Arzneien, welche **ähnliche** Symptome, als die Krankheit, offenbaren, letztere am gewissesten und dauerhaftesten geheilt werde, so nimmt man zum Heilen Arzneien von ähnlichen Symptomen - zeigt sie aber, daß die Krankheit am gewissesten und dauerhaftesten durch **entgegengesetzte** Arznei-Symptome geheilt werde, so hat man Arzneien von entgegengesetzten Symptomen zum Heilen zu wählen.

Anm. Der Gebrauch der Arzneien, deren Symptome keinen eigentlichen (pathischen) Bezug auf die Krankheits-Symptome haben, den Körper aber andersartig angreifen, bezeichnet die **allöopathische**, verwerfliche Curmethode.

§ 23 Durch entgegengesetzte Arznei-Symptome (**antipathische Cur**) werden anhaltende Krankheits-Symptome nicht geheilt.

§ 24, 25 Nur die noch übrige **homöopathische** Heilmethode, durch Arzneien von ähnlichen Symptomen, zeigt sich in der Erfahrung durchaus hülfreich.

§ 26 Dieß beruht auf dem Natur-Heilgesetze, daß eine schwächere dynamische Affection im lebenden Menschen, von einer ihr sehr ähnlichen, stärkern, bloß der Art nach abweichenden, dauerhaft ausgelöscht wird.

ANM. Dieß geschieht auch bei physischen Affectionen, wie bei moralischen Uebeln.

§ 27 Das Heil-Vermögen der Arzneien beruht daher auf ihren der Krankheit ähnlichen Symptomen.

§ 28, 29 Versuch einer Erklärung dieses Natur-Heilgesetzes.

§ 30-33 Der menschliche Körper ist weit geneigter, sich durch Arzneikräfte in seinem Befinden umstimmen zu lassen, als durch natürliche Krankheit.

§ 34, 35 Des homöopathischen Heilgesetzes Richtigkeit, zeigt sich an dem Nicht-Gelingen jeder unhomöopathischen Cur eines ältern Uebels und daran, daß auch zwei im Körper zusammentreffende, natürliche Krankheiten, sobald sie einander unähnlich sind, einander nicht aufheben und nicht heilen.

§ 36 I. Die ältere, im Körper wohnende Krankheit hält, wenn sie gleich stark, oder stärker ist, eine neue, unähnliche Krankheit vom Menschen ab.

§ 37 So bleiben auch bei unhomöopathischen Curen, die nicht heftig sind, die chronischen Krankheiten, wie sie waren.

§ 38 II. Oder eine den schon kranken Menschen befallende, neue, stärkere Krankheit unterdrückt nur, so lange sie dauert, die alte, im Körper wohnende, ihr unähnliche Krankheit, hebt diese aber nie auf.

§ 39 Eben so heilen starke Curen mit allöopathischen Arzneien keine chronische Krankheit, sondern unterdrücken sie nur so lange, als der Angriff mit heftigen Arzneien dauert, welche keine der Krankheit ähnliche Symptome für sich erregen können; hernach kommt die chronische Krankheit eben so schlimm und schlimmer wieder hervor.

§ 40 III. Oder die neue Krankheit tritt nach langer Einwirkung auf den Körper zu der ältern, ihr unähnlichen, und es entsteht eine doppelte (complicirte) Krankheit; keine dieser beiden sich unähnlichen, hebt die andre auf.

§ 41 Obgleich im Laufe der Natur nicht selten zwei sich unähnliche Krankheiten in demselben Organism zusammentreffen, so ereignet sich dieß dennoch weit öfterer beim gewöhnlichen Cur-Verfahren, wo zu der ihr unähnlichen (folglich nicht durch eine zweite, unähnliche Krankheit heilbaren) eine durch angewendete, so heftige, als unpassende (allöopathische) Arzneien erzeugte Kunst-Krankheit sich gesellet, wodurch der Kranke nun weit kränker, ja zwiefach krank wird.

§ 42 Die sich so complicirenden Krankheiten nehmen, ihrer Unähnlichkeit zufolge, jede den ihr im Organism gehörigen Platz ein.

§ 43, 44 Aber ganz anders ist's beim Zutritt einer stärkern Krankheit zu der ihr **ähnlichen**, alten; denn diese wird dann von jener aufgehoben und geheilt.

§ 45 Erklärung dieser Erscheinung.

§ 46 Beispiele chronischer Krankheiten, durch zufälligen Zutritt einer andern, ähnlichen, stärkern geheilt.

§ 47-49 Selbst von den, im Laufe der Natur zusammentreffenden Krankheiten, kann nur die, aus ähnlichen Symptomen bestehende, die andre aufheben und heilen, die unähnliche Krankheit aber kann es nie, zur Belehrung für den Arzt, mit welcher Art Arzneien er gewiß heilen könne, nämlich einzig mit den homöopathischen.

§ 50 Die Natur hat nur wenige Krankheiten andern Krankheiten zur homöopathischen Hülfe zuzuschicken und diese ihre Hülfsmittel sind mit vielen Unbequemlichkeiten verbunden.

§ 51 Dagegen hat der Arzt unzählige Heilpotenzen mit großen Vorzügen vor jenen.

§ 52 Es giebt nur zwei Haupt-Curarten, die homöopathische und die allöopathische, welche gerade Gegensätze sind; sie können sich einander nicht nähern, noch sich je vereinigen.

§ 53 Die homöopathische beruht auf einem untrüglichen Natur-Gesetze und bewährt sich als die einzig vorzügliche.

§ 54 Die allöopathische erschien, in vielen, sehr verschiednen auf einander folgenden Systemen, die sich alle „rationelle Heilkunde“ nannten. Diese Curart sah in Krankheiten nur krankhafte Materie, wollte sie klassificiren, und machte sich eine Arzneimittellehre aus Vermuthungen.

ANM. Zusammengesetzte Recepte.

§ 55, 56 Die allöopathischen Aerzte haben bei ihrer schädlichen Curart nichts, was die Kranken noch in einigem Vertrauen erhält, als die Palliative.

ANM. Isopathie.

§ 57 Auf antipathischem (enantiopathischen) oder palliativem Wege wird gegen ein einzelnes Symptom der Krankheit eine Arznei von entgegengesetzter Wirkungs-Aeußerung (**contraria contrariis**) verordnet. Beispiele.

§ 58 Dieses antipathische Verfahren ist nicht bloß fehlerhaft, weil es nur gegen ein einzelnes Krankheits-Symptom gerichtet ist, sondern auch, weil in anhaltenden Beschwerden, nach kurzer Schein-Erleichterung, wahre Verschlimmerung erfolgt.

ANM. Zeugnisse der Schriftsteller.

§ 59 Schädliche Erfolge einiger antipathischen Curen.

§ 60 Die gesteigerten Gaben, bei Wiederholung eines Palliativs, heilen auch nie chronische Uebel, richten aber desto größeres Unglück an.

ANM. Broussais's verderbliches Cur-System

§ 61 Hieraus hätten die Aerzte auf die Hülfreichheit des gegentheiligen, allein guten Heilwegs schließen sollen, nämlich des homöopathischen.

§ 62 Der Grund von der Schädlichkeit der palliativen und von der alleinigen Heilsamkeit der homöopathischen Arznei-Anwendung

§ 63 beruht auf dem Unterschiede der bei Einwirkung einer jeden Arznei statt findenden Erstwirkung und der hierauf vom lebenden Organism (der Lebenskraft) veranstalteten Gegenwirkung oder Nachwirkung.

§ 64 Erklärung der Erstwirkung und der Nachwirkung.

§ 65 Beispiele von beiden.

§ 66 Bei den kleinsten homöopathischen Arzneigaben wird die Nachwirkung der Lebenskraft einzig durch die Herstellung des Gleichgewichts der Gesundheit kund.

§ 67 Aus diesen Wahrheiten geht die Heilsamkeit der homöopathischen, so wie die Verkehrtheit der antipathischen und palliativen Verfahrungsart hervor.

> ANM. Fälle, in denen die antipathische Anwendung der Arzneimittel noch einzig brauchbar ist.

§ 68 Wie folgt aus diesen Wahrheiten die Heilsamkeit der homöopathischen Heilart?

§ 69 Wie folgt aus diesen Wahrheiten die Schädlichkeit des antipathischen Verfahrens?

Anm. 1. Entgegengesetzte Empfindungen neutralisiren sich im menschlichen Sensorium nicht, also nicht wie entgegengesetzte Substanzen in der Chemie.

Anm. 2. Erläuterndes Beispiel.

§ 70 Kurzer Inbegriff der homöopathischen Heilart.

§ 71 Die drei zum Heilen nöthigen Punkte: 1) die Erforschung der Krankheit, 2) die Erforschung der Wirkung der Arzneien, und 3) ihre zweckmäßige Anwendung.

§ 72 Allgemeine Uebersicht der Krankheiten - acute, chronische.

§ 73 Acute Krankheiten Einzelner, sporadische, epidemische, acute Miasmen.

§ 74 Die schlimmste Art chronischer Krankheiten sind die durch Unkunst allöopathischer Aerzte erzeugten.

Anm. 1) Die höchst allöopathische Schwächungs-Cur Broussais.

Anm. 2) Pathologische Anatomie.

§ 75 Diese sind die unheilbarsten.

§ 76 Nur von noch hinreichender Lebenskraft kann dann das Verdorbne, oft nur in langer Zeit, wieder zurückgebildet werden, wenn homöopathisch das Ursiechthum zugleich getilgt wird.

§ 77 Uneigentliche chronische Krankheiten.

§ 149 Die homöopathische Heilung schnell entstandner Krankheit erfolgt schnell; die der chronischen Siechthume aber erfordert verhältnißmäßig mehr Zeit.

ANM. Unterschied reiner Homöopathik von der Mischlings-Sekte.

§ 150 Geringe Unpäßlichkeiten.

§ 151 Die bedeutenden Krankheiten haben mehre Symptome.

§ 152 Für die mit mehren, auffallenden Symptomen läßt sich desto gewisser ein homöopathisches Heilmittel finden.

§ 153 Auf welche Art von Symptomen man hiebei vorzüglich zu achten habe?

§ 154 Ein möglichst homöopathisches Mittel heilt ohne bedeutende Beschwerde.

§ 155 Ursache der Beschwerdelosigkeit solcher Heilung.

§ 156 Ursache der kleinen Ausnahmen hievon.

§ 157-160 Die die ursprüngliche Krankheit etwas an Stärke übertreffende, sehr ähnliche Arzneikrankheit, auch **homöopathische Verschlimmerung** genannt.

§ 161 In chronischen (psorischen) Krankheiten erfolgen die homöopathischen Verschlimmerungen von den homöopathischen Arzneien im Verlaufe mehrer Tage, von Zeit zu Zeit.

§ 284 Welche Theile des Körpers sind mehr oder minder empfänglich für die Einwirkung der Arzneien?

§ 285 Aeußere Anwendung der Arzneien
Mineral-Bäder.

§ 286 Elektricität, Galvanism

§ 287 Mineralischer Magnet

§ 288, 289 Thierischer Magnetism (Mesmerism).

§ 290 Massiren.

§ 291 Wasser-Bäder, als Heilmittel mittels ihrer Temperatur.

Einleitung

Hinblick auf das bisherige Mediciniren, Allöopathie und Palliativ-Curen der bisherigen alten Arzneischule

So lange es Menschen gab, waren sie auch einzeln, oder in Menge Erkrankungen ausgesetzt von physischen oder moralischen Ursachen her. Im noch rohen Naturzustande bedurfte man der Hülfsmittel wenige, da die einfache Lebensweise wenige Krankheiten zuließ; mit der Bildung der Menschen im Staate wuchsen die Veranlassungen zum Erkranken und das Bedürfniß von Hülfe dagegen, in gleichem Maße. Aber von da an (bald nach **Hippokrates**, also seit drittehalb Tausend Jahren) gaben sich Menschen mit Behandlung der sich mehr und mehr vervielfältigten Krankheiten ab, die diese Hülfe mit dem Verstande und mit Vermuthungen auszuklügeln sich von ihrer Eitelkeit verführen ließen. Unzählige, verschiedne Ansichten über die Natur der Krankheiten und ihrer Abhülfe entsprangen aus den so verschiednen Köpfen und das theoretisch von ihnen Ausgeheckte hießen sie **Systeme** (Gebäude), wovon jedes den übrigen und sich selbst widersprach. Jede dieser spitzfindigen Darstellungen setzte Anfangs die Leser in ein betäubendes Erstaunen ob der unverständlichen Weisheit drin und zog dem System-Erbauer eine Menge, die naturwidrige Klügelei nachbetender Anhänger zu, deren keiner jedoch etwas davon zum bessern Heilen brauchen konnte, bis ein neues, dem erstern oft ganz entgegengesetztes System jenes verdrängte und sich wieder auf kurze Zeit Ruf verschaffte. Keines aber war mit Natur und Erfahrung im Einklange; es waren theoretische Gewebe feiner Köpfe aus angeblichen Consequenzen, die in der Ausübung, im Handeln am Krankenbette, ihrer Subtilität und Naturwidrigkeit wegen nicht gebraucht werden konnten und nur zu leeren Disputir-Uebungen taugten.

Nebenbei bildete sich, von allen diesen Theorien unabhängig, ein Cur-Wesen mit ungekannten, gemischten Arzneisubstanzen gegen willkührlich aufgestellte Krankheits-Formen, nach materiellen Hinsichten eingerichtet, mit Natur und Erfahrung im Widerspruche, begreiflich daher schlechten Erfolgs - alte Medicin, **Allöopathie** genannt.

Ohne die Verdienste zu verkennen, welche viele Aerzte um die Hülfswissenschaften der Medicin, um die Naturkenntnisse in der Physik und der Chemie, um die Naturgeschichte in ihren verschiedenen Zweigen und der des Menschen im Besondern, um die Anthropologie, Physiologie und Anatomie u. s. w. sich erwarben, habe ich es hier nur mit dem praktischen Theile der Medicin, mit dem Heilen selbst zu thun, um zu zeigen, wie die Krankheiten bisher so unvollkommen behandelt wurden. Tief jedoch liegt unter mir jener handwerksmäßige Schlendrian, das kostbare Menschenleben nach Recepttaschenbüchern zu kuriren, deren noch fortwährende Erscheinung im Publikum, leider, noch immer ihren häufigen Gebrauch erweiset. Ich lasse sie als Skandale der Hefe des gemeinen Arztvolkes ganz unberücksichtigt. Ich rede bloß von der bisherigen Arzneikunst, die sich wissenschaftlich dünkt, eingebildet auf ihre Alterthümlichkeit.

Diese alte Arzneischule bildete sich viel darauf ein, vorgeben zu können, daß sie allein den Namen „**rationelle Heilkunst**“ verdiene, weil sie allein die **Ursache der**

Krankheit aufsuche und hinwegzuräumen sich bemühe, **auch nach dem Vorgange der Natur in Krankheiten verfahre**.

TOLLE CAUSAM! ruft sie wiederholt. Aber bei diesem leeren Rufe blieb es. **Sie wähnten nur**, die Krankheits-Ursache finden zu können, fanden sie aber nicht, da sie nicht erkennbar und nicht zu finden ist. Denn da die meisten, ja die allermeisten Krankheiten dynamischen (geistartigen) Ursprungs und dynamischer (geistartiger) Natur sind, ihre Ursache also nicht sinnlich zu erkennen ist, so waren sie beflissen, sich eine zu erdenken, und aus der Ansicht der Theile des normalen, todten, menschlichen Körpers (Anatomie), verglichen mit den sichtbaren Veränderungen dieser innern Theile an Krankheiten verstorbener Menschen (pathologische Anatomie), so wie aus dem, was aus der Vergleichung der Erscheinungen und Funktionen im gesunden Leben (Physiologie) mit den unendlichen Abweichungen derselben in den unzähligen Krankheitszuständen (Pathologie, Semiotik) sich zu ergeben schien, Schlüsse auf den unsichtbaren Vorgang der Veränderungen im **innern** Wesen des Menschen bei Krankheiten zu ziehen - ein dunkles Phantasiebild, was die theoretische Medicin für ihre PRIMA CAUSA MORBI*

* Dem gesunden Menschenverstande und der Natur der Sache weit angemessener würde es gewesen seyn, wenn sie, um eine Krankheit heilen zu können, als CAUSA MORBI die Entstehungs-Ursache derselben ausfindig zu machen gesucht hätten, und so den Heilplan, der bei Krankheiten aus derselben Entstehungs-Ursache sich hülfreich erwiesen, auch bei jenen von demselben Ursprunge mit Erfolg hätten anwenden können, wie z. B. bei einem Geschwüre an der Eichel nach einem unreinen Beischlafe dasselbe Quecksilber hülfreich anzuwenden ist, wie bei allen

bisherigen venerischen Schankern - wenn sie, sage ich, von allen übrigen chronischen, (unvenerischen) Krankheiten die Entstehungs-Ursache in einer frühern oder spätern Ansteckung mit Krätz-Miasm (mit Psora) entdeckt, und für alle diese eine gemeinsame Heilmethode mit den therapeutischen Rücksichten auf jeden individuellen Fall, gefunden hätten, wonach alle, und jede einzelne dieser chronischen Krankheiten hätte geheilt werden können. Dann hätten sie mit Recht sich rühmen mögen, daß sie die zum Heilen chronischer Krankheiten **allein brauchbare** und fruchtbringende CAUSAM MORBORUM CHRONICORUM (NON VENEREORUM) vor Augen gehabt, und, diese zum Grunde angenommen, solche Krankheiten mit dem besten Erfolge heilen könnten. Aber alle die Millionen chronischer Krankheiten konnten sie in den vielen Jahrhunderten nicht heilen, weil sie deren Entstehung von Krätz-Miasm nicht kannten (die erst durch die Homöopathie entdeckt und hienach mit einer hülfreichen Heilmethode versehen ward) und dennoch prahlten sie, daß sie allein die PRIMAM CAUSAM derselben bei ihren Curen vor Augen hätten und allein rationell heilten, ungeachtet sie von der allein nutzbaren Kenntniß ihres psorischen Ursprungs nicht die mindeste Ahnung hatten und so alle chronische Krankheiten verpfuschten!

hielt, die dann die **nächste Ursache der Krankheit** und auch zugleich das innere Wesen der Krankheit, **die Krankheit selbst**, seyn sollte - obgleich, nach dem gesunden Menschenverstande, die Ursache eines Dinges oder eines Ereignisses nie zugleich das Ding oder das Ereigniß selbst seyn kann. Wie konnten sie nun, ohne Selbsttäuschung, dieß unerkennbare, innere Wesen zum Heilgegenstande machen und dagegen Arzneien verordnen, deren Heiltendenz ihnen ebenfalls größtentheils unbekannt war, und zwar mehre solche ungekannte Arzneien zusammen gemischt in sogenannten Recepten?

Doch lösete sich dieß sublime Projekt, eine innere, unsichtbare, apriorische Krankheitsursache zu finden, wenigstens bei den sich klüger dünkenden Aerzten alter Schule, in ein, freilich auch aus den Symptomen hergeleitetes Aufsuchen derselben auf, was etwa muthmaßlich als der generelle **Charakter** des gegenwärtigen Krankheitsfalles anzunehmen sey*?

* Jeder Arzt, der nach so allgemeinen Charakteren kuriret, er affektire auch noch so anmaßend den Namen eines Homöopathen, ist und bleibt in der That ein generalisirender Allöopath, da ohne die speciellste Individualisirung keine Homöopathik denkbar ist.

ob Krampf? oder Schwäche? oder Lähmung? oder Fieber? oder Entzündung? oder Verhärtung? oder Infarkten dieses oder jenes Theils? oder Blut-Uebermenge (Plethora)? Mangel oder Uebermaß an Sauer-, Kohlen-, Wasser- oder Stickstoff in den Säften? gesteigerte oder gesunkene Arteriellität, oder Venosität, oder Capillarität? relatives Verhältniß der Faktoren der Sensibilität, Irritabilität, oder Reproduktion? - Muthmaßungen, welche, von der bisherigen Schule mit dem Namen: Causal-Indication beehrt und für die einzig mögliche Rationalität in der Medicin gehalten, allzu trügliche, hypothetische Annahmen waren, als daß sie sich praktisch brauchbar hätten bewähren können - unfähig, selbst wenn sie gegründet hätten seyn können, oder gewesen wären, das treffendste Heilmittel für den Krankheits-Fall anzuzeigen, zwar der Eigenliebe des gelehrten Erdenkers wohl schmeichelnd, im darnach Handeln aber meist irre führend, und womit es mehr auf Ostentation, als auf ernstliche Findung der Heil-Indication angelegt war.

Und wie oft schien nicht z. B. in dem einen Theile des Organisms Krampf oder Lähmung zu seyn, während in einem andern Theile anscheinend Entzündung statt fand!

Oder wo sollten, auf der andern Seite, die für jeden dieser angeblichen, allgemeinen Charaktere sicher helfenden Arzneien herkommen? Die sicher helfenden hätten doch wohl keine andern als die **specifischen** seyn können, d. i. dem Krankheits-Reize in ihrer Wirkung homogene*

* Homöopathische genannt.

Arzneien, deren Gebrauch aber von der alten Schule als höchst schädlich verboten*

* „Wo die Erfahrung uns die Heilkraft homöopathisch wirkender Arzneien kennen gelehrt hatte, deren Wirkungsart man sich nicht erklären konnte, da half man sich damit, sie für **specifisch** zu erklären, und mit diesem eigentlich nichts sagenden Worte ward das Nachdenken darüber eingeschläfert. Man hat aber längst schon die homogenen Reizmittel, die specifischen (homöopathischen), als höchst schädliche Einflüsse verboten." Rau: Ueb. d. homöop. Heilverf. Heidelb. 1824. S. 101. 102.

und verpönt war, weil die Beobachtung gelehrt hatte, daß, bei der in Krankheiten so hoch gesteigerten Receptivität für homogene Reize, solche Arzneien in den hergebrachten, großen Gaben lebensgefährlich sich erwiesen hatten. Von kleinern Gaben aber und höchst kleinen hatte die alte Schule keine Ahnung. Also auf geradem (natürlichstem) Wege durch homogene, specifische Arzneien durfte nicht geheilt werden, konnte auch nicht, da die meisten Wirkungen der Arzneien unbekannt waren und blieben, und wären sie auch bekannt, doch nie bei solchen generalisirenden Ansichten das treffende Heilmittel zu errathen möglich wäre.

Doch glaubte die bisherige Arzneischule, weil's ihr doch wohl verständiger deuchtete, wo möglich einen andern, geraden Weg zu suchen, als Umwege einzuschlagen, noch Krankheiten direkt aufzuheben durch **Wegschaffung der** (angeblichen) **materiellen Krankheits-Ursache** - denn der gewöhnlichen Arzt-Schule war es fast unmöglich, sich bei Ansicht und Beurtheilung einer Krankheit und eben so wenig bei Aufsuchung der Cur-Indication von diesen materiellen Begriffen loszumachen und die Natur des geistig-körperlichen Organisms für ein so hoch potenzirtes Wesen anzuerkennen, daß die Abänderungen seines Lebens in Gefühlen und Thätigkeiten, die man Krankheiten nennt, hauptsächlich, ja fast einzig durch dynamische (geistartige) Einwirkungen bedingt und bewirkt werden müßten und gar nicht anders bewirkt werden könnten.

Durchaus sah die bisherige Schule jene durch die Krankheit veränderten Stoffe, die turgescirenden sowohl, als die sich absondernden, innormalen Stoffe für Krankheits-Erreger, wenigstens, wegen ihrer angeblichen Rückwirkung, als Krankheits-Unterhalter an und thut letzteres bis auf diese Stunde noch.

Daher wähnte sie Causal-Curen zu verrichten, indem sie diese eingebildeten und vorausgesetzten, materiellen Ursachen der Krankheit hinwegzuschaffen sich bemühte. Daher ihr emsiges Fortschaffen der Galle durch Erbrechen bei gallichten Fiebern, ihre Brechmittel bei sogenannten Magen-Verderbnissen*,

* Bei einer schnellen Magen-Verderbniß, mit stetem, widerlichem Aufstoßen nach verdorbenen Speisen, gewöhnlich mit Niedergeschlagenheit des Gemüths, bei kalten Füßen und Hän-

den, u. s. w. ging der gewöhnliche Arzt bisher nur auf den entarteten Magen-Inhalt los: ein tüchtiges Brechmittel soll ihn rein herausschaffen. Gewöhnlich erreicht er diese Absicht mit weinsteinsauerm Spießglanze, mit oder ohne Ipecacuanha. Ist denn aber der Kranke darauf sogleich gesund, munter und heiter? O nein! Gewöhnlich ist eine solche Magen-Verderbniß **dynamischen Ursprungs**, durch Gemüths-Störungen (Gram, Schreck, Aerger), Verkältung, Anstrengung des Geistes oder Körpers unmittelbar aufs Essen, - selbst oft nach mäßigem Speise-Genuß erzeugt. Diese dynamische Verstimmung zu heben, sind diese beiden Arzneien nicht geeignet, und eben so wenig das dadurch hervorgebrachte revolutionäre Erbrechen. Und Brechweinstein und Ipecacuanha haben dann noch überdieß aus ihren anderweiten eigenthümlichen Krankheit-Erregungs-Symptomen Nachtheile für das Befinden des Kranken hinzugefügt, und die Gall-Abscheidung ist in Unordnung gekommen, so daß, wenn der Leidende nicht ganz robust war, er noch **mehre** Tage sich auf diese angebliche Causal-Cur übel befinden muß, trotz aller dieser gewaltsamen Herausschaffung des vollständigen Magen-Inhalts. - Wenn aber der Leidende, statt solcher heftigen und stets nachtheiligen Ausleerungs-Arzneien, nur ein einziges Mal in hochverdünnten Pulsatille-Saft (an ein Senfsamen großes, damit befeuchtetes Streukügelchen) riecht, wodurch die Verstimmung seines Befindens im Allgemeinen und seines Magens insbesondre gewiß aufgehoben wird, so ist er in zwei Stunden genesen, und hat er dann ja noch einmal Aufstoßen, so ist es geschmack- und geruchlose Luft - der Magen-Inhalt ist nicht mehr verdorben, und bei der nächsten Mahlzeit hat er wieder seinen vollen, gehörigen Appetit; er ist gesund und munter. Dieß ist wahre Causal-Cur, jenes aber eine eingebildete, ist nur eine schädliche Strapaze für den Kranken.

Ein selbst mit schwerverdaulichen Speisen überfüllter Magen erfordert wohl **nie** ein arzneiliches Brechmittel. Die Natur weiß hier den Ueberfluß am besten durch Ekel, Uebelkeit und Selbst-Erbrechen, allenfalls mit Beihülfe mechanischer Reizung des

Gaumen-Vorhangs und Rachens, durch den Schlund wieder von sich zu geben, und dann werden die arzneilichen Nebenwirkungen der medicinischen Brechmittel vermieden - etwas Kaffee-Trank befördert den Rest im Magen vollends nach unten hin.

Wäre aber nach arger Ueberfüllung des Magens die Reizbarkeit des Magens zum Selbsterbrechen nicht zureichend oder verschwunden, so daß alle Neigung dazu, unter großen Schmerzen des Epigastriums, erlöschte, so wird in diesem gelähmten Zustande des Magens ein solches Brechmittel bloß eine gefährliche oder tödtliche Eingeweide-Entzündung zur Folge haben, während eine öfter gereichte kleine Menge starken Kaffee-Tranks die gesunkene Reizbarkeit des Magens dynamisch erhoben und ihn allein in den Stand würde gesetzt haben, seinen, auch noch so übermäßigen Inhalt von oben oder unten auszufördern. Auch hier ist jene vorgebliche Causal-Cur am unrechten Orte.

Selbst die in chronischen Krankheiten nicht selten aufschwulkende, ätzende Magensäure wird, mit großer Beschwerde und dennoch vergeblich, heute mit einem Brechmittel gewaltsam ausgeleert und morgen, oder doch die nächsten Tage durch gleich ätzende Magensäure, und dann gewöhnlich noch in größerer Menge, ersetzt, während sie von selbst weicht, wenn ihr dynamischer Ursprung durch eine sehr kleine Gabe hochverdünnter Schwefel-Säure, oder, wenn sie schon oft sich zeigte, besser, durch Gebrauch auch den übrigen Symptomen in Aehnlichkeit angemessener, antipsorischer Mittel in feinster Gabe heilkräftig aufgehoben wird. Und so giebt es mehre angebliche Causal-Curen der alten Schule, deren Lieblings-Bestreben ist, das materielle Produkt der dynamischen Verstimmung mit beschwerlichen Vorkehrungen mühsam und mit Nachtheil hinwegzuräumen, ohne die dynamische Quelle des Uebels zu erkennen und sie homöopathisch sammt ihren Ausflüssen zu vernichten, und so verständig zu **heilen**.

ihr fleißiges Auspurgiren des Schleims, der Spul- und Madenwürmer bei der Gesichts-Blässe, der Eß-Gier, dem Leibweh und den dicken Bäuchen der Kinder*,

* Umstände, welche bloß auf Psora-Siechthum beruhen und durch (dynamische) milde, antipsorische Mittel leicht geheilt werden, ohne Brechen oder Laxiren.

ihr Aderlassen bei Blutflüssen*,

* Ungeachtet fast allen krankhaften Blutflüssen bloß eine dynamische Verstimmung der Lebenskraft (des Befindens) zum Grunde liegt, hält dennoch die alte Schule eine Blut-Uebermenge für ihre Ursache und kann sich nicht enthalten, Aderlässe vorzunehmen, um den vermeinten Ueberfluß dieses Lebenssaftes fortzuschaffen; den ganz offenbar übeln Erfolg aber, das Sinken der Kräfte und die Hinneigung oder gar den Uebergang zum Typhösen sucht sie auf die Bösartigkeit der Krankheit zu schieben, **mit der sie dann oft nicht fertig werden kann** - genug sie glaubt, wenn auch nun der Kranke nicht aufkommt, eine Cur nach ihrem Wahlspruche, CAUSAM TOLLE, vollführt und, nach ihrer Art zu reden, alles Mögliche für den Kranken gethan zu haben, es erfolge nun, was da wolle.

und vorzüglich alle Arten der Blut-Entziehungen*

* Ungeachtet es vielleicht nie einen Tropfen Blut zu viel im lebenden menschlichen Körper gegeben hat, so hält dennoch die alte Schule eine angebliche Blut-Uebermenge für die materielle Hauptursache aller Blutflüsse und Entzündungen, die sie durch Ader-Oeffnungen (blutige Schröpfköpfe) und Blutegel zu entfernen und auszuleeren habe. Dieß hält sie für ein rationelles Verfahren, für Causal-Cur. In allgemeinen Entzündungs-Fiebern, im hitzigen Seitenstiche sieht sie sogar die coagulable Lymphe im Blute, die sogenannte Speckhaut für die MATERIA PECCANS an, welche sie durch wiederholte Ader-Oeffnungen

möglichst fortzuschaffen strebt, ungeachtet diese nicht selten bei erneuertem Blutlassen noch zäher und dicker zum Vorschein kommt. So vergießt sie Blut, wenn das Entzündungs-Fieber sich nicht legen will, oft bis zum nahen Tode, um diese Speckhaut, oder die vermeintliche Plethora wegzubringen, ohne zu ahnen, daß das entzündete Blut nur Produkt des akuten Fiebers, nur des krankhaften, immateriellen (dynamischen) Entzündungs-Reizes und letzterer die einzige Ursache dieses großen Sturmes in dem Ader-System sey, durch die kleinste Gabe einer homogenen (homöopathischen) Arznei aufzuheben, z. B. durch ein feines Streukügelchen zur Gabe, mit decillionfach verdünntem Akonit-Safte befeuchtet, unter Vermeidung vegetabilischer Säuren, so daß **das heftigste Seitenstich-Fieber** mit allen seinen drohenden Zufällen, **ohne Blut-Verminderung und ohne die mindesten Kühlmittel schon in wenigen**, höchstens in 24 **Stunden** in Gesundheit übergegangen und **geheilt ist** (eine Probe seines Blutes dann aus der Ader gelassen zeigt nun keine Spur von Speckhaut mehr), während ein sehr ähnlicher Kranker, nach jener Rationalität der alten Schule behandelt, nach mehrmaligem Blutlassen, wenn er ja noch mühsam, nach unsäglichen Leiden, vor der Hand dem Tode entrinnt, dann oft noch viele Monate durchzusiechen hat, ehe er, abgezehrt, wieder auf die Beine kommt, wenn ihn nicht indeß (die öftere Folge einer solchen Mißhandlung) ein typhöses Fieber, oder Leukophlegmasie oder eiternde Lungensucht hinrafft.

Wer den ruhigen Puls des Mannes eine Stunde vor Antritt des dem hitzigen Seitenstiche stets vorangehenden Frostschauders gefühlt hat, kann sich unmöglich des Erstaunens erwehren, wenn man ihn zwei Stunden drauf, nach Ausbruch der Hitze, bereden will, die vorhandene ungeheure Plethora mache ein vielmaliges Aderlassen dringend nothwendig, und fragt sich, welches Wunder die vielen Pfunde Blut, die nun weggelassen werden sollen, binnen dieser zwei Stunden in die Adern des Mannes gezaubert haben möchte, die er vor diesen zwei Stunden in so ruhigem Gange gefühlt habe? Nicht ein Quentchen

Blut kann mehr in seinen Adern nun rollen, als er in gesunden Zeiten, und so auch vor zwei Stunden hatte!

Der Allöopathiker entzieht also mit seinen Aderlässen dem am hitzigen Fieber Erkrankten keine lästige Blut-Uebermenge, weil dergleichen gar nicht vorhanden seyn konnte, sondern beraubt ihn der zum Leben und Gesundwerden unentbehrlichen, normalen Blutmenge und sonach der Kräfte - ein großer Verlust, den Arztes-Macht nicht wieder zu ersetzen vermag! - und steht dennoch in dem Wahne, eine Cur nach seinem (mißverstandenen) Wahlspruche: CAUSAM TOLLE, vollführt zu haben, während doch hier die CAUSA MORBI am wenigsten eine, nicht existirende, Blut-Uebermenge seyn konnte, sondern die einzige, wahre CAUSA MORBI ein krankhafter, dynamischer Entzündungs-Reiz des Blut-Systems war, wie die schnelle und dauerhafte Heilung des gedachten, allgemeinen Entzündungs-Fiebers durch eine oder zwei, unglaublich feine und kleine Gaben des diesen Reiz homöopathisch aufhebenden Akonit Saftes beweist **und in jedem solchen Falle beweist**.

So schießt auch die alte Schule bei Behandlung der Lokal-Entzündungen fehl mit ihrem örtlichen Blutlassen, vorzüglich durch die jetzt mit Broussaisischer Wuth angesetzte Menge Blutegel. Die anfänglich davon erfolgende, palliative Erleichterung wird durch schnellen und vollkommenen Heil-Erfolg keineswegs gekrönt, sondern die stets zurückbleibende Schwäche und Kränklichkeit des so behandelten Theiles (auch oft des übrigen Körpers) zeigt genugsam, wie fälschlich man die örtliche Entzündung in einer örtlichen Plethora suchte und wie traurig die Folgen solcher Blutentziehungen sind, - während dieser bloß dynamische, örtlich scheinende Entzündungs-Reiz durch eine gleich kleine Gabe **Akonit**, oder, nach den Umständen, von **Belladonna** schnell und dauerhaft getilgt und das ganze Uebel, ohne solch unmotivirtes Blut-Vergiessen, gehoben und geheilt werden kann.

als ihres Haupt-Indikats bei Entzündungen, die sie jetzt, eines bekannten Pariser blutgierigen Arztes Vorgange (wie die Schafe dem Leithammel selbst in die Hände des Schlächters) folgend, fast in jedem krankhaft afficirten Theile des Körpers anzutreffen und durch eine oft tödtliche Zahl Blutegel entfernen zu müssen wähnt. Auf diese Weise glaubt sie ächte Causal-Indicationen zu befolgen und rationell zu kuriren. Ferner glaubt auch die alte, bisherige Arzneischule durch Abbindung von Polypen, durch Ausschneidung, oder mittels erhitzender Local-Mittel erkünstelte Vereiterung der kalten Drüsen-Geschwülste, durch Ausschälung der Balg- (Speck- Honig-) Geschwülste, durch Operationen der Pulsader-Geschwülste, der Thränen- und Mastdarm-Fisteln, durch Entfernung der skirrhösen Brust mittels des Schnitts, der Amputation eines knochenfräßigen Gliedes, u. s. w., den Kranken gründlich geheilt und Causal-Curen verrichtet zu haben, und glaubt es auch, wenn sie ihre REPELLENTIA in Anwendung bringt, die alten, jauchenden Schenkel-Geschwüre (allenfalls mit Beihülfe gleichzeitiger, das Grund-Siechthum nicht mindernder, bloß schwächender Abführungs-Mittel) durch adstringende Umschläge, durch Blei-, Kupfer- und Zink-Oxyde austrocknet, den Schanker wegbeizt, die Feigwarzen örtlich zerstört, die Krätze mit Salben von Schwefel, Blei-, Quecksilber- oder Zink-Oxyden von der Haut vertreibt, die Augen-Entzündungen mit Auflösungen von Blei oder Zink unterdrückt und durch Opodeldok, flüchtige Salbe, oder Räucherungen mit Zinnober oder Bernstein die ziehenden Schmerzen aus den Gliedmaßen verjagt; sie glaubt da überall das Uebel gehoben, die Krankheit besiegt und rationelle Causal-Curen ausgeführt zu haben. Aber **der Erfolg**! die darauf, bald oder spät, doch unausbleiblich erscheinenden Metaschematismen, die sie dadurch veranlaßt (doch dann für neue Krankheiten ausgiebt), **welche allemal schlimmer, als das erstere Uebel sind**, widerlegen sie zur Gnüge und könnten und sollten ihr die Augen öffnen über die tiefer liegende, immaterielle Natur des Uebels und seinen dynamischen (geistartigen), bloß dynamisch zu hebenden Ursprung.

Ueberhaupt setzte die gewöhnliche Schule bis in die neuern (möchte ich doch nicht sagen dürfen, neuesten!) Zeiten bei Krankheiten am liebsten, wenn auch noch so fein gedachte, Krankheits-Stoffe (und Schärfen) voraus, welche durch Ausdünstung und Schweiß, durch die Harn-Werkzeuge, oder auch durch die Speichel-Drüsen aus den Blut- und Lymph-Gefäßen, durch die Luftröhr- und Bronchial-Drüsen als Brust-Auswurf, aus dem Magen und dem Darmkanale durch Erbrechungen und Abführungen fortgeschafft werden müßten, damit der Körper von der materiellen, Krankheit erregenden Ursache gereinigt und so eine gründliche Causal-Cur vollführt werden könne.

Durch eingeschnittene Oeffnungen am kranken Körper, die sie Jahre lang durch eingelegte fremde Substanzen in langwierige Geschwüre verwandelte, (Fontanelle, Haarseile), wollte sie die MATERIA PECCANS aus dem (stets nur dynamisch) siechen Körper abzapfen, wie man aus Fässern schmuzige Feuchtigkeit aus dem Zapfloche laufen läßt. Auch durch perpetuirliche Canthariden-Pflaster und Seidelbast beabsichtigte sie, die bösen Säfte abzuziehen und von allem Krankheitsstoffe zu reinigen - schwächte aber nur durch alle diese unbesonnenen, naturwidrigen Veranstaltungen den kranken Körper gewöhnlich bis zur Unheilbarkeit.

Ich gebe zu, daß es der menschlichen Schwäche bequemer war, bei den zu heilenden Krankheiten einen sinnlich denkbaren Krankheitsstoff anzunehmen (zumal da auch die

Patienten selbst sich leicht einer solchen Vorstellung hingaben), weil man dann auf nichts weiter Bedacht zu nehmen hatte, als wo man genug, Blut und Säfte reinigende, Harn und Schweiß treibende, Brust-Auswurf befördernde und Magen und Darm ausscheuernde Mittel hernähme. Daher steht vom Dioscorides an, in allen MATERIIS MEDICIS bis auf die neuern Bücher dieser Art, fast nichts von den einzelnen Arzneien angemerkt, was jeder ihre specielle, eigentliche Wirkung sey, sondern, außer den Angaben von ihrem vermeintlichen Nutzen gegen diesen oder jenen Krankheits-Namen der Pathologie, bloß: ob sie Harn, Schweiß, Brust-Auswurf oder Monat-Reinigung befördere, und vorzüglich, ob sie Ausleerung aus dem Speise- und Darm-Kanale von oben oder unten bewirke, weil alles Dichten und Trachten der praktischen Aerzte von jeher vorzüglich auf Ausleerung eines materiellen Krankheits-Stoffs und mehren, den Krankheiten zum Grunde liegen sollenden, (fingirter) Schärfen gerichtet war.

Dieß waren aber alles eitel Träume, ungegründete Voraussetzungen und Hypothesen, klüglich ersonnen zur Bequemlichkeit der Therapie, welche am leichtesten mit der Heilung durch Hinwegschaffung materieller Krankheits-Stoffe (SI MODO ESSENT!) fertig zu werden hoffte.

Nun kann sich aber das Wesen der Krankheiten und ihre Heilung nicht nach solchen Träumen oder nach der Aerzte Bequemlichkeit richten; die Krankheiten können jenen thörichten, auf Nichts gegründeten Hypothesen zu gefallen nicht aufhören, (geistige) **dynamische Verstimmungen unseres geistartigen Lebens in Gefühlen und Thätigkeiten, das ist, immaterielle Verstimmungen unsers Befindens** zu seyn.

Materiell können die Ursachen unsrer Krankheiten nicht seyn, da die mindeste fremdartige materielle Substanz*,

* Das Leben stand auf dem Spiele, als etwas reines Wasser in eine Vene eingespritzt ward (m. s. Mullen bei Birch in history of the royal society. Vol. IV.).

In den Adern gespritzte atmosphärische Luft tödtete (m. s. J. H. Voigt, Magazin für den neuesten Zustand der Naturkunde, I. III. S. 25.).

Auch die mildesten in die Venen gebrachten Flüssigkeiten erregten Lebensgefahr (m. s. Autenrieth, Physiologie, II. §. 784.).

sie scheine uns auch noch so mild, in unsre Blutgefäße gebracht, plötzlich, wie ein Gift, von der Lebenskraft ausgestoßen wird, oder, wo dieß nicht angeht, den Tod zur Folge hat. Selbst wenn der mindeste Splitter in unsre empfindlichen Teile geräth, so ruht das in unserm Körper allgegenwärtige Lebensprincip nicht eher, bis er durch Schmerz, Fieber, Eiterung oder Brand wieder herausgeschafft worden ist. Und dieß unermüdlich thätige Lebensprincip sollte, z. B. bei einer zwanzig Jahr alten Ausschlags-Krankheit zwanzig Jahre lang einen fremdartigen, so feindseligen, materiellen Ausschlags-Stoff, eine Flechten-, eine Skrofel-, eine Gicht-Schärfe, u. s. w. in den Säften gutmüthig dulden? Welcher Nosologe sah je mit leiblichen Augen einen solchen Krankheits-Stoff, daß er so zuversichtlich davon sprechen und ein medicinisches Verfahren darauf bauen will? Wer hat je einen Gicht-Stoff, ein Skrofel-Gift den Augen darlegen können?

Auch wenn die Anbringung einer materiellen Substanz an die Haut oder in eine Wunde Krankheiten durch Ansteckung fortgepflanzt hat, wer kann (wie so oft in unsern Pathogenien behauptet worden) beweisen, daß von dieser

Substanz etwas Materielles in unsere Säfte eingedrungen oder eingesaugt worden sey*?

* Dem von einem tollen Hunde gebissenen, achtjährigen Mädchen in Glasgow **schnitt der Wundarzt die Stelle sogleich rein aus**, und dennoch bekam sie nach 36 Tagen die Wasserscheu, woran sie nach zwei Tagen starb. (Med. Comment. of Edinb. Dec. II. Vol. II. 1793.)

Kein, auch noch so sorgfältiges, alsbaldiges Abwaschen der Zeugungstheile schützt vor der Ansteckung mit der venerischen Schanker-Krankheit. Schon ein Lüftchen, was von einem Menschenpocken-Kranken herüberweht, kann in dem gesunden Kinde diese fürchterliche Krankheit hervorbringen.

Wie viel materieller Stoff an Gewichte mag wohl auf diese Weise in die Säfte eingesaugt worden seyn, um im erstern Falle ein ungeheilt, erst mit dem entferntesten Lebensende, erst mit dem Tode erlöschendes, peinliches Siechthum (Lustseuche), im letztern Falle aber eine mit fast allgemeiner Vereiterung*

* Um die Entstehung der oft großen Menge faulichten Unraths und stinkender Geschwür-Jauche in Krankheiten zu erklären und ihn für Krankheit erzeugenden und unterhaltenden Stoff ausgeben zu können, (da doch bei der Ansteckung nichts Merkbares von Miasm, nichts Materielles in den Körper eingedrungen seyn konnte), nahm man zu der Hypothese seine Zuflucht, daß der auch noch so feine Ansteckungs-Stoff im Körper als Ferment wirke, die Säfte in gleiche Verderbniß bringe und sie auf diese Art selbst in ein solches Krankheits-Ferment umwandle, was immerdar während der Krankheit wuchere und die Krankheit unterhalte. Durch welche allmächtigen und allweisen Reinigungs-Tränke wolltet Ihr aber dann wohl dieses sich immer wieder erzeugende Ferment, diese Masse angeblichen

Krankheits-Stoffs so rein aus den menschlichen Säften aussondern und aussäubern lassen, daß nicht noch ein Stäubchen eines solchen Krankheits-Ferments drin bliebe, was die Säfte immer wieder, wie zuerst, zum neuen Krankheits-Stoffe, nach dieser Hypothese, umbilden und verderben müßte? Dann würde es ja unmöglich, diese Krankheiten auf Eure Art zu heilen! - Man sieht, wie alle, auch noch so fein ausgesonnenen Hypothesen auf die handgreiflichsten Inconsequenzen führen, wenn Unwahrheit zum Grunde liegt! - Die weit gediehenste Lustseuche heilt, wenn die oft damit komplicirte Psora beseitigt ist, von einer oder zwei ganz kleinen Gaben decillionfach verdünnter und potenzirter Auflösung des Quecksilber-Metalls, und die allgemeine syphilitische Säfte-Verderbniß ist auf immer (dynamisch) vernichtet und verschwunden.

oft schnell tödtende Krankheit (Menschen-Pocken) hervorzubringen? Ist hier und in allen diesen Fällen wohl an einen materiellen, in das Blut übergegangenen Krankheits-Stoff zu denken? Ein im Krankenzimmer geschriebener Brief aus weiter Entfernung theilte schon oft dem Lesenden dieselbe miasmatische Krankheit mit. Ist wohl hier an einen materiellen, in die Säfte eingedrungenen Krankheits-Stoff zu denken? Doch, wozu alle diese Beweise? Wie oft hat nicht schon ein kränkendes Wort, ein gefährliches Gallenfieber, eine abergläubige Todes-Prophezeihung, ein Absterben zur angekündigten Zeit, und eine jählinge, traurige oder höchst freudige Nachricht den plötzlichen Tod zuwege gebracht? Wo ist hier der materielle Krankheits-Stoff, der in den Körper leibhaftig übergegangen seyn, die Krankheit erzeugt und unterhalten haben und ohne dessen materielle Hinwegschaffung und Ausführung keine gründliche Cur möglich seyn sollte?

Die Verfechter so grobsinnlich angenommener Krankheits-Stoffe mögen sich schämen, die geistige Natur unseres Lebens und die geistig dynamische Kraft Krankheit erregender Ursachen so unüberlegt übersehen und verkannt und sich so zu Fege-Aerzten herabgewürdigt zu haben, welche durch ihr Bemühen, Krankheits-Stoffe, die nie existirten, aus dem kranken Körper zu treiben, statt zu heilen, das Leben zerstören.

Sind denn die übelartigen, oft sehr ekelhaften Auswürfe in Krankheiten gerade der sie erzeugende und unterhaltende Stoff*,

* Dann müßte jeder Schnupfen, auch der langwierigste, bloß durch sorgfältiges Schneuzen und Säubern der Nase unfehlbar und schnell geheilt werden können.

und nicht dagegen **jederzeit Auswurfs-Producte der Krankheit selbst, das ist, des bloß dynamisch gestörten und verstimmten Lebens**?

Bei solchen falschen, materiellen Ansichten von der Entstehung und dem Wesen der Krankheiten war es freilich nicht zu verwundern, dass in allen Jahrhunderten von den geringen, wie von den vornehmen Praktikern, ja selbst von den Erdichtern der sublimsten, medicinischen Systeme immer hauptsächlich nur auf Ausscheidung und Abführung einer eingebildeten, krankmachenden Materie hingearbeitet und die häufigste Indication gestellet ward auf Zertheilung und Beweglich-Machung des Krankheits-Stoffs und seine Ausführung durch Speichel, Luftröhr-Drüsen, Schweiß und Harn, auf eine durch die Verständigkeit der Wurzel- und Holztränke treugehorsam zu bewirkende Reinigung des Blutes von (Schärfen und Unreinigkeiten) Krankheits-Stoffen, **die es nie gab**, auf mechanische Abzapfung der erdichteten Krankheits-Materie durch Haarseile, Fontanelle, durch von immerwährendem Canthariden-Pflaster oder Seidelbast-Rinde offen und triefend erhaltene Haut-Stellen, vorzüglich aber auf Abführung und Auspurgirung der MATERIA PECCANS, oder der schadhaften Stoffe, wie sie sie nannten, durch den Darmkanal mittels laxirender und purgirender Arzneien, die sie gern, um ihnen eine tiefsinnigere Bedeutung und ein schmeichelhafteres Ansehen zu geben (die Infarkten?), **auflösende** und **gelind eröffnende** benannten - lauter Veranstaltungen zur Fortschaffung feindseliger Krankheits-Stoffe, die es nie geben konnte und nie gegeben hat bei Erzeugung und Unterhaltung der Krankheiten des durch ein geistiges Princip lebenden, menschlichen Organisms - der Krankheiten, welche nie etwas Anderes waren, als geistig dynamische Verstimmungen seines an Gefühl und Thätigkeit geänderten Lebens.

Vorausgesetzt nun, wie nicht zu zweifeln ist, daß keine der Krankheiten - wenn sie nicht von verschluckten, gänzlich unverdaulichen oder sonst sehr schädlichen, in die ersten Wege oder in andre Oeffnungen und Höhlungen des Körpers gerathenen Substanzen, von durch die Haut gedrungenen, fremden Körpern, u. s. w. herrühren - daß, mit einem Worte, keine Krankheit irgend einen materiellen Stoff zum Grunde hat, sondern daß jede bloß und stets eine besondre virtuelle, dynamische Verstimmung des Befindens ist; wie zweckwidrig muß da nicht ein auf Ausführung*

* Einen Anschein von Nothwendigkeit hat die Auspurgirung der Würmer bei sogenannten Wurmkrankheiten. Aber auch dieser Anschein ist falsch. Einige wenige Spulwürmer findet man vielleicht bei mehren Kindern, bei nicht wenigen auch einige Madenwürmer. Aber alle diese, so wie eine Uebermenge von einer oder der andern Art rühren stets von einem allgemeinen Siechthume (dem psorischen) her, gepaart mit ungesunder Le-

bensart. Man bessere letztere und heile das psorische Siechthum homöopathisch, was in diesem Alter am leichtesten Hülfe annimmt, so bleiben keine dieser Würmer übrig, und die Kinder, wenn sie auf diese Art gesund geworden sind, werden nicht mehr davon belästigt, während sie sich nach bloßen Purganzen, selbst mit Cinasamen verbunden, doch bald wieder in Menge erzeugen.

„Aber der Bandwurm," höre ich sprechen, „dieses zur Qual der Menschen geschaffene Ungeheuer, muß doch wohl mit aller Macht ausgetrieben werden."

Ja, er wird **zuweilen** abgetrieben, aber mit welchen Nachwehen und mit welcher Lebensgefahr! Ich mag den Tod so vieler Hunderte von Menschen nicht auf meinem Gewissen haben, die durch die angreifendsten, schrecklichsten Purganzen, gegen den Bandwurm gerichtet, ihr Leben haben einbüßen müssen, oder das Jahre lange Siechthum derer, welche dem Pugir-Tode noch entrannen. Und wie oft wird er durch alle diese, oft mehrjährigen, Gesundheit und Leben zerstörenden Purgir-Curen doch nicht abgetrieben; oder er erzeugt sich wieder!

Wie nun, wenn diese gewaltsame, nicht selten grausame und oft lebensgefährliche Forttreibung und Tödtung dieser Thiere gar nicht nöthig wäre?

Die verschiedenen Gattungen Bandwürmer finden sich bloß beim Psora-Siechthume, und verschwinden jederzeit, wenn dieses geheilt wird. Ehe diese Heilung aber vollführet wird, leben sie, bei erträglichem Wohlbefinden des Menschen, nicht unmittelbar in den Gedärmen, sondern in den Ueberbleibseln der Speisen, dem Unrathe der Gedärme, wie in ihrer eigenen Welt, ganz ruhig und ohne uns im mindesten zu belästigen und finden in dem Darm-Unrathe, was sie zu ihrer Nahrung bedürfen; da berühren sie die Wände unserer Gedärme nicht und sind uns unschädlich. Wird aber der Mensch auf irgend eine Art acut krank, dann wird der Inhalt der Gedärme dem Thiere unleidlich, es windet sich dann und berührt und beleidigt in seinem Uebelbehagen die empfindlichen Wände der Gedärme, da dann die Beschwerden des kranken Menschen nicht wenig durch diese besondre Art von krampfhafter Kolik vermehrt werden. (So wird auch die Frucht im Mutterleibe unruhig, windet sich und stößt, doch nur wenn die Mutter krank ist, schwimmt aber ruhig in seinem Wasser, ohne der Mutter weh zu thun, wenn diese gesund ist.)

Es ist bemerkenswerth, daß die Krankheits-Zeichen des sich zu dieser Zeit übel befindenden Menschen größtentheils von der Art sind, daß sie an der Tinktur der männlichen Farrnkraut-Wurzel, und zwar in der kleinsten Gabe, ihr (homöopathisches) schnelles Beschwichtigungs-Mittel finden, indem, was da in dem Uebelbefinden des Menschen dieß Schmarozer-Thier unruhig macht, dadurch vor der Hand gehoben wird; der Bandwurm befindet sich dann wieder wohl und lebt ruhig fort im Darm-Unrathe, ohne den Kranken oder seine Gedärme sonderlich zu belästigen, bis die antipsorische Cur so weit gediehen ist, daß der Wurm, nach ausgetilgter Psora, den Darm-Inhalt nicht mehr zu seiner Nahrung geeignet findet und so von selbst aus dem Bauche des Genesenen auf immer verschwindet, ohne die mindeste Purganz.

jener erdichteten Stoffe gerichtetes Cur-Verfahren in den Augen jedes verständigen Mannes erscheinen, da nichts in den Hauptkrankheiten des Menschen, den chronischen, damit gewonnen werden kann, sondern stets ungeheuer damit geschadet wird!

Die in Krankheiten sichtbar werdenden, entarteten Stoffe und Unreinigkeiten sind, mit einem Worte, wie nicht zu leugnen ist, nichts Anderes, als Erzeugnisse der Krankheit des in innormale Verstimmung gesetzten Organisms selbst, welche von diesem selbst oft heftig genug - oft allzu heftig - fortgeschafft werden, ohne der Hülfe der Ausleerungs-Kunst zu bedürfen, deren er auch immer wieder neue erzeugt, so lange er an dieser Krankheit leidet. Diese Stoffe bieten sich dem ächten Arzte selbst als Krankheits-Symptome dar und helfen ihm, die Beschaffenheit und das Bild der Krankheit erkennen, um sie mit einer ähnlichen, arzneilichen Krankheits-Potenz heilen zu können.

Doch die neuern Anhänger der alten Schule wollen nicht mehr dafür angesehen seyn, als ob sie bei ihren Curen auf Abführung von materiellen Krankheits-Stoffen ausgingen. Sie erklären ihre vielen und mancherlei Ausleerungen für eine durch **Ableitung** helfende Cur-Methode, worin ihnen die Natur des kranken Organisms in ihren Bestrebungen, sich zu helfen, mit ihrem Beispiele vorangehe, Fieber durch Schweiß und Urin entscheide, Seitenstiche durch Nasenbluten, Schweiß und Schleim-Auswurf - andre Krankheiten durch Erbrechen, Durchfälle und After-Blutfluß, Gelenk-Schmerzen durch jauchende Schenkel-Geschwüre, Hals-Entzündung durch Speichelfluß, u. s. w. oder durch Metastasen und Abscesse entferne, die die Natur in, vom Sitze des Uebels entfernten Theilen veranstalte. -

Sie glaubten daher am besten zu thun, wenn sie dieselbe **nachahmten**, indem auch sie in der Cur der meisten Krankheiten auf Umwegen, wie die kranke, sich selbst überlassene Lebenskraft, zu Werke gingen und daher indirect*,

* Statt mit direct gegen die kranken Punkte im Organism selbst gerichteten, homogenen, dynamischen Arznei-Potenzen, wie die Homöopathie thut, das Uebel schnell, ohne Kräfte-Verlust und ohne Umschweif auszulöschen.

durch Anbringung stärkerer, heterogener Reize in den vom Krankheits-Sitze entfernten, und den kranken Gebilden am wenigsten verwandten (dissimilären) Organen Ausleerungen veranstalteten, gewöhnlich auch unterhielten, um das Uebel gleichsam dahin **abzuleiten**.

Diese sogenannte Ableitung war und blieb eine der Haupt-Curmethoden der bisherigen Arzneischule.

Sie suchten bei dieser Nachahmung der sich selbst helfenden Natur, wie sich Andre ausdrücken, in den Gebilden, welche am wenigsten krank sind und am besten die Arznei-Krankheit vertragen könnten, gewaltsam neue Symptome rege zu machen, welche unter dem Scheine von Crisen und unter der Form von Abscheidungen die erste Krankheit ableiten*

* Gleich als wenn man etwas Unmaterielles ableiten könnte! Also gleichwohl eine, wenn schon noch so fein gedachte, Materie und Krankheits-Stoff!

sollten, um so den Heilkräften der Natur eine allmälige Lysis zu erlauben*.

* Nur die mäßigen acuten Krankheiten pflegen, wenn ihre natürliche Verlaufs-Zeit zu Ende geht, ohne und bei Anwendung nicht allzu angreifender, allöopathischer Arzneien, sich, wie man sagt, zu indifferenziren und sich ruhig zu beendigen; die sich ermannende Lebenskraft setzt nun an die Stelle der ausgetobten Befindens-Veränderungen allmälig ihre Norm wieder ein. Aber in den hoch acuten und in dem bei weitem größten Theile aller menschlichen Krankheiten, den chronischen, muß dieß die rohe Natur und die alte Schule bleiben lassen; da kann weder die Lebenskraft durch ihre Selbsthülfe, noch die sie nachahmende Allöopathie eine Lysis herbeiführen - höchstens einigen Waffen-Stillstand, während dessen der Feind sich verstärkt, um desto stärker auszubrechen bald oder spät.

Dieß führten sie aus durch Schweiß und Harn treibende Mittel, durch Blut-Entziehungen, durch Haarseile und Fontanelle, am meisten jedoch durch Ausleerungs-Reizungen des Speise- und Darm-Kanals, theils von oben durch Brechmittel, theils aber, und am liebsten, durch Abführungen von unten, die man auch eröffnende und auflösende*

* Ein Ausdruck, welcher ebenfalls verräth, daß man dennoch eine aufzulösende und fortzuschaffende Krankheits-Materie im Sinne hatte, und voraussetzte.

Mittel nannte.

Dieser Ableitungs-Methode zur Beihülfe wurden die mit ihr verschwisterten, **antagonistischen Reizmittel** in Anwendung gesetzt: Schaafwolle auf bloßer Haut, Fußbäder, Ekel-Cur, durch Hunger gepeinigter Magen und Darm (Hunger-Cur), Schmerz, Entzündung und Eiterung in nahen und entfernten Theilen bewirkende Mittel, wie aufgelegter Märrettig, Senf-Teig, Kanthariden-Pflaster, Seidelbast, Haarseile (Fontanelle), Autenriethsche Salbe, Moxa, glühendes Eisen, Akupunktur, u. s. w., ebenfalls nach dem Vorgange der in Krankheiten sich zur Hülfe selbst überlassenen, rohen Natur, welche sich durch Schmerz-Erregung an entfernten Körpertheilen, durch Metastasen und Abscesse, durch erregte Ausschläge und jauchende Geschwüre von der dynamischen Krankheit (und ist diese eine chronische, vergeblich) loszuwinden sucht.

Offenbar also nicht verständige Gründe, sondern einzig die sich das Curiren bequem machen wollende **Nachahmung** verleitete die alte Schule zu diesen unhülfreichen und verderblichen, indirecten Curmethoden, der ableitenden sowohl, als der antagonistischen - bewogen sie zu dieser so wenig dienlichen, so schwächenden, und so angreifenden Verfahrungsart, Krankheiten auf einige Zeit anscheinend zu mindern oder so zu beseitigen, daß ein andres schlimmeres Uebel dafür erweckt wurde, an des erstern Stelle zu treten. Heilung kann man doch wohl so eine Verderbung nicht nennen?

Sie folgte bloß dem Vorgange der rohen instinktartigen Natur in deren, bloß bei mäßigen, acuten Krankheits-Anfällen nothdürftig*

* Man sah in der gewöhnlichen Medicin die Selbsthülfe der Natur des Organisms bei Krankheiten, wo keine Arznei angewendet ward, als nachahmungswürdige Muster-Curen an. Aber **man irrte sich sehr**. Die jammervolle, höchst unvollkommne Anstrengung der Lebenskraft zur Selbsthülfe in acuten Krankheiten ist ein Schauspiel, was die Menschheit zum thätigen Mitleid und zur Aufbietung aller Kräfte unsers verständigen Geistes auffordert, um dieser Selbstqual durch ächte Heilung ein Ende zu machen. Kann die Natur eine im Organism schon bestehende Krankheit nicht durch Anbringung einer neuen, andern, **ähnlichen** Krankheit (§. 43-46.), dergleichen ihr äußerst selten zu Gebote steht (§. 50.), homöopathisch heilen, und bleibt es dem Organism allein überlassen, aus eignen Kräften, ohne Hülfe von aussen, eine neu entstandene Krankheit zu überwinden (bei chronischen Miasmen ist ohnehin sein Widerstand unmächtig), so sehen wir nichts als qualvolle, oft gefährliche Anstrengungen der Natur des Individuums, sich zu retten, es koste, was es wolle, nicht selten mit Auflösung des irdischen Daseyns, mit dem Tode, geendigt.

So wenig wir Sterbliche den Vorgang im Haushalte des gesunden Lebens einsehen, so gewiß er uns, den Geschöpfen, eben so verborgen bleiben muß, als er dem Auge des allsehenden Schöpfers und Erhalters seiner Geschöpfe offen da liegt, so wenig können wir auch den Vorgang im Innern beim gestörten Leben, bei Krankheiten, einsehen. Der innere Vorgang in Krankheiten wird nur durch die wahrnehmbaren Veränderungen, Beschwerden und Symptome kund, wodurch unser Leben die innern Störungen einzig laut werden läßt, so daß wir in jedem vorliegenden Falle nicht einmal erfahren, welche von den Krankheits-Symptomen Primärwirkung der krankhaften Schädlichkeit, oder welche Reaction der Lebenskraft zur Selbsthülfe seyen. Beide fließen vor unsern Augen in einander und stellen uns bloß ein nach außen reflectirtes Bild des innern Gesammtleidens dar, indem die unhülfreichen Bestrebungen des sich selbst überlassenen Lebens, das Leiden zu enden, selbst Leiden des ganzen Organisms sind. Daher liegt auch in den, durch die Natur zu Ende schnell entstandener Krankheiten gewöhnlich veranstalteten Ausleerungen, die man **Crisen** nennt, oft mehr Leiden, als heilsame Hülfe.

Was die Lebenskraft in diesen sogenannten Crisen und **wie** sie es veranstaltet, bleibt uns, wie aller innere Vorgang des organischen Haushaltes des Lebens, verborgen. So viel ist indeß sicher, daß sie in dieser ganzen Anstrengung **Mehr oder Weniger von den leidenden Theilen aufopfert und vernichtet**, um das Uebrige zu retten. Diese Selbsthülfe der bloß nach der organischen Einrichtung unsers Körpers, nicht nach geistiger Ueberlegung bei Beseitigung der acuten Krankheit zu Werke gehenden Lebenskraft ist meist nur eine Art Allöopathie; sie erregt, um die primär leidenden Organe durch Crise zu befreien, eine vermehrte, oft stürmische Thätigkeit in den Absonderungs-Organen, um das Uebel jener auf diese abzuleiten; es erfolgen Erbrechungen, Durchfälle, Harnfluß, Schweiße, Abscesse u. s. w., um durch diese Aufreizung entfernter Theile eine Art Ableitung von den ursprünglich kranken Theilen zu erzielen, da dann die dynamisch angegriffene Nervenkraft im materiellen Producte sich gleichsam zu entladen scheint.

Nur durch Zerstörung und Aufopferung eines Theils des Organisms selbst vermag die sich allein überlassene Natur des Menschen sich aus acuten Krankheiten zu retten, und, wenn der Tod nicht erfolgt, doch nur langsam und unvollkommen die Harmonie des Lebens, Gesundheit, wieder herzustellen.

Die bei Selbstgenesungen zurückbleibende, große Schwäche der dem Leiden ausgesetzt gewesenen Theile, ja des ganzen Körpers, die Magerkeit, u. s. w., geben uns dieß zu verstehen.

Mit einem Worte: der ganze Vorgang der Selbsthülfe des Organisms bei ihm zugestoßenen Krankheiten zeigt dem Beobachter nichts als Leiden, nichts, was er, um ächt heilkünstlerisch zu verfahren, nachahmen könnte und dürfte.

durchkommenden Bestrebungen - sie machte es bloß der sich in Krankheiten selbst überlassenen, keiner Ueberlegung fähigen Lebens-Erhaltungs-Kraft nach, welche, einzig auf den organischen Gesetzen des Körpers beruhend, einzig nur nach diesen organischen Gesetzen wirket, nicht nach Verstand und Ueberlegung zu handeln fähig ist - der rohen Natur, welche klaffende Wundlefzen nicht wie ein verständiger Wundarzt an einander zu bringen und durch Vereinigung zu heilen vermag, welche schief von einander abstehende Knochen-Bruch-Enden, so viel sie auch Knochen-Gallerte (oft zum Ueberfluß) ausschwitzen läßt, nicht gerade zu richten und auf einander zu passen weiß, keine verletzte Arterie unterbinden kann, sondern den Verletzten in ihrer Energie zu Tode bluten macht, welche nicht versteht, einen ausgefallenen Schulter-Kopf wieder einzurenken, wohl aber durch bald umher zuwege gebrachte Geschwulst die Kunst am Einrenken hindert - die, um einen in die Hornhaut eingestochenen Splitter zu entfernen, das ganze Auge durch Vereiterung zerstört und einen eingeklemmten Leisten-Bruch mit aller Anstrengung doch nur durch Brand der Gedärme und Tod zu lösen weiß, auch oft in dynamischen Krankheiten durch ihre Metaschematismen die Kranken weit unglücklicher macht, als sie vorher waren. Noch mehr; die größten Peiniger unsers irdischen Daseyns, die Zunder zu den unzähligen Krankheiten, unter denen seit Jahrhunderten und Jahrtausenden die gepeinigte Menschheit seufzt, die chronischen Miasmen (Psora, Syphilis, Sykosis), **nimmt die verstandlose Lebenskraft im Körper ohne Bedenken auf**, vermag aber keins derselben nicht einmal zu mindern, geschweige denn eigenthätig wieder aus dem Organism zu entfernen; vielmehr läßt sie dieselben darin wuchern, bis der Tod oft nach einer langen, traurigen Lebenszeit dem Leidenden die Augen schließt.

Wie konnte wohl die alte Schule, die sich die rationelle nennt, jene verstandlose Lebenskraft in einer so viel Verstand, Nachdenken und Urtheilskraft erfordernden, hochwichtigen Verrichtung, als das Heil-Geschäft ist, zur einzig besten Lehrerin, zur blinden Führerin wählen, ihre indirecten und revolutionären Veranstaltungen in Krankheiten ohne Bedenken nachahmen, sie allein als das NON PLUS ULTRA, das ersinnlich Beste, nachahmen, da doch, um sie, zum Wohle der Menschheit, an Hülfsleistung unendlich übertreffen zu können, uns jene größte Gabe Gottes, nachdenklicher Verstand und ungebundene Ueberlegungskraft verliehen war?

Wenn so, bei ihrer unbedenklichen Nachahmung jener rohen, verstandlosen, automatischen Lebens-Energie, die bisherige Arzneikunst in ihren antagonistischen und ableitenden Cur-Methoden - ihren allgewöhnlichen Unternehmungen - die unschuldigen Theile und Organe angreift und sie entweder mit überwiegendem Schmerze afficirt, oder sie, wie meistens, zu Ausleerungen, unter Verschwendung der Kräfte und Säfte, nöthigt, will sie die krankhafte Thätigkeit des Lebens in den ursprünglich leidenden Theilen ab- und auf die künstlich angegriffenen hinlenken, und so, indirect, **durch Hervorbringung einer weit größern, andersartigen Krankheit** in den gesündern Theilen, also durch einen Kräfte raubenden, meist schmerzhaften Umweg das Entweichen der natürlichen Krankheit erzwingen*.

* Mit welchem traurigen Erfolge dieses Manöver in chronischen Krankheiten ausgeführt wird, zeigt die tägliche Erfah-

rung. **Am wenigsten erfolgt Heilung**. Wer wollte es aber auch Besiegung nennen, wenn, statt den Feind unmittelbar beim Kopfe zu ergreifen und, Waffe gegen Waffe gekehrt, ihn zu vertilgen, um so dem feindlichen Einfalle auf einmal ein Ende zu machen, man feig, hinter seinem Rücken nur brandschatzt, ihm alle Zufuhr abschneidet, alles weit um ihn her aufzehrt, sengt und brennt; da wird man dem Feinde wohl endlich allen Muth benehmen, zu widerstehen, aber der Zweck ist nicht erreicht, der Feind keineswegs vernichtet - er ist noch da, und wenn er sich wieder Nahrung und Vorrath verschafft hat, hebt er sein Haupt nur noch erbitterter wieder empor - der Feind, sage ich, ist keineswegs vernichtet, das arme, unschuldige Land aber so ruinirt, daß es sich in langer Zeit kaum wieder erholen kann. So die Allöopathie in chronischen Krankheiten, wenn sie den Organism durch ihre indirecten Angriffe auf die unschuldigen, vom Krankheits-Sitze entfernten Theile, ohne die Krankheit zu heilen, zu Grunde richtet. Dieß sind ihre unwohlthätigen Künste!

Die Krankheit entweichet freilich, wenn sie acut und also ihr Verlauf ohnehin nur zu kurzer Dauer geartet war, auch unter diesen heterogenen Angriffen auf entfernte, dissimiläre Theile - sie ward aber nicht geheilt. Es liegt nichts in dieser revolutionären Behandlung, welche keine gerade, unmittelbare, pathische Richtung auf die ursprünglich leidenden Gebilde hat, was den Ehren-Namen, **Heilung** verdiente. Oft würde, ohne diese bedenklichen Angriffe auf das übrige Leben, die acute Krankheit für sich schon, gewiß wohl noch eher, verflossen seyn, und mit weniger Nachwehen, weniger Aufopferung von Kräften. Mit einer, die Kräfte erhaltenden, die Krankheit unmittelbar und schnell auslöschenden, directen, dynamischen (homöopathischen) Behandlung halten ohnehin beide, weder die von der rohen Naturkraft ausgehende, noch die allöopathische Copie der letztern, keine Vergleichung aus.

In der bei weitem größten Zahl von Krankheits-Fällen aber, in den chronischen, richten diese stürmischen, schwächenden, indirecten Behandlungen der alten Schule fast nie das mindeste Gute aus. Nur auf wenige Tage hin suspendiren sie diese oder jene lästige Krankheits-Aeusserung, welche jedoch wiederkehrt, wenn die Natur des entfernten Reizes gewohnt ist, und schlimmer kehrt die Krankheit wieder zurück, weil durch die antagonistischen Schmerzen*

* Welchen günstigen Erfolg hatten wohl die so oft angewendeten, künstlich unterhaltenen, übeln Geruch verbreitenden Geschwüre, die man Fontanelle nennt? Wenn sie ja in den ersten paar Wochen, so lange sie noch viel Schmerz verursachen, antagonistisch ein chronisches Uebel etwas zu hemmen scheinen, so haben sie doch nachgehends, wenn der Körper sich an den Schmerz gewöhnt hat, **keinen** andern Erfolg, als den Kranken zu schwächen und so dem chronischen Siechthume weitern Spielraum zu verschaffen. Oder wähnt man etwa, noch im 19ten Jahrhunderte, hiedurch ein Zapfloch für die herauszulassende MATERIA PECCANS offen zu erhalten? Fast scheint es so!

und die unzweckmäßigen Ausleerungen die Lebenskräfte zum Sinken gebracht worden sind.

Während so die meisten Aerzte alter Schule die Hülfs-Bestrebungen der sich selbst überlassenen, rohen Natur **im Allgemeinen nachahmend**, nach Gutdünken (wo eine ihren Gedanken vorschwebende Indication sie dazu leitete) dergleichen angeblich nützliche Ableitungen in ihrer Praxis ausführten, unternahmen Andre, welche sich ein noch höheres Ziel vorsteckten, **die in Krankheiten sich eben zeigenden Anstrengungen der Lebenskraft, sich durch Ausleerungen und antagonistische Metastasen zu helfen, mit Fleiß zu befördern** und, um ihr gleichsam unter die Arme zu greifen, diese Ableitungen und Ausleerungen noch zu verstärken, und glaubten bei diesem nachtheiligen Verfahren DUCE NATURA zu handeln und sich mit dem Namen MINISTRI NATURAE beehren zu können.

Da in langwierigen Krankheiten die von der Natur des Kranken veranstalteten Ausleerungen sich nicht selten als, obschon nur kurze Erleichterungen beschwerlicher Zustände arger Schmerzen, Lähmungen, Krämpfe, u. s. w. ankündigen, so hielt die alte Schule diese Ableitungen für den wahren Weg, die Krankheiten zu heilen, wenn sie solche Ausleerungen beförderte, unterhielt, oder gar vermehrte. Sie sah aber nicht ein, daß alle jene durch die sich selbst überlassene Natur veranstalteten Auswürfe und Ausscheidungen (anscheinende Crisen) in chronischen Krankheiten nur palliative, kurz dauernde Erleichterungen seyen, welche so wenig zur wahren Heilung beitragen, daß sie vielmehr im Gegentheile das ursprüngliche, innere Siechthum mittels der dadurch erfolgenden Verschwendung der Kräfte und Säfte nur verschlimmern. Nie sah man durch solche Bestrebungen der rohen Natur irgend einen langwierig Kranken zur dauerhaften Gesundheit herstellen, nie durch solche vom Organism bewerkstelligte*

* Und eben so wenig durch die künstlich veranstalteten.

Ausleerungen irgend eine chronische Krankheit heilen. Vielmehr verschlimmert sich in solchen Fällen stets, nach kurzer, und immer kürzere und kürzere Zeit dauernden Erleichterung, das ursprüngliche Siechthum offenbar, die schlimmen Anfälle kommen öfterer wieder und stärker, trotz der fortdauernden Ausleerungen. - So auch, wenn die sich selbst überlassene Natur bei den dem Leben von einem innern chronischen Uebel drohenden Befährdungen, sich nicht anders zu helfen weiß, als durch Hervorbringung äußerer Localsymptome, um die Gefahr von den zum Leben unentbehrlichen Theilen abzulenken und auf diese für das Leben nicht unentbehrlichen Gebilde hinzuleiten (Metastase), so führen diese Veranstaltungen der energischen, aber verstandlosen und keiner Ueberlegung oder Fürsicht fähigen Lebenskraft doch zu nichts weniger, als zu wahrer Hülfe oder Heilung; sie sind bloß palliative, kurze Beschwichtigungen für das gefährliche, innere Leiden, unter Vergeudung eines großen Theils der Säfte und Kräfte, ohne das Ur-Uebel auch nur um ein Haar zu verkleinern; sie können den, ohne ächte, homöopathische Heilung unausbleiblichen Untergang höchstens verzögern.

Die Allöopathie der alten Schule überschätzte nicht nur bei weitem diese Anstrengungen der rohen automatischen Naturkraft, sondern mißdeutete sie gänzlich, hielt sie fälschlich für ächt heilsam, und suchte sie zu erhöhen und zu befördern, in dem Wahne, dadurch vielleicht das ganze Uebel vernichten und gründlich heilen zu können. Wenn die Lebenskraft bei chronischen Krankheiten dieses oder jenes beschwerliche Symptom des innern Befindens, z. B. durch einen feuchtenden Haut-Ausschlag zu beschwichtigen schien, da legte der Diener der rohen Naturkraft (MINISTER NATURAE) auf die entstandene jauchende Fläche ein Kanthariden-Pflaster oder ein Exutorium (Seidelbast), um DUCE NATURA noch mehr Feuchtigkeit aus der Haut zu ziehen und so den Zweck der Natur, die Heilung (durch Entfernung der Krankheits-Materie aus dem Körper?) zu befördern und zu unterstützen -; aber entweder, wenn die Einwirkung des Mittels zu heftig, die feuchtende Flechte schon alt und der Körper zu reizbar war, vergrößerte er, nutzlos für das Ur-Uebel, das äußere Leiden um Vieles, erhöhete die Schmerzen, welche dem Kranken den Schlaf raubten und seine Kräfte herabsetzten (auch wohl einen fieberhaften bösartigen Rothlauf [ERYSIPELAS] herbeiführten), oder, bei milderer Einwirkung auf das vielleicht noch neue Localübel, vertrieb er damit durch eine Art übel angebrachten, äußern Homöopathisms das von der Natur zur Erleichterung des innern Leidens auf der Haut bewerkstelligte Localsymptom von der Stelle, erneuerte so das innere, gefährlichere Uebel, und verleitete durch diese Vertreibung des Localsymptoms die Lebenskraft zur Bereitung eines schlimmeren Metaschematisms auf andere, edlere Theile; der Kranke bekam gefährliche Augen-Entzündung, oder Taubhörigkeit, oder Magen-Krämpfe, oder epileptische Zuckungen, oder Erstickungs- oder Schlagfluß-Anfälle, oder Geistes- oder Gemüths-Krankheit, u. s. w. dafür.*

* Natürliche Folgen der Vertreibung solcher Localsymptome - Folgen, die oft vom allöopathischen Arzte für ganz andre, neu entstandene Krankheiten ausgegeben werden.

In demselben Wahne, die Lebenskraft in ihren Heil-Bestrebungen unterstützen zu wollen, legte, wenn die kranke Naturkraft Blut in die Venen des Mastdarms oder des Afters drängte (blinde Hämorrhoiden), der MINISTER NATURAE Blutegel an, um dem Blute da Ausgang zu verschaffen, oft in Menge - mit kurzer, oft kaum nennenswerther Erleichterung, aber unter Schwächung des Körpers, und Veranlassung zu noch stärkeren Congestionen nach diesen Theilen, ohne das Ur-Uebel auch nur im Geringsten zu vermindern.

Fast in allen Fällen, wo die kranke Lebenskraft zur Beschwichtigung eines innern, gefährlichen Leidens etwas Blut auszuleeren suchte durch Erbrechen, durch Husten u. s. w., beeiferte sich der Arzt alter Schule, DUCE NATURA, diese vermeintlich heilsamen Natur-Bestrebungen zu befördern und ließ reichlich Blut aus der Ader, nie ohne Nachtheil für die Folge und mit offenbarer Schwächung des Körpers.

Bei öftern, chronischen Uebelkeiten erregte er, in der Meinung, die Absichten der Natur zu befördern, starke Ausleerung aus dem Magen und gab tüchtig zu Brechen - nie mit gutem Erfolge, oft mit übeln, nicht selten mit gefährlichen, ja tödtlichen Folgen.

Zuweilen erregt die Lebenskraft, um das innere Siechthum zu erleichtern, kalte Geschwülste äußerer Drüsen, und er glaubt, die Absichten der Natur, als ihr angeblicher Diener, zu befördern, wenn er sie durch allerlei erhitzende Einreibungen und Pflaster in Entzündung setzt, um dann die reife Eiterbeule mit dem Schnitte zu öffnen und die böse Krankheits-Materie (?) herauszulassen. Welches langwierige Unheil aber dadurch, fast ohne Ausnahme, veranlasset wird, lehrt die Erfahrung hundertfältig.

Und da er öfters kleine Erleichterungen großer Uebel in langwierigen Krankheiten durch von selbst entstandenen Nacht-Schweiß oder durch manche dünne Stuhl-Ausleerungen bemerkt hatte, so wähnt er sich berufen, diesen Natur-Winken (DUCE NATURA) zu folgen und sie befördern zu müssen durch Veranstaltung und Unterhaltung vollständiger Schwitz-Curen, oder Jahre lang fortgesetzter, sogenannter gelinder Abführungen, um jene, wie er meint, zur Heilung des ganzen chronischen Leidens führenden Bestrebungen der Natur (der Lebenskraft des verstandlosen Organisms) zu fördern und zu vermehren und so den Kranken desto eher und gewisser von seiner Krankheit (dem Stoffe seiner Krankheit?) zu befreien.

Aber er bewirkt dadurch stets nur das Gegentheil im Erfolge: Verschlimmerung des ursprünglichen Leidens.

Dieser seiner vorgefaßten, obgleich grundlosen Meinung zufolge setzt der Arzt alter Schule jene Beförderung*

* Mit diesem Verfahren im Widerspruche erlaubte sich auch die alte Schule das Gegentheil hievon nicht selten, nämlich die Bestrebungen der Lebenskraft in Beschwichtigung des innern Siechthums durch Ausleerungen und an den Außentheilen des Körpers veranstaltete Local-Symptome, wenn sie beschwerlich wurden, durch ihre REPERCUTIENTIA und REPELLENTIA nach Gutdünken zu unterdrücken, die chronischen Schmerzen, die Schlaflosigkeiten und alten Durchfälle mit waghälsig gesteigerten Gaben Mohnsaft, die Erbrechungen mit der brausenden Salz-Mixtur, die stinkenden Fuß-Schweiße mit kalten Fußbädern und adstringirenden Umschlägen, die Haut-Ausschläge mit Blei- und Zink-Präparaten zu vertreiben, die Bährmütter-Blutflüsse mit Essig-Einspritzungen, die colliquativen Schweiße mit Alaun-Molken, die nächtlichen Samen-Ergießungen mit vielem Kampfer-Gebrauch, die öftern Anfälle fliegender Körper- und Gesichts-Hitze mit Salpeter und Gewächs- und Schwefel-Säure, das Nasen-Bluten durch Tamponiren der Nasenlöcher mit Pfropfen, in Weingeist oder adstringirende Flüssigkeiten getaucht, zu hemmen, und mit Blei- und Zink-Oxyden die, große innere Leiden zu beschwichtigen von der Lebenskraft veranstalteten, jauchenden Schenkel-Geschwüre auszutrocknen, u. s. w. - aber mit welchen traurigen Folgen? zeigen tausend Erfahrungen.

Mit dem Munde und mit der Feder brüstet sich der Arzt alter Schule, ein rationeller Arzt zu seyn und den Grund der Krankheit aufzusuchen, um gründlich stets zu heilen; aber siehe, da kurirt er nur auf ein einzelnes Symptom los und immer zum Schaden des Kranken.

der Triebe der kranken Lebenskraft fort und vermehrt jene, doch **nie** zum gedeihlichen Ziele, **bloß** zum Ruine führenden Ableitungen und Ausleerungen bei dem Kranken, ohne inne zu werden, daß alle die zur Beschwichtigung des ursprünglichen, chronischen Leidens von der sich selbst überlassenen, verstandlosen Lebenskraft veranstalteten und unterhaltenen Localübel, Ausleerungen und anscheinenden Ableitungs-Bestrebungen gerade die Krankheit selbst, die Zeichen der ganzen Krankheit sind, gegen welche zusammen eigentlich eine nach Aehnlichkeits-Wirkung gewählte, homöopathische Arznei das einzig hülfreiche Heilmittel und zwar, auf kürzestem Wege gewesen seyn würde.

Da schon was die rohe Natur thut, um sich in Krankheiten zu helfen, in acuten sowohl als vielmehr in chronischen, höchst unvollkommen **und selbst Krankheit** ist, so läßt sich leicht ermessen, daß die künstliche Beförderung dieser Unvollkommenheit und Krankheit noch mehr schaden, wenigstens selbst bei acuten Uebeln nichts an der Natur-Hülfe verbessern konnte, da die Arzneikunst die verborgnen Wege, auf welchen die Lebenskraft ihre Crisen veranstaltet, nicht zu betreten im Stande war, sondern nur durch angreifende Mittel von außen es zu bewirken unternimmt, welche noch weniger wohlthätig, als was die sich selbst überlassene, instinktartige Lebenskraft auf ihre Weise thut, aber dagegen noch störender sind und noch mehr die Kräfte rauben. Denn auch die unvollkommene Erleichterung, welche die Natur durch ihre Ableitungen und Crisen bewirkt, kann die Allöopathie auf ähnlichem Wege nicht erreichen; sie bleibt noch tief unter der jämmerlichen Hülfe, welche die sich allein überlassene Lebenskraft zu verschaffen vermag, mit ihren Bemühungen zurück.

Man hat durch ritzende Werkzeuge ein dem natürlichen nachgemachtes Nasenbluten hervorzubringen gesucht, um die Anfälle z. B. eines chronischen Kopfschmerzes zu erleichtern. Da konnte man wohl Blut in Menge aus den Nasenhöhlen rinnen machen und den Menschen schwächen, aber die Erleichterung davon war entweder Null oder doch weit geringer, als wenn zu andrer Zeit die instinktartige Lebenskraft aus eigenem Triebe auch nur wenige Tropfen ausfließen ließ.

Ein sogenannter kritischer Schweiß oder Durchfall von der stets thätigen Lebenskraft nach schneller Erkrankung von Aergerniß, Schreck, Verheben oder Verkälten veranlaßt, wird weit erfolgreicher, wenigstens vor der Hand, die acuten Leiden beseitigen, als alle Schwitzmittel oder Abführungs-Arzneien aus der Apotheke, die nur kränker machen, wie die tägliche Erfahrung lehrt.

Doch ward die, für sich, nur nach körperlicher Einrichtung unsers Organisms zu wirken fähige, nicht nach Verstand, Einsicht und Ueberlegung zu handeln geeignete Lebenskraft uns Menschen nicht dazu verliehen, daß wir sie für die bestmöglichste Krankheits-Heilerin annehmen sollten, jene traurigen Abweichungen von Gesundheit in ihr normales Verhältniß wieder zurück zu führen, und noch weniger dazu, daß die Aerzte ihre unvollkommnen, krankhaften Bestrebungen (sich selbst aus Krankheiten zu retten), sklavisch, und mit, unstreitig noch zweckwidrigern und angreifendern Veranstaltungen, als sie selbst vermag, nachahmen und dadurch sich bequemlich den zur Erfindung und Ausführung der edelsten aller menschlichen Künste - der wahren Heilkunst - erforderlichen Aufwand von Verstand, Nachdenken und Ueberlegung ersparen sollten - eine schlechte Copie jener, wenig wohlthätigen Selbsthülfe der rohen Naturkraft für Heilkunst, **für rationelle Heilkunst** ausgebend!

Welcher verständige Mensch wollte ihr denn nachahmen in ihren Rettungs-Bestrebungen? Diese Bestrebungen sind ja eben die Krankheit selbst und die krankhaft afficirte Lebenskraft ist die Erzeugerin der sich offenbarenden Krankheit! Nothwendig muß also alles künstliche Nachmachen und auch das Unterdrücken dieser Bestrebungen das Uebel entweder vermehren, oder durch Unterdrückung gefährlich machen, und beides thut die Allöopathie; das sind ihre schädlichen Handlungen, die sie für Heilkunst, für rationelle Heilkunst ausgiebt!

Nein! jene dem Menschen angeborne, das Leben auf die vollkommenste Weise **während dessen Gesundheit** zu führen bestimmte, herrliche Kraft, gleich gegenwärtig in allen Theilen des Organisms, in der sensibeln wie in der irritabeln Faser und unermüdete Triebfeder aller normalen, natürlichen Körper-Verrichtungen, ward gar nicht dazu erschaffen, um sich in Krankheiten selbst zu helfen, nicht, um eine nachahmungswürdige Heilkunst auszuüben - **Nein! wahre Heilkunst ist jenes nachdenkliche Geschäft, was dem höhern Menschen-Geiste, der freien Ueberlegung, und dem wählenden, nach Gründen entscheidenden Verstande obliegt, um jene instinktartige und verstand- und bewußtlose, aber automatisch energische Lebenskraft, wenn sie durch Krankheit zu innormaler Thätigkeit verstimmt worden, mittels einer, dieser ähnlichen Affection, von homöopathisch ausgewählter Arznei erzeugt, dergestalt arzneikrank, und zwar in einem etwas höhern Grade umzustimmen, daß die natürliche Krankheits-Affection nicht mehr auf sie wirken könne und sie so derselben quitt werde, einzig noch beschäftigt bleibend mit der so ähnlichen, etwas stärkern Arzneikrankheits-Affection, gegen welche sie nun ihre ganze Energie**

richtet, die aber bald von ihr überwältigt, sie aber dadurch frei und fähig wird, wieder zur Norm der Gesundheit und zu ihrer eigentlichen Bestimmung, „der Belebung und Gesund-Erhaltung des Organisms“ zurückzukehren, ohne bei dieser Umwandlung schmerzhafte oder schwächende Angriffe erlitten zu haben. Dieß zu bewirken, lehrt die homöopathische Heilkunst.

Bei den angeführten Cur-Methoden der alten Schule entrannen zwar allerdings nicht wenige Kranke ihren Krankheiten, doch nicht den chronischen (unvenerischen); nur den acuten, ungefährlichen, und doch nur auf beschwerlichen Umwegen, und oft so unvollkommen, daß man die Curen nicht durch milde Kunst vollführte Heilungen nennen konnte. Die acuten Krankheiten wurden von ihr in den nicht sehr gefährlichen Fällen mittels Blutentziehungen oder Unterdrückung eines der Hauptsymptome durch ein enantiopathisches Palliativmittel (CONTRARIA CONTRARIIS) so lange niedergehalten, oder mittels auf andern, als den kranken Punkten, gegenreizender und ableitender (antagonistischer und revellirender) Mittel bis zu dem Zeitpunkte suspendirt, wo die natürliche Verlaufs-Zeit des kurzen Uebels vorüber war - also auf Kräfte und Säfte raubenden Umwegen, und dergestalt, daß der eignen Natur des so Behandelten das Meiste und Beste zur vollständigen Beseitigung der Krankheit und Wiederersetzung der verlornen Kräfte und Säfte zu thun übrig blieb - der Lebens-Erhaltungs-Kraft, welche nächst der Beseitigung des natürlichen, acuten Uebels, auch die Folgen unzweckmäßiger Behandlung zu besiegen hatte und so in den ungefährlichen Fällen mittels ihrer eignen Energie, doch oft mühsam, unvollkommen und unter mancherlei Beschwerde die Functionen in ihr normales Verhältniß allmälig wieder einsetzen konnte.

Es bleibt sehr zweifelhaft, ob der Genesungs-Proceß der Natur durch dieses Eingreifen der bisherigen Arzneikunst bei acuten Krankheiten wirklich, auch nur in Etwas abgekürzt oder erleichtert werde, indem diese gleichfalls nicht anders, als indirect, wie jene (die Lebenskraft) zu Werke gehen konnte, ihr ableitendes und antagonistisches Verfahren aber noch viel angreifender ist und noch weit mehr Kräfte raubt.

Noch hat die alte Schule ein Cur-Verfahren, die sogenannte **erregende** und **stärkende** Cur-Methode*

* Sie ist recht eigentlich enantiopathisch, und ich werde ihrer noch im Texte des Organons (§. 59.) gedenken.

(durch EXCITANTIA, NERVINA, TONICA, CONFORTANTIA, ROBORANTIA). Es ist zu verwundern, wie sie sich derselben rühmen konnte.

Hat sie wohl je die so häufige, von einem chronischen Siechthum erzeugte und unterhaltene, oder vermehrte Schwäche des Körpers durch Verordnung ätherischen Rheinweins, oder feurigen Tokayers, wie sie unzählige Mal versuchte, heben können? Die Kräfte sanken dabei (weil die Erzeugerin der Schwäche, die chronische Krankheit von ihr nicht geheilt werden konnte) allmälig nur desto tiefer, je mehr des Weins dem Kranken aufgeredet worden war, weil künstlichen Aufregungen die Lebenskraft Erschlaffung in der Nachwirkung entgegen setzt.

Oder gaben die Chinarinde, oder ihre mißverstandenen, vieldeutigen und andersartig schädlichen AMARA in diesen so häufigen Fällen Kräfte? Setzten diese unter allen Verhältnissen für tonisch und stärkend ausgegebenen Gewächs-Substanzen sammt den Eisenmitteln nicht oft noch neue Leiden aus ihren eigenthümlichen, krank machenden Wirkungen zu den alten hinzu, ohne die auf ungekannter, alter Krankheit beruhende Schwäche beseitigen zu können?

Hat man wohl die von einem chronischen Siechthume, wie so allgewöhnlich, entsprossene, anfangende Lähmung eines Armes oder Beines, ohne Heilung des Siechthums selbst, durch die sogenannten UNGUENTA NERVINA oder die andern geistigen, balsamischen Einreibungen auf die Dauer jemals auch nur um Etwas mindern können? Oder haben in diesen Fällen elektrische oder Voltaische Schläge je etwas Anderes in solchen Gliedern als nach und nach vollkommnere, ja vollkommne Lähmung und Ertödtung aller Muskel-Erregbarkeit und Nerven-Reizbarkeit zur Folge gehabt*?

* Die Schwachhörigen besserten sich von der Voltaischen Säule des Jeverschen Apothekers bei mäßigen Schlägen nur auf einige Stunden - bald thaten diese nichts mehr; er mußte, um ein Gleiches zu bewirken, mit den Schlägen steigen, bis auch diese nichts mehr halfen, da dann die stärksten zwar anfänglich das Gehör des Kranken noch auf kurze Zeit aufreizten, sie aber zuletzt stocktaub hinterließen.

Brachten die gerühmten EXCITANTIA und APHRODISIACA, die Ambra, der Meer-Stinz, die Kanthariden-Tinktur, die Trüffeln, Cardemomen, Zimmt und Vanille das allmälig geschwächte Begattungs-Vermögen (wobei jederzeit ein unbeachtetes, chronisches Miasm zum Grunde lag) nicht stets zur völligen Impotenz herunter?

Wie kann man sich einer, etliche Stunden dauernden Aufregung und Bekräftigung rühmen, wenn der nachbleibende Erfolg das dauernde Gegentheil, Unheilbarmachung des Uebels - nach den Gesetzen der Natur aller Palliative - bewirken muß?

Das wenige Gute, was die EXCITANTIA und ROBORANTIA bei der Erholung aus (auf alte Art behandelten) acuten Krankheiten hervorbrachten, ward tausendfach von dem Nachtheile derselben in chronischen Uebeln überwogen.

Wo die alte Medicin nicht weiß, was sie mit einer langwierigen Krankheit anzufangen habe, da curirt sie blindhin mit ihren sogenannten **verändernden** Mitteln (ALTERANTIA) los; und da sind die MERCURIALIA (Calomel, Aetzsublimat und Quecksilber-Salbe) ihr fürchterliches Hauptmittel, was sie (in unvenerischen Krankheiten!) verderblicher Weise, oft in so großer Maße und so lange Zeit auf den kranken Körper wirken läßt, bis die ganze Gesundheit untergraben ist. Sie erzeugt so allerdings große Veränderungen, aber stets solche, die nicht gut sind, und stets verderbt sie vollends die Gesundheit mit diesem, am unrechten Orte gegeben, äußerst verderblichen Metalle.

Wenn sie die **Chinarinde**, welche als homöopathisches Fieber-Mittel bloß für wahre Sumpf-Wechselfieber, wenn Psora nicht hindert, specifisch ist, nun auch allen, oft über große Länder sich verbreitenden, epidemischen Wechselfiebern in großen Gaben entgegensetzt, so zeigt die alte Medicinschule ihre Unbesonnenheit handgreiflich, denn diese kommen in einem fast alljährig verschiednen Charakter vor, und verlangen daher fast immer eine andre homöopathische Arznei zur Hülfe, von welcher sie denn auch immer mittels einer oder etlicher weniger, sehr kleiner Gaben gründlich geheilt werden in einigen Tagen. Da glaubt nun die alte Schule, weil diese epidemischen Fieber auch periodische Anfälle (TYPUS) haben, sie aber in allen Wechselfiebern nichts als deren TYPUS sieht, auch kein andres Fieber-Heilmittel kennt, als China, und auch kein andres kennen lernen will, da wähnt, sage ich, die alte Schlendrians-Schule, daß, wenn sie nur den TYPUS der epidemischen Wechselfieber mit gehäuften Gaben China und ihres theuern Auszugs (CHININ) unterdrücken könne (was die zwar unverständige, hier aber doch gescheutere Lebenskraft oft Monate lang zu verhindern strebt), sie habe diese epidemischen Wechselfieber **geheilt**. Aber der betrogene Kranke wird **stets** elender nach solcher Unterdrückung der Anfallzeit (TYPUS) seines Fiebers, als er im Fieber selbst war: erdfahlen Gesichts, engbrüstig, in den Hypochondern wie zusammengeschnürt, mit verdorbnen Eingeweiden, ohne gesunden Appetit, ohne ruhigen Schlaf, matt und muthlos, oft mit praller Geschwulst der Beine, des Bauchs, auch wohl des Gesichts und der Hände schleicht er, **als geheilt entlassen**, aus dem Krankenhause und nicht selten gehören Jahre mühsamer, homöopathischer Behandlung dazu, einen solchen in der Wurzel verdorbnen (geheilten?) künstlich kachektischen Kranken nur vom Tode zu erretten, geschweige gar zu heilen und gesund zu machen.

Die träge Unbesinnlichkeit in Nervenfiebern freut sich die alte Schule durch den hier antipathischen **Baldrian** auf Stunden zu einer Art Munterkeit umwandeln zu können; aber indem dieß nicht vorhält, und sie eine kurze Belebung durch immer größere Gaben Baldrians erzwingen muß, so kömmt es bald dahin, daß auch die größten Gaben um nichts mehr beleben, in der Nachwirkung dieses, hier nur in der Erstwirkung aufreitzenden Palliativs aber die ganze Lebenskraft erlahmt und ein solcher Kranker seiner baldigen Ertödtung durch dieses **rationelle Cur-Verfahren** der alten Schule gewiß ist; keiner kann entrinnen. Und wie gewiß sie damit tödtet, sieht diese Schlendrians-Kunst doch nicht ein; sie schiebt den Tod nur auf die Bösartigkeit der Krankheit.

Ein für chronische Kranke fast noch schrecklicheres Palliativ ist die DIGITALIS PURPUREA, auf die sich die bisherige Arzneischule so Herrliches zu Gute thut, wenn sie den zu schnellen gereizten Puls in chronischen Krankheiten (ächt symptomatisch!) langsamer damit erzwingen will. Auffallend, es ist wahr, verlangsamert dieses ungeheure, hier enantiopathisch angewendete Mittel den schnellen, gereizten Puls und vermindert die Arterien-Schläge um Vieles **nach der ersten Gabe**, **auf etliche Stunden**; aber er wird bald wieder schleuniger. Die Gabe wird erhöhet, um ihn nur etwas wieder langsamer zu machen, und er wird es, doch auf noch kürzere Zeit, bis auch diese und noch viel höhere Palliations-Gaben dieß nicht mehr bewirken und der Puls in der endlich nicht mehr abzuhaltenden Nachwirkung des Fingerhuts nun weit schneller wird, als er vor dem Gebrauche dieses Krautes war - er wird nun **unzählbar**, unter Verschwindung alles Schlafs, alles Appetits, aller Kräfte - eine sichere Leiche - abgeschlachtet; **Keiner von diesen entrinnt dann dem Tode**, wenn er nicht in unheilbaren Wahnsinn geräth*.

* Und dennoch rühmt der Vorsteher dieser alten Schule, HUFELAND (s. Homöopathie, S. 22.), die DIGITALIS zu dieser Absicht, sich viel drauf zu gute thuend, mit den Worten, „Niemand wird leugnen“ (nur die stete Erfahrung thut's!) „daß zu heftige Circu-

lation durch - DIGITALIS **aufgehoben** (?) werden kann." Dauerhaft? Aufgehoben? Durch ein heroisches enantiopathisches Mittel? Armer HUFELAND!

So curirte der Allöopathiker. Die Kranken aber **mußten** sich in diese traurige Nothwendigkeit fügen, weil sie keine bessere Hülfe bei den übrigen Allöopathikern fanden, welche aus denselben trugvollen Büchern waren gelehrt worden.

Die Grund-Ursache der chronischen (nicht venerischen) Krankheiten blieb diesen, mit Causal-Curen und mit Erforschung*

* Die HUFELAND in seinem Pamphlet: DIE HOMÖOPATHIE (S. 20.) seiner alten Unkunst vergeblich vindicirt. Denn da, wie bekannt, vor Erscheinung meines Buchs (die chron. Kr.) die drittehalbtausendjährige Allöopathie nichts von der Quelle der meisten chronischen Krankheiten (der Psora) wußte, mußte sie da nicht den langwierigen Uebeln eine andre, falsche Quelle (GENESIS) anlügen?

der GENESIS bei ihrer Diagnose vergeblich sich brüstenden Praktikern, sammt den Heilmitteln derselben unbekannt; wie hätten sie wohl jene ungeheure Ueberzahl langwieriger Krankheiten mit ihren indirecten Curen heben wollen, welche von der, nicht zum Vorbilde im Heilen bestimmten Selbsthülfe der verstandlosen Lebenskraft nur verderbliche Nachahmungen waren?

Den vermeintlichen Charakter des Uebels hielten sie für die Krankheits-Ursache und richteten daher ihre angeblichen Causal-Curen gegen Krampf, Entzündung (Plethora), Fieber, allgemeine und partielle Schwäche, Schleim, Fäulniß, Infarkten, u. s. w. die sie durch ihre (ihnen nur oberflächlich bekannten) krampfstillenden, antiphlogistischen, stärkenden, erregenden, antiseptischen, auflösenden, zertheilenden, ableitenden, ausleerenden, antagonistischen Mittel hinwegzuräumen wähnten.

Nach so allgemeinen Indicationen aber lassen die Arzneien sich nicht zur Hülfe finden, am allerwenigsten in der alten Schule bisherigen Materia medica, die, wie ich anderswo*

* Vor dem dritten Theile der reinen Arzneimittellehre: Quellen d. bish. Materia Medica.

zeigte, meist nur auf Vermuthung beruhte und auf falschen Schlüssen AB USU IN MORBIS, mit Lug und Trug vermischt.

Und eben so gewagt gingen sie gegen die noch hypothetischeren, sogenannten Indicationen - gegen Mangel oder Uebermaß an Sauer-, Stick-, Kohlen- oder Wasserstoff in den Säften, gegen Steigerung oder Minderung der Irritabilität Sensibilität, Reproduction, Arteriellität, Venosität, Capillarität, Asthenie u. s. w., zu Felde, ohne Hülfsmittel zur Erreichung so phantastischer Zwecke zu kennen. Es war Ostentation. Es waren Curen - nicht zum Wohle der Kranken.

Doch aller Anschein von zweckmäßiger Behandlung der Krankheiten verschwand jedoch vollends ganz durch die von den ältesten Zeiten her eingeführte, **und sogar zum Gesetz gemachte Vermischung** der in ihrer wahren Wirkung fast ohne Ausnahme ungekannten und stets und ganz ohne Ausnahme von einander so abweichenden Arznei-Substanzen **zum Recepte**. Man setzte darin eine (nach dem Umfange ihrer Arznei-Wirkungen nicht gekannte) Arznei zum Hauptmittel (BASIS) vorne an, welche den vom Arzte angenommenen Haupt-Charakter der Krankheit besiegen sollte, fügte noch dieses oder jenes (ebenfalls nach dem Umfange seiner arzneilichen Wirkungen nicht gekannte) Mittel zur Beseitigung dieser oder jener Neben-Indication oder als Verstärkungs-Mittel (ADJUVANTIA) hinzu, auch wohl noch ein angebliches (ebenfalls nach dem Umfange seiner Arzneikräfte nicht gekanntes) Verbesserungs-Mittel (CORRIGENS), ließ das alles (kochen, ausziehen) **mischen** - auch wohl mit einem, wieder anders arzneilichen Sirupe oder destillirten, arzneilichen Wasser in die Form bringen, und wähnte nun, jeder dieser Mischungs-Theile (Ingredienzen) werde die ihm in den Gedanken des Verschreibers zugetheilten Verrichtungen im kranken Körper zur Ausführung bringen, ohne sich von den übrigen, dazu gemischten Dingen stören, oder irre machen zu lassen, was doch verständiger Weise gar nicht zu erwarten ist. Eins hob ja das andre in seiner Wirkung ganz oder zum Theil auf, oder gab ihm und den übrigen eine andre, nicht geahnete, nicht zu vermuthende Thätigkeits-Beschaffenheit und Wirkungs-Richtung, so daß die erwartete Wirkung **unmöglich** erreicht werden konnte; es erfolgte, was man von dem unerklärlichen Räthsel von Mischung nicht erwartet hatte, noch erwarten konnte, **oft** eine im Tumulte der Krankheits-Symptome nicht bemerkbare, **neue Krankheits-Verstimmung**, welche bleibend ward bei langem Fortgebrauche des Recepts - also, eine hinzugesetzte, mit der ursprünglichen sich komplicirende Kunst-Krankheit, eine Verschlimmerung der ursprünglichen Krankheit - oder, wenn das Recept nicht oft wiederholt, sondern von einem oder mehren, neu verschriebnen, aus andern Ingredienzen, bald nach einander, verdrängt ward, so entstand doch, **zum allerwenigsten, ein vermehrtes Sinken der Kräfte**, weil die in solchem Sinne verordneten Substanzen wenig oder gar keinen directen, pathischen Bezug auf das ursprüngliche Leiden weder hatten, noch haben sollten, sondern nur die von der Krankheit am wenigsten befallenen Punkte angriffen nutzloser und schädlicher Weise.

Mehrerlei Arzneien, selbst wenn man die Wirkungen jeder einzelnen auf den menschlichen Körper genau gekannt hätte (- der Receptschreiber kennt aber oft nicht den tausendsten Theil derselben -), mehrerlei solche Ingredienzen, sage ich, deren manche schon selbst vielfach componirt waren, und deren einzelner genaue Wirkung so gut als nicht bekannt, gleichwohl im Grunde doch immer sehr von der der übrigen verschieden ist, zusammen in Eine Formel mischen zu lassen, damit dieß unbegreifliche Gemisch von dem Kranken in großen Gaben, oft wiederholt, eingenommen werde, und dennoch irgend eine beabsichtigte, gewisse Heilwirkung bei ihm damit erzielen zu wollen; diese Unverständigkeit empört jeden nachdenkenden Unbefangenen*.

* Die Widersinnigkeit der Arzneigemische haben selbst Männer aus der gewöhnlichen Arzneischule eingesehen, ob sie gleich in der Praxis selbst diesem ewigen Schlendriane, wider ihre Einsicht, folgten. So drückt MARCUS HERZ (in HUFEL. Journ. d. pr. A. II. S. 33.) seine Gewissensregung durch folgende Worte aus: „Wollen wir den Entzündungszustand heben, so bedienen wir uns weder des Salpeters, noch des Salmiaks, noch der Pflanzensäure allein, sondern wir vermischen gewöhnlich mehrere, und öfters nur zu viele, sogenannte antiphlogistische Mittel zusammen, oder lassen sie zu gleicher Zeit neben einander gebrauchen. Haben wir der Fäulniß Widerstand zu thun, so genügt es uns nicht, von einer der bekannten antiseptischen Arzneien, von der Chinarinde, den Mineralsäuren, der Wohlverleih, der Schlangenwurz u. s. w. allein, in großer Menge gegeben, unsern

Endzweck zu erwarten; wir setzen lieber mehrere derselben zusammen, und rechnen auf das Gemeinschaftliche ihrer Wirkung, oder werfen wohl gar, aus Unwissenheit, wessen Thätigkeit in dem vorhandenen Falle die angemessenste sey, mannigfaltige Dinge unter einander, und übergeben es gleichsam dem Zufalle, eins von ihnen die beabsichtigte Veränderung hervorbringen zu lassen. So erregen wir Schweiß, verbessern Blut (?), lösen Stockungen (?), befördern Auswurf und entleeren sogar die ersten Wege so selten durch einzelne Mittel; immer sind unsere Vorschriften zu diesem Endzwecke zusammengesetzt, fast nie einfach und rein, **folglich** (sind es) **auch nicht die Erfahrungen in Rücksicht auf die Wirkungen ihrer einzelnen, enthaltenen Stoffe**. Zwar stiften wir unter den Mitteln in unsern Formeln nach schulgerechter Weise eine Art von Rangordnung, und nennen dasjenige, dem wir eigentlich die Wirkung auftragen, die **Grundlage** (BASIS) und die übrigen die **Helfer**, **Unterstützer** (ADJUVANTIA), **Verbesserer** (CORRIGENTIA) u. s. w. Allein offenbar liegt bei dieser Charakterisirung größtentheils bloße Willkür zum Grunde. Die **Helfer** und **Unterstützer** haben eben so gut Antheil an der ganzen Wirkung, als das **Hauptmittel**, wiewohl wir aus Mangel eines Maaßstabes den Grad desselben nicht bestimmen können. Gleichergestalt kann der Einfluß der **Verbesserer** auf die Kräfte der übrigen Mittel nicht ganz gleichgültig seyn; sie müssen sie erhöhen, herunterstimmen oder ihnen eine andre Richtung geben, und wir müssen daher die heilsame (?) Veränderung, die wir durch eine solche Formel bewirken, immer als das Resultat ihres ganzen, zusammengesetzten Inhalts ansehen, und **können nie daraus eine reine Erfahrung von der alleinigen Wirksamkeit eines einzigen Stücks desselben gewinnen. In der That ist doch unsre Einsicht in dasjenige, worauf eigentlich bei allen unsern Mitteln das Wesentliche ihrer Kenntniß beruht, so wie die Kenntniß der vielleicht noch hundertfältigen Verwandtschaften, in welche sie bei ihrer Vermischung unter einander treten, viel zu gebrechlich, als daß wir mit Gewißheit anzugeben vermögen, wie groß und mannigfaltig die Thätigkeit eines an**

sich noch so unbedeutend scheinenden Stoffs seyn kann, wenn er, verbunden mit andern Stoffen, in den menschlichen Körper gebracht wird."

Der Erfolg widerspricht natürlich jeder bestimmten Erwartung. Es entstehen allerdings Veränderungen und Erfolge, aber keine zweckmäßigen, keine guten - schädliche, verderbliche!

Ich möchte den sehen, welcher dergleichen blindes Hineinarbeiten in den kranken menschlichen Körper **Heilung** nennen wollte!

Nur mittels des beim Kranken noch übrigen Vorraths von Lebensprincip, wenn es durch die angemessene Arznei zur richtigen Thätigkeit gestimmt wird, läßt sich Heilung erwarten, nicht aber von einer kunstgemäß bis zum Verscheiden getriebene Ausmergelung des Körpers, und doch weiß die alte Schule nichts Andres mit langwierig Kranken anzufangen, als hineinzuarbeiten auf die Leidenden mit lauter marternden, Kräfte und Säfte verschwendenden und Leben verkürzenden Mitteln! Kann sie retten, während sie zu Grunde richtet? Kann sie einen andern Namen als den einer **Unheilkunst** verdienen? Sie handelt, LEGE ARTIS, möglichst zweckwidrig und sie thut (fast könnte es scheinen, **geflissentlich**) αλλοια, d. i. das Gegentheil von dem, was sie thun sollte. Kann man sie rühmen? Kann man sie ferner dulden?

In neuern Zeiten hat sie sich vollends an Grausamkeit gegen ihre kranken Nebenmenschen und an Zweckwidrigkeit in ihren Handlungen überboten, wie jeder unpartheiische Beobachter zugeben muß und wie selbst Aerzte ihrer eignen Schule, beim Erwachen ihres Gewissens (wie KRÜGER-HANSEN) der Welt gestehen mußten.

Es war hohe Zeit, daß der weise und gütige Schöpfer und Erhalter der Menschen diesen Gräueln Einhalt that, Stillstand diesen Torturen gebot und eine Heilkunst an den Tag brachte, die das Gegentheil von allem diesem, ohne die Lebenssäfte und Kräfte durch Brechmittel, jahrelanges Darmausfegen, warme Bäder und Schwitzmittel oder Speichelfluß zu vergeuden, oder das Lebensblut zu vergießen, ohne auch durch Schmerzmittel zu peinigen und zu schwächen, ohne den Kranken mittels langwierigen Aufdringens falscher, ihrer Wirkung nach ihnen unbekannter Arzneien angreifender Art, statt die an Krankheiten Leidenden zu heilen, ihnen neue, chronische Arzneikrankheiten bis zur Unheilbarkeit aufzuhängen, ohne selbst durch heftige Palliative, nach dem alten beliebten Wahlspruche: CONTRARIA CONTRARIIS CURENTUR, die Pferde hinter den Wagen zu spannen, kurz ohne die Kranken, wie der unbarmherzige Schlendrian thut, statt zur Hülfe, den Weg zum Tode zu führen - im Gegentheile, die der Kranken Kräfte möglichst schont, und sie auf eine gelinde Weise, mittels weniger, wohl erwogener und nach ihren ausgeprüften Wirkungen gewählter einfacher Arzneien in den feinsten Gaben, nach dem einzig naturgemäßen Heilgesetze: SIMILIA SIMILIBUS CURENTUR, unbeschwert, bald und dauerhaft zur Heilung und Gesundheit bringt; es war hohe Zeit, daß er die Homöopathie finden ließ.

Durch Beobachtung, Nachdenken und Erfahrung fand ich, daß im Gegentheile von der alten Allöopathie die wahre, richtige, beste Heilung zu finden sey in dem Satze: **Wähle, um sanft, schnell, gewiß und dauerhaft zu hei-**

len, in jedem Krankheitsfalle eine Arznei, welche ein ähnliches Leiden (ομοιον παθοσ) **für sich erregen kann, als sie heilen soll**!

Diesen homöopathischen Heilweg **lehrte** bisher niemand, niemand **führte ihn aus**. Liegt aber die Wahrheit einzig in diesem Verfahren, wie man mit mir finden wird, so läßt sich erwarten, daß, gesetzt, sie wäre auch Jahrtausende hindurch nicht **anerkannt** worden, sich dennoch thätliche Spuren von ihr in allen Zeitaltern werden auffinden lassen? *

* Denn Wahrheit ist gleich ewigen Ursprungs mit der allweisen, gütigen Gottheit. Menschen können sie lange unbeachtet lassen, bis der Zeitpunkt kommt, wo ihr Strahl, nach dem Beschlusse der Fürsehung, den Nebel der Vorurtheile unaufhaltbar durchbrechen soll, als Morgenröthe und anbrechender Tag, um dann dem Menschengeschlechte zu seinem Wohle zu leuchten hell und unauslöschlich.

Und so ist es auch. In allen Zeitaltern sind die Kranken, **welche wirklich, schnell, dauerhaft und sichtbar durch Arznei geheilt wurden**, und die nicht etwa durch ein anderes wohlthätiges Ereigniß, oder durch Selbstverlauf der acuten Krankheit, oder in der Länge der Zeit durch allmäliges Uebergewicht der Körperkräfte bei allöopathischen und antagonistischen Curen endlich **genasen** - denn das direct Geheiltwerden weicht gar sehr ab vom Genesen auf indirectem Wege -, bloß (obgleich ohne Wissen des Arztes) durch ein (homöopathisches) Arzneimittel geheilt worden, was für sich einen ähnlichen Krankheits-Zustand hervorzubringen die Kraft hatte.

Selbst bei den **wirklichen** Heilungen mit vielerlei zusammengesetzten Arzneien, - welche äußerst selten waren, - findet man, daß das vorwirkende Mittel jederzeit von homöopathischer Art war.

Doch noch auffallend überzeugender findet man dieß, wo Aerzte wider die Observanz, - die bisher bloß Arzneimischungen, in Recepte geformt, zuließ, - zuweilen mit einem einfachen Arzneistoffe die Heilung schnell zu Stande brachten. Da siehet man, zum Erstaunen, daß es stets durch eine Arznei geschah, die geeignet ist, ein ähnliches Leiden, als der Krankheitsfall enthielt, **selbst** zu erzeugen, ob diese Aerzte gleich, was sie da thaten, selbst nicht wußten, und es in einem Anfalle von Vergessenheit der gegentheiligen Lehren ihrer Schule thaten. Sie verordneten eine Arznei, wovon sie nach der hergebrachten Therapie gerade das Gegentheil hätten brauchen sollen, und **nur so** wurden die Kranken schnell geheilt.*

* Beispiele hievon stehen in den vorigen Ausgaben des Organons der Heilkunst.

Wenn man die Fälle wegrechnet, wo den gewöhnlichen Aerzten (nicht ihre Erfindungs-Kunst, sondern) **die Empirie des gemeinen Mannes** das für eine sich gleichbleibende Krankheit specifische Mittel in die Hände gegeben hatte, womit sie daher direct heilen konnten, z. B. die venerische Schanker-Krankheit mit Quecksilber, die Quetschungs-Krankheit mit Arnica, die Sumpf-Wechselfieber mit Chinarinde, die frisch entstandene Krätze mit Schwefelpulver, u. s. w. - wenn man diese wegrechnet, finden wir, daß alle übrige Curen der Aerzte alter Schule in langwierigen Krankheiten, fast ohne Ausnahme, Schwächungen, Quälereien und Peinigungen der ohnehin schon leidenden Kranken zu ihrer Verschlimmerung und zu ihrem Verderben sind, mit vornehmer Miene und Familien ruinirendem Aufwande.

Es führte sie zuweilen eine blinde Erfahrung auf homöopathische Krankheits-Behandlung*,

* So glaubten sie die nach Erkältung angeblich in der Haut stockende Ausdünstungs-Materie durch die Haut fortzutreiben, wenn sie im Froste des Erkältungs-Fiebers Holderblüthen-Aufguß trinken ließen, welcher durch eigenthümliche Wirkungs-Aehnlichkeit (homöopathisch) ein solches Fieber heben und den Kranken herstellen kann, am schnellsten und besten ohne Schweiß, wenn er dieses Trankes wenig und sonst nichts weiter zu sich nahm. - Die harten, acuten Geschwülste, deren überheftige Entzündung, unter unerträglichen Schmerzen, ihren Uebergang zur Eiterung hindert, belegen sie mit oft erneuertem, sehr warmen Brei, und, siehe! die Entzündung und die Schmerzen mindern sich schnell unter baldiger Bildung des Abscesses, wie sie an der gilblichen, glänzenden Erhabenheit und deren fühlbaren Weiche gewahr werden; da wähnen sie dann, sie hätten durch die **Nässe** des Breies die Härte erweicht, da sie doch vorzüglich durch die stärkere **Wärme** des Brei-Umschlages das Uebermaß der Entzündung homöopathisch gestillt und so die baldigste Bildung der Eiterung möglich gemacht haben. - Warum wenden sie das rothe Quecksilber-Oxyd, welches, wenn sonst irgend etwas, die Augen entzünden kann, in der St. Yves-Salbe mit Vortheil in manchen Augen-Entzündungen an? Ist es schwer einzusehen, daß sie hier homöopathisch verfahren? - Oder warum sollte bei dem (nicht selten) vergeblichen, ängstlichen Drängen auf den Urin bei kleinen Kindern und bei dem gemeinen, vorzüglich durch sehr schmerzhaftes, oftes und fast vergebliches Harndrängen kennbaren Tripper ein wenig Saft von Petersilie so augenscheinlich helfen, wenn dieser frische Saft bei Gesunden nicht schon für sich ein schmerzhaftes, fast vergebliches Nöthigen zum Uriniren zuwege brächte, also homöopathisch hülfe. - Mit der Pimpinell-Wurzel, welche viel Schleim-Absonderung in den Bronchien und dem Rachen erregt, bestritten sie glücklich die sogenannte Schleim-Bräune -

und stillten einige Mutter-Blutflüsse mit etwas von den Blättern des für sich Mutter-Blutsturz hervorbringenden Sadebaums, ohne das homöopathische Heil-Gesetz zu erkennen. - Bei der Verstopfung von eingeklemmten Brüchen und im Ileus befanden mehre Aerzte den die Darm-Ausleerung zurückhaltenden Mohnsaft in kleiner Gabe als eins der vorzüglichsten und sichersten Hülfsmittel und ahneten dennoch das hier waltende homöopathische Heil-Gesetz nicht. - Sie heilten unvenerische Rachen-Geschwüre durch kleine Gaben des hier homöopathischen Quecksilbers - stillten mehre Durchfälle durch kleine Gaben der Darm ausleerenden Rhabarber - heilten die Hundswuth mit der ein ähnliches Uebel hervorbringenden Belladonne und entfernten den in hitzigen Fiebern nahe Gefahr drohenden comatösen Zustand mit einer kleinen Gabe des erhitzend betäubenden Mohnsaftes wie durch einen Zauberschlag und schimpfen dennoch auf die Homöopathie und verfolgen sie mit einer Wuth, die nur das Erwachen eines bösen Gewissens in einem der Besserung unfähigen Herzen erzeugen kann.

und dennoch gewahrten sie nicht das Naturgesetz, nach welchem diese Heilungen erfolgten und erfolgen mußten.

Es ist daher äußerst wichtig für das Wohl der Menschheit, zu untersuchen, wie diese so äußerst seltenen, als ausgezeichnet heilbringenden Curen eigentlich zugingen. Der Aufschluß, den wir hievon finden, ist von der höchsten Bedeutsamkeit. Sie erfolgten nämlich nie und auf keine Art anders, denn durch Arzneien von homöopathischer, das ist, ähnliche Krankheit erregender Kraft, als der zu heilende Krankheitszustand war; sie erfolgten schnell und dauerhaft durch Arzneien, deren ärztliche Verordner sie, selbst im Widerspruche mit den Lehren aller bisherigen Systeme und Therapien, wie durch ein Ungefähr ergriffen (oft ohne selbst recht zu wissen, was sie thaten und warum sie es thaten), und so, wider ihren Willen, die

Nothwendigkeit des einzig naturgemäßen Heilgesetzes, der Homöopathie, thätlich bestätigen mußten, eines Heilgesetzes, welches kein **ärztliches** Zeitalter bisher, von medicinischen Vorurtheilen geblendet, aufzufinden sich bemühte, so viele Thatsachen und so unzählige Winke sie auch dazu hinleiteten.

Denn sogar die Hausmittel-Praxis der mit gesundem Beobachtungssinn begabten, unärztlichen Classe von Menschen hatte diese Heilart vielfältig als die sicherste, gründlichste und untrüglichste in der Erfahrung befunden.

Auf frisch erfrorne Glieder legt man gefrornes Sauerkraut oder reibt sie mit Schnee*.

* Auf diese Beispiele aus der Hausmittel-Praxis baut Hr. M. LUX seine sogenannte Heilart durch **Gleiches** und IDEM, von ihm ISOPATHIE genannt, welche auch schon einige excentrische Köpfe als das NON PLUS ULTRA von Heilmethode angenommen haben, ohne zu wissen, wie sie es realisiren könnten.

Beurtheilt man aber diese Beispiele genau, so verhält sich die Sache ganz anders.

Die rein physischen Kräfte sind von andrer Natur als die dynamisch arzneilichen in ihrer Einwirkung auf den lebenden Organism.

Wärme oder Kälte der uns umgebenden Luft oder des Wassers, oder der Speisen und Getränke bedingen (**als Wärme oder Kälte**) **an sich** keine absolute Schädlichkeit für einen gesunden Körper; Wärme und Kälte gehören in ihren Abwechselungen zur Erhaltung des gesunden Lebens, folglich sind sie nicht Arznei an sich. Wärme und Kälte agiren daher als Heilmittel bei Körper-Beschwerden nicht vermöge ihres Wesens (also nicht als Wärme und Kälte an sich, nicht als an sich schädliche Dinge, wie etwa die Arzneien, Rhabarber, China u. s. w., selbst in den feinsten Gaben sind) - sondern bloß vermöge ihrer größern oder geringern **Menge**, d. i. nach ihren Temperatur-Graden, so wie (um ein andres Beispiel von bloß physischen Kräften zu geben) ein großes Bleigewicht meine Hand schmerzhaft quetscht, nicht vermöge seines Wesens als Blei, indem eine dünne Platte Blei mich nicht quetschen würde, sondern wegen seiner Menge und Schwere in einem Klumpen.

Werden also Kälte oder Wärme in Körper-Beschwerden, wie Erfrieren oder Verbrennen sind, hülfreich, so werden sie es bloß wegen ihres Temperatur-Grades, wie sie auch bloß wegen Extreme ihres Temperatur-Grades dem gesunden Körper Nachtheil zufügen.

Hienach finden wir in diesen Beispielen von Hülfe in der Hausmittel-Praxis, daß nicht der anhaltend angebrachte Frost-Grad, worin das Glied erfror, dasselbe isopathisch hergestellt (es würde davon ganz leblos und ertödtet werden), sondern eine Kälte, die ihr nur nahe kömmt (HOMÖOPATHIE) und sich allmälig zur behaglichen Temperatur herabstimmt, wie gefrornes Sauerkraut auf die erfrorne Hand in Stuben-Temperatur aufgelegt bald zerschmilzt und vom Grade + 1 zu 2 und so bis zur Temperatur des Zimmers, sey sie auch nur + 10°, allmälig sich erwärmt und so das Glied physisch homöopathisch wieder herstellt. So wird auch eine mit siedendem Wasser verbrannte Hand mit ISOPATHIE durch Auflegen siedenden Wassers nicht hergestellt, sondern nur durch eine etwas geringere Hitze, z. B. wenn man sie in ein Geschirr mit einer Flüssigkeit hält, die bis 60° erhitzt ist, mit jeder Minute etwas minder heiß wird und endlich die Temperatur des Zimmers annimmt, worauf der verbrannte Theil durch HOMÖOPATHIE wieder hergestellt ist. Aus Kartoffeln und Aepfeln zieht nicht Wasser was im fortgehenden Frieren zu Eis noch begriffen ist, **isopathisch** den Frost aus, sondern dem Frostpunkte nur nahes Wasser.

So, um ein andres Beispiel von physischer Einwirkung zu geben, wird der Nachtheil z. B. von einem Stoße der Stirne an einen harten Gegenstand (eine sehr schmerzhafte Brausche) in Schmerz und Geschwulst gar bald gemindert, wenn man die

Stelle mit dem Daumen-Ballen eine Weile heftig drückt, und zuletzt immer gelinder, homöopathisch, nicht aber durch einen gleichen Schlag mit einem gleich harten Körper, was isopathisch Uebel ärger machen würde.

Was in jenem Buche ebenfalls als Heilung durch Isopathie angeführt wird, daß Contraktur bei Menschen und Kreuzlähmung bei einem Hunde, beide durch Erkältung entstanden, schnell durch kaltes Baden geheilt worden - dieß Ereigniß wird fälschlich durch Isopathie erklärt. Erkältungs-Beschwerden haben nur den Namen von Kälte, ereignen sich aber bei den hiezu geneigten Körpern oft sogar auf einen schnellen Windzug, der nicht einmal kalt war. Auch sind die mancherlei Wirkungen eines kalten Bades auf den lebenden Organism in gesundem und krankem Zustande gar nicht mit einem einzigen Begriffe zu umfassen, daß man gleich darauf ein System von solcher Keckheit gründen könnte! Daß Schlangenbisse, wie da steht, am sichersten durch Theile von Schlangen geheilt würden, gehört so lange noch unter die Fabeln der Vorzeit, bis eine so unwahrscheinliche Behauptung durch unzweifelhafte Beobachtungen und Erfahrungen bestätigt worden sind, wozu es wohl nie kommen wird. Daß endlich der, einem schon von Wasserscheu rasenden Menschen eingegebne Speichel von einem tollen Hunde ihm (in Rußland) geholfen haben **soll** - dieses **Soll** wird doch keinen gewissenhaften Arzt zur gefährlichen Nachahmung verleiten, oder zur Aufbauung eines eben so gefährlichen, als in seiner Ausdehnung höchst unwahrscheinlichen, sogenannten isopathischen Systems, wofür es (nicht der bescheidne Verfasser des Büchleins: DIE ISOPATHIK DER CONTAGIONEN, Leipz. b. KOLLMANN; wohl aber) die excentrischen Nachbeter ausgeben, vorzüglich Hr. Dr. GROSS (s. allg. hom. Z. II. S. 72.), der diese Isopathie (AEQUALIA AEQUALIBUS) für den einzig richtigen Grundsatz zum Heilen ausschreit und in dem SIMILIA SIMILIBUS nur einen Nothbehelf sehen will; undankbar genug, nachdem er doch einzig nur dem SIMILIA SIMILIBUS Ruf und Vermögen zu danken hat.

Eine mit kochender Brühe begossene Hand hält der erfahrne Koch dem Feuer in einiger Entfernung nahe und achtet den dadurch anfänglich vermehrten Schmerz nicht, da er aus Erfahrung weiß, daß er hiemit in kurzer Zeit, oft in wenigen Minuten, die verbrannte Stelle zur gesunden, schmerzlosen Haut wieder herstellen kann*.

* So hält auch schon FERNELIUS (Therap. lib. VI. Cap. 20.) die Annäherung des verbrannten Theils ans Feuer für das geeignetste Hülfsmittel, wodurch der Schmerz aufhöre. JOHN HUNTER (On the blood, inflammation etc. S. 218.) führt die großen Nachtheile von Behandlung der Verbrennungen mit kaltem Wasser an, und zieht die Annäherung ans Feuer bei weitem vor, - nicht nach den hergebrachten medicinischen Lehren, welche (CONTRARIA CONTRARIIS) kältende Dinge für Entzündung gebieten, sondern durch Erfahrung belehrt, daß eine ähnliche Erhitzung (SIMILIA SIMILIBUS) das heilsamste sey.

Andre verständige Nichtärzte, zum Beispiel die Lackirer, legen auf die verbrannte Stelle ein ähnliches, **Brennen** erregendes Mittel, starken, wohl erwärmten WEINGEIST*,

* SYDENHAM (Opera, S. 271.) sagt: „WEINGEIST sey gegen Verbrennungen jedem andern Mittel vorzuziehen, wiederholentlich aufgelegt.“ Auch BENJ. BELL (System of surgery, third. edit. 1789.) muß der Erfahrung die Ehre geben, welche nur homöopathische Mittel als die einzig heilbringenden zeigt. Er sagt: „Eins der besten Mittel für alle Verbrennungen ist WEINGEIST. Beim Auflegen scheint er auf einen Augenblick den Schmerz zu vermehren (m. s. unten §. 164.), aber dieß läßt bald nach und es erfolgt eine angenehme, beruhigende Empfindung darauf. Am kräftigsten ist es, wenn man die Theile in den Weingeist eintaucht; wo dieß aber nicht angeht, müssen sie ununterbrochen bedeckt von leinenen Lappen, mit Weingeist angefeuchtet, erhalten werden.“ Ich aber setze hinzu: **der warme und zwar sehr warme Weingeist ist hier noch weit schneller und weit**

gewisser hülfreich, weil er noch weit homöopathischer ist, als der unerwärmte. Und dieß bestätigt jede Erfahrung zum Erstaunen.

oder TERBENTIN-OEL*

* EDW. KENTISH, welcher die in den Steinkohlengruben so oft gräßlich von dem entzündlichen Schwaden verbrannten Arbeiter zu behandeln hatte, „läßt **heiß** gemachtes Terbentinöl oder Weingeist auflegen, als das vorzüglichste Rettungsmittel bei den größten und schwersten Verbrennungen" (Essay on Burns, London 1798. Second. Essay). Keine Behandlung kann homöopathischer seyn, als diese, aber es giebt auch keine heilsamere.

Der ehrliche und hocherfahrne HEISTER (Institut. Chirurg. Tom. I. S. 333.) bestätigt dieß aus seiner Erfahrung und rühmt „die Auflegung des Terbentinöls, des Weingeistes und möglichst **heißer** Breie zu dieser Absicht, so heiß man sie nur erleiden könne."

Am unwiderleglichsten aber sieht man den erstaunlichen Vorzug dieser, Brenn-Empfindung und Hitze für sich erregenden (also hier homöopathischen) Mittel auf die durch Verbrennung entzündeten Theile gelegt, vor den palliativen, kühlenden und kältenden Mitteln, bei **reinen** Versuchen, wo beide entgegengesetzte Curmethoden an demselben Körper und bei gleichem Verbrennungsgrade zur Vergleichung angewendet wurden.

So ließ JOHN BELL (in KÜHN'S phys. med. Journale, Leipz. 1801. Jun. S. 428.) einer verbrüheten Dame den einen Arm mit **Terbentinöl** benetzen, den andern aber in **kaltes Wasser** tauchen. Der erstere Arm befand sich schon in einer halben Stunde **wohl**, der andre aber fuhr sechs Stunden fort zu schmerzen; wenn er nur einen Augenblick aus dem Wasser gezogen ward, **empfand sie daran weit größere Schmerzen, und er bedurfte weit längere Zeit, als ersterer, zum Heilen**.

So behandelte auch JOHN ANDERSON (bei KENTISH, am angef. Orte S. 43.) ein Frauenzimmer, das sich Gesicht und Arm mit kochendem Fette verbrannt hatte. „Das Gesicht, welches sehr roth und verbrannt war, und ihr heftig schmerzte, ward nach einigen Minuten mit Terbentinöl belegt, den Arm aber hatte sie selbst schon in kaltes Wasser gesteckt und wünschte ihn einige Stunden damit zu behandeln. Nach sieben Stunden sah ihr Gesicht schon weit besser aus und war erleichtert. Das kalte Wasser für den Arm hatte sie oft erneuert; wenn sie ihn aber herausnahm, so klagte sie sehr über Schmerz, und in der That hatte die Entzündung daran **zugenommen**. Den Morgen darauf fand ich, daß sie die Nacht große Schmerzen am Arme gehabt hatte; die Entzündung ging über den Ellbogen herauf; verschiedne große Blasen waren aufgegangen und dicke Schorfe hatten sich auf Arm und Hand angesetzt, worauf nun warmer Brei gelegt ward. Das Gesicht aber war vollkommen schmerzlos; der Arm hingegen mußte 14 Tage lang mit erweichenden Dingen verbunden werden, ehe er heilte."

Wer erkennt hier nicht den unendlichen Vorzug der (HOMÖOPATHISCHEN) **Behandlung durch Mittel von ähnlicher Einwirkung vor dem elenden Verfahren durch Gegensatz** (CONTRARIA CONTRARIIS) **nach der uralten, gemeinen Arzneikunst?**

und stellen sich binnen wenigen Stunden damit wieder her, während die kühlenden Salben, wie sie wissen, dieß in eben so vielen Monaten nicht zulassen, kaltes Wasser*

* Nicht nur J. HUNTER führt (am gedachten Orte) die großen Nachtheile von der Behandlung der Verbrennungen mit kaltem Wasser an, sondern auch W. FABRIC. VON HILDEN (De combustionibus libellus, Basil. 1607. Cap. 5. S. 11.) versichert: „Kalte Umschläge sind bei Verbrennungen höchst nachtheilig und bringen die schlimmsten Zustände hervor; es erfolgt davon Entzündung, Eiterung und zuweilen Brand."

aber Uebel ärger macht.

Der alte, erfahrne Schnitter wird, wenn er auch sonst keinen Branntwein trinkt, doch in dem Falle, wenn er in der

Sonnengluth sich bis zum hitzigen Fieber angestrengt hat, nie kaltes Wasser (CONTRARIA CONTRARIIS) trinken - er kennt das Verderbliche dieses Verfahrens - sondern er nimmt etwas Weniges einer, **Hitze** hervorbringenden Flüssigkeit, einen mäßigen Schluck Branntwein zu sich; die Lehrerin der Wahrheit, die Erfahrung, überzeugte ihn von dem großen Vorzuge und der Heilsamkeit dieses homöopathischen Verfahrens; seine Hitze wird schnell hinweggenommen, so wie seine Ermüdung*.

* ZIMMERMANN (Ueber die Erfahrung, II. S. 318.) lehrt, daß die Bewohner heißer Länder, mit dem besten Erfolge, eben so verfahren, und nach großen Erhitzungen etwas geistige Flüssigkeit zu sich nehmen.

Ja, es gab sogar von Zeit zu Zeit Aerzte, welche **ahneten**, daß die Arzneien durch ihre Kraft, analoge Krankheits-Symptome zu erregen, analoge Krankheits-Zustände heilen*.

* Auch diese folgenden Stellen aus den die Homöopathie ahnenden Schriftstellern führe ich nicht als Erweise der Gegründetheit dieser Lehre an, die wohl durch sich selbst fest steht, sondern um dem Vorwurfe zu entgehen, als hätte ich diese Ahnungen verschwiegen, um mir die Priorität der Idee zu sichern.

So sagt der Verfasser des unter den Hippokratischen befindlichen Buchs: περι τοπον των κατ' ανθρωπον*

* Basil. Froben. 1538. S. 72.

die merkwürdigen Worte: δια τα ομοια νουσοσ γινεται, και δια τα ομοια προσφερομενα εκ νοσευντων υγιαι– νονται, – δια το εμεειν επετοσ παυεται. -

Gleichfalls haben auch nachgängige Aerzte die Wahrheit der homöopathischen Heilart gefühlt und ausgesprochen. So sieht z. B. BOULDUC*

* Mémoires de l'académie royale, 1710.

ein, daß die purgirende Eigenschaft der Rhabarber die Ursache ihrer Durchfall stillenden Kraft sey.

DETHARDING erräth*,

* Eph. Nat. Cur. Cent. X. obs. 76.

daß der Sensblätter-Aufguß Colik bei Erwachsenen stille, vermöge seiner analogen, Colik erregenden Wirkung bei Gesunden.

BERTHOLON*

* Medicin. Electrisität, II. S. 15 und 282.

gesteht, daß die Electrisität den höchst ähnlichen Schmerz, den sie selbst errege, in Krankheiten abstumpfe und vernichte.

THOURY*

* Mémoire lu à l'acad. de Caen.

bezeugt, daß die positive Electrisität an sich zwar den Puls beschleunige, aber wenn er krankhaft schon zu schnell sey, denselben langsamer mache.

VON STOERCK*

* Libell. de stram. S. 8.

kommt auf den Gedanken: „Wenn der Stechapfel den Geist zerrüttet und bei Gesunden Wahnsinn hervorbringt, sollte man dann nicht versuchen dürfen, ob er bei Wahnsinnigen durch Umänderung der Ideen gesunden Verstand wiederbringen könne?"

Am deutlichsten aber hat ein dänischer Regiments-Arzt, STAHL, seine Ueberzeugung hierüber ausgesprochen, da er*

* In JO. HUMMELII Commentatio de Arthritide tam tartarea, quam scorbutica, seu podagra et scorbuto, Büdingae 1738. 8. S. 40-42.

sagt: „Ganz falsch und verkehrt sey die in der Arzneikunst angenommene Regel, man müsse durch gegenseitige Mittel (CONTRARIA CONTRARIIS) curiren; er sey im Gegentheile überzeugt, daß durch ein ähnliches Leiden erzeugendes Mittel (SIMILIA SIMILIBUS) die Krankheiten weichen und geheilt werden, - Verbrennungen durch Annäherung ans Feuer, erfrorne Glieder durch aufgelegten Schnee und das kälteste Wasser, Entzündung und Quetschungen durch abgezogene Geister, und so heile er die Neigung zu Magensäure durch eine sehr kleine Gabe Vitriolsäure, mit dem glücklichsten Erfolge, in den Fällen, wo man eine Menge absorbirender Pulver vergeblich gebraucht habe."

So nahe war man zuweilen der großen Wahrheit! Aber man ließ es bei einem flüchtigen Gedanken bewenden, und so blieb die so unentbehrliche Umänderung der uralten ärztlichen Krankheitsbehandlung, des bisherigen unzweckmäßigen Curirens in eine ächte, wahre und gewisse Heilkunst, bis auf unsere Zeiten unausgeführt.

§ 1

Des Arztes höchster und **einziger** Beruf ist, kranke Menschen gesund zu machen, was man Heilen nennt*.

* Nicht aber (womit so viele Aerzte bisher Kräfte und Zeit ruhmsüchtig verschwendeten) das Zusammenspinnen leerer Einfälle und Hypothesen über das innere Wesen des Lebensvorgangs und der Krankheitsentstehungen im unsichtbaren Innern zu sogenannten Systemen, oder die unzähligen Erklärungsversuche über die Erscheinungen in Krankheiten und die, ihnen stets verborgen gebliebne, nächste Ursache derselben u. s. w. in unverständliche Worte und einen Schwulst abstracter Redensarten gehüllt, welche gelehrt klingen sollen, um den Unwissenden in Erstaunen zu setzen, - während die kranke Welt vergebens nach Hülfe seufzte. Solcher gelehrter Schwärmereien (man nennt es **theoretische Arzneikunst** und hat sogar eigne Professuren dazu) haben wir nun gerade genug, und es wird hohe Zeit, daß, was sich Arzt nennt, endlich einmal aufhöre, die armen Menschen mit Geschwätze zu täuschen, und dagegen nun **anfange**, zu **handeln**, das ist, wirklich zu helfen und zu heilen.

§ 2

Das höchste Ideal der Heilung ist schnelle, sanfte, dauerhafte Wiederherstellung der Gesundheit, oder Hebung und Vernichtung der Krankheit in ihrem ganzen Umfange auf dem kürzesten, zuverlässigsten, unnachtheiligsten Wege, nach deutlich einzusehenden Gründen.

§ 3

Sieht der Arzt deutlich ein, was an Krankheiten, das ist, was an jedem einzelnen Krankheitsfalle insbesondere zu heilen ist (**Krankheits-Erkenntniß, Indication**), sieht er deutlich ein, was an den Arzneien, das ist, an jeder Arznei insbesondere, das Heilende ist (**Kenntniß der Arzneikräfte**), und weiß er nach deutlichen Gründen, das Heilende der Arzneien dem, was er an dem Kranken unbezweifelt Krankhaftes erkannt hat, so anzupassen, daß Genesung erfolgen muß, anzupassen sowohl in Hinsicht der Angemessenheit der für den Fall nach ihrer Wirkungsart geeignetsten Arznei (**Wahl des Heilmittels, Indicat**), als auch in Hinsicht der genau erforderlichen Zubereitung und Menge derselben (rechte **Gabe**) und der gehörigen Wiederholungszeit der Gabe: - kennt er endlich die Hindernisse der Genesung in jedem Falle und weiß sie hinwegzuräumen, damit die Herstellung von Dauer sey: **so versteht er zweckmäßig und gründlich zu handeln und ist ein ächter Heilkünstler**.

§ 4

Er ist zugleich ein Gesundheit-Erhalter, wenn er die Gesundheit störenden und Krankheit erzeugenden und unterhaltenden Dinge kennt und sie von den gesunden Menschen zu entfernen weiß.

§ 5

Als Beihülfe der Heilung dienen dem Arzte die Data der wahrscheinlichsten **Veranlassung** der acuten Krankheit, so wie die bedeutungsvollsten Momente aus der ganzen Krankheits-Geschichte des langwierigen Siechthums, um dessen **Grundursache**, die meist auf einem chronischen Miasm beruht, ausfindig zu machen, wobei die erkennbare Leibes-Beschaffenheit des (vorzüglich des langwierig) Kranken, sein gemüthlicher und geistiger Charakter, seine Beschäftigungen, seine Lebensweise und Gewohnheiten, seine bürgerlichen und häuslichen Verhältnisse, sein Alter und seine geschlechtliche Function, u. s. w. in Rücksicht zu nehmen sind.

§ 6

Der vorurtheillose Beobachter - die Nichtigkeit übersinnlicher Ergrübelungen kennend, die sich in der Erfahrung nicht nachweisen lassen, - nimmt, auch wenn er der scharfsinnigste ist, an jeder einzelnen Krankheit nichts, als äußerlich durch die Sinne erkennbare Veränderungen im Befinden des Leibes und der Seele, **Krankheitszeichen, Zufälle, Symptome** wahr, das ist, Abweichungen vom gesunden, ehemaligen Zustande des jetzt Kranken, die dieser selbst fühlt, die die Umstehenden an ihm wahrnehmen, und die der Arzt an ihm beobachtet. Alle diese wahrnehmbaren Zeichen repräsentiren die Krankheit in ihrem ganzen Umfange, das ist, sie bilden zusammen die wahre und einzig denkbare Gestalt der Krankheit*.

* Ich weiß daher nicht, wie es möglich war, daß man am Krankenbette, ohne auf die Symptome sorgfältigst zu achten und sich nach ihnen bei der Heilung genau zu richten, das an der Krankheit zu Heilende bloß im verborgnen und unerkennbaren Innern suchen zu müssen und finden zu können sich einfallen ließ, mit dem prahlerischen und lächerlichen Vorgeben, daß man das im unsichtbaren Innern Veränderte, ohne sonderlich auf die Symptome zu achten, erkennen und mit (ungekannten!) Arzneien wieder in Ordnung bringen könne und daß so Etwas einzig gründlich und rationell curiren heiße?

Ist denn das, durch Zeichen an Krankheiten sinnlich Erkennbare nicht für den Heilkünstler die Krankheit selbst - da er das die Krankheit schaffende, geistige Wesen, die Lebenskraft, doch nie sehen kann und sie selbst auch nie, sondern bloß ihre krankhaften Wirkungen zu sehen und zu erfahren braucht, um hienach die Krankheit heilen zu können? Was will nun noch außerdem die alte Schule für eine PRIMA CAUSA MORBI im verborgnen Innern aufsuchen, dagegen aber die sinnlich und deutlich wahrnehmbare Darstellung der Krankheit, die vernehmlich zu uns sprechenden Symptome, als Heilgegenstand verwerfen und vornehm verachten? Was will sie denn sonst an Krankheiten heilen als diese?

§ 7

Da man nun an einer Krankheit, von welcher keine, sie offenbar veranlassende oder unterhaltende Ursache (CAUSA OCCASIONALIS) zu entfernen ist*,

* Daß jeder verständige Arzt diese zuerst hinwegräumen wird versteht sich; dann läßt das Uebelbefinden gewöhnlich von selbst nach. Er wird die, Ohnmacht und hysterische Zustände erregenden, stark duftenden Blumen aus dem Zimmer entfernen, den Augen-Entzündung erregenden Splitter aus der Hornhaut ziehen, den Brand drohenden, allzufesten Verband eines verwundeten Gliedes lösen und passender anlegen, die Ohnmacht herbeiführende, verletzte Arterie bloßlegen und unterbinden, verschluckte Belladonne-Beeren u. s. w. durch Erbrechen fortzuschaffen suchen, die in Oeffnungen des Körpers (Nase, Schlund, Ohren, Harnröhre, Mastdarm, Scham) gerathenen fremden Substanzen ausziehen, den Blasenstein zermalmen, den verwachsenen After des neugebornen Kindes öffnen u. s. w.

sonst nichts wahrnehmen kann, als die Krankheits-Zeichen, so müssen, unter Mithinsicht auf etwaniges Miasm und unter Beachtung der Nebenumstände (§. 5.), es auch einzig die Symptome seyn, durch welche die Krankheit die, zu ihrer Hülfe geeignete Arznei fordert und auf dieselbe hinweisen kann - so muß die Gesammtheit dieser ihrer Symptome, **dieses nach außen reflectirende Bild des innern Wesens der Krankheit, d. i. des Leidens der Lebenskraft**, das

Hauptsächlichste oder Einzige seyn, wodurch die Krankheit zu erkennen geben kann, welches Heilmittel sie bedürfe, - das Einzige, was die Wahl des angemessensten Hülfsmittels bestimmen kann - so muß, mit einem Worte, die Gesammtheit*

* Von jeher suchte die alte Schule, da man sich oft nicht anders zu helfen wußte, in Krankheiten ein **einzelnes** der mehrern Symptome durch Arzneien zu bekämpfen und wo möglich zu unterdrücken - eine **Einseitigkeit**, welche, unter dem Namen: **symptomatische Curart**, mit Recht allgemeine Verachtung erregt hat, weil durch sie nicht nur nichts gewonnen, sondern auch viel verdorben wird. Ein einzelnes der gegenwärtigen Symptome ist so wenig die Krankheit selbst, als ein einzelner Fuß der Mensch selbst ist. Dieses Verfahren war um desto verwerflicher, da man ein solches einzelnes Symptom nur durch ein entgegengesetztes Mittel (also bloß enantiopathisch und palliativ) behandelte, wodurch es nach kurzdauernder Linderung sich nachgängig nur um desto mehr verschlimmert.

der Symptome für den Heilkünstler das Hauptsächlichste, ja Einzige seyn, was er an jedem Krankheitsfalle zu erkennen und durch seine Kunst **hinwegzunehmen** hat, damit die Krankheit geheilt und in Gesundheit verwandelt werde.

§ 8

Es läßt sich nicht denken, auch durch keine Erfahrung in der Welt nachweisen, daß, nach Hebung aller Krankheitssymptome und des ganzen Inbegriffs der wahrnehmbaren Zufälle, etwas anders, als Gesundheit, übrig bliebe oder übrig bleiben könne, so daß die krankhafte Veränderung im Innern ungetilgt geblieben wäre*.

* Wenn jemand dergestalt von seiner Krankheit durch einen wahren Heilkünstler hergestellt worden, daß kein Zeichen von

Krankheit, kein Krankheits-Symptom mehr übrig und alle Zeichen von Gesundheit dauernd wiedergekehrt sind, kann man bei einem solchen, ohne dem Menschenverstande Hohn zu sprechen, die ganze leibhafte Krankheit doch noch im Innern wohnend voraussetzen? Und dennoch behauptete der ehemalige Vorsteher der alten Schule, HUFELAND, dergleichen mit den Worten (s. d. Homöopathie S. 27. Z. 19.): „die Homöopathik kann die Symptome heben, aber die Krankheit bleibt" - behauptete es theils aus Gram über die Fortschritte der Homöopathik zum Heile der Menschen, theils weil er noch ganz materielle Begriffe von Krankheit hatte, die er noch nicht als ein, dynamisch von der krankhaft verstimmten Lebenskraft verändertes Seyn des Organisms, nicht als abgeändertes Befinden sich zu denken vermochte, sondern sie für **ein materielles Ding** ansah, was nach geschehener Heilung noch in irgend einem Winkel im Innern des Körpers liegen geblieben seyn könnte, um dereinst einmal bei schönster Gesundheit, nach Belieben, mit seiner materiellen Gegenwart hervorzubrechen! So craß ist noch die Verblendung der alten Pathologie! Kein Wunder, daß eine solche nur eine Therapie erzeugen konnte, die auf bloßes Ausfegen des armen Kranken losging.

§ 9

Im gesunden Zustande des Menschen waltet die geistartige, als Dynamis den materiellen Körper (Organism) belebende Lebenskraft (Autokratie) unumschränkt und hält alle seine Theile in bewundernswürdig harmonischem Lebensgange in Gefühlen und Thätigkeiten, so daß unser inwohnende, vernünftige Geist sich dieses lebendigen, gesunden Werkzeugs frei zu dem höhern Zwecke unsers Daseyns bedienen kann.

§ 10

Der materielle Organism, ohne Lebenskraft gedacht, ist keiner Empfindung, keiner Thätigkeit, keiner Selbsterhaltung fähig*;

* Er ist todt und, nun bloß der Macht der physischen Außenwelt unterworfen, fault er und wird wieder in seine chemischen Bestandtheile aufgelöst.

nur das immaterielle, den materiellen Organism im gesunden und kranken Zustande belebende Wesen (das Lebensprincip, die Lebenskraft) verleiht ihm alle Empfindung und bewirkt seine Lebensverrichtungen.

§ 11

Wenn der Mensch erkrankt, so ist ursprünglich nur diese geistartige, in seinem Organism überall anwesende, selbstthätige Lebenskraft (Lebensprincip) durch den, dem Leben feindlichen, dynamischen*

* Was ist dynamischer Einfluß, dynamische Kraft?

Wir nehmen wahr, daß unsre Erde durch eine heimliche, unsichtbare Kraft ihren Mond in 28 Tagen und etlichen Stunden um sich herumführt und wie dagegen der Mond unsre nördlichen Meere abwechselnd in festgesetzten Stunden zur **Fluth** erhebet und in gleichen Stunden wieder zur **Ebbe** sinken läßt (einige Verschiedenheit beim Voll- und Neumonde abgerechnet). Wir sehen dieß und erstaunen, weil unsere Sinne nicht wahrnehmen, auf welche Weise dieß geschieht. Offenbar geschieht es nicht durch materielle Werkzeuge, nicht durch mechanische Veranstaltungen, wie menschliche Werke. Und so sehn wir noch viele andre Ereignisse um uns her, als Erfolge von der Wirkung der einen Substanz auf die andre, ohne daß ein sinnlich wahrnehmbarer Zusammenhang zwischen Ursache und Erfolg zu erkennen wäre.

Der kultivirte, im Vergleichen und Abstrahiren geübte Mensch, vermag allein, sich dabei eine Art übersinnlicher Idee zu bilden, welche hinreicht, um, beim Auffassen solcher Begriffe, alles Materielle oder Mechanische in seinen Gedanken davon entfernt zu halten; er nennt solche Wirkungen **dynamische, virtuelle**, das ist, solche, die durch absolute, spezifische, reine Macht und Wirkung des Einen auf das Andre erfolgen. So ist z. B. die dynamische Wirkung der krankmachenden Einflüsse auf den gesunden Menschen, sowie die **dynamische** Kraft der Arzneien auf das Lebensprincip, um den Menschen wieder gesund zu machen, nichts als Ansteckung und so ganz und gar nicht materiell, so ganz und gar nicht mechanisch, als es die Kraft eines Magnetstabes ist, wenn er ein, in seiner Nähe liegendes Stück Eisen oder Stahl mit Gewalt an sich zieht. Man sieht, daß das Stück Eisen von einem Ende (Pole) des Magnetstabes angezogen wird; aber **wie** es geschieht, sieht man **nicht**. Diese unsichtbare Kraft des Magnets, bedarf um das Eisen an sich zu ziehen, keines mechanischen (materiellen) Hülfsmittels, keines Hakens oder Hebels; sie zieht es an sich und wirkt so auf das Stück Eisen oder auf eine Nadel von Stahl mittels einer reinen immateriellen, unsichtbaren, geistartigen, eignen Kraft, das ist **dynamisch**, theilt auch der Stahl-Nadel die magnetische Kraft eben so unsichtbar (dynamisch) mit; die Stahl-Nadel wird, auch wenn der Magnet sie nicht berührt auch schon in einiger Entfernung von ihm, selbst magnetisch und steckt wieder andre Stahl-Nadeln mit der selben magnetischen Eigenschaft (dynamisch) an, womit sie vom Magnetstabe vorher angesteckt worden war, so wie ein Kind mit Menschen-Pocken oder Masern behaftet, dem nahen, von ihm nicht berührten, gesunden Kinde auf unsichtbare Weise (dynamisch) die Menschen-Pocken oder die Masern mittheilt, das ist, in der Entfernung ansteckt, ohne daß etwas Materielles von dem ansteckenden Kinde in das anzusteckende gekommen war, oder gekommen seyn konnte, so wenig als aus dem Pole des Magnetstabes etwas Materielles in die nahe Stahlnadel. Eine bloß spezifische, geistartige Einwirkung theilte dem nahen Kinde dieselbe Pocken- oder Masern-Krankheit mit, wie der Magnetstab der ihm nahen Nadel die magnetische Eigenschaft.

Und auf ähnliche Weise ist die Wirkung der Arzneien auf den lebenden Menschen zu beurtheilen. Die Natur-Substanzen, die sich uns als Arzneien beweisen, sind nur Arzneien in so fern sie (jede eine eigne spezifische) Kraft besitzen, das menschliche Befinden zu ändern durch dynamische, geistartige Einwirkung (mittels der lebenden, empfindlichen Faser) auf das geistartige, das Leben verwaltende Lebensprincip.

Das Arzneiliche jener Natur-Substanzen, die wir im engern Sinne Arzneien nennen, bezieht sich bloß auf ihre Kraft, Veränderungen im Befinden des thierischen Lebens hervor zu bringen; bloß auf dieses, auf das geistartige Lebensprincip, erstreckt sich dessen, Befinden ändernder, geistartiger (dynamischer) Einfluß; so wie die Nähe eines Magnet-Poles dem Stahle **nur** magnetische Kraft mittheilen kann, (und zwar durch eine Art Ansteckung), aber nicht andere Eigenschaften, (nicht z. B. mehr Härte oder Dehnbarkeit, u. s. w.)

Und so verändert auch jede besondre Arznei-Substanz, durch eine Art von Ansteckung, das Menschen-Befinden auf eine ihr ausschließlich eigenthümliche Weise und nicht auf die einer andern Arznei eigne, so gewiß die Nähe eines Pocken-kranken Kindes einem gesunden Kinde nur die Menschenpocken-Krankheit mittheilen wird und nicht die Masern. **Dynamisch**, wie durch Ansteckung, geschieht diese Einwirkung der Arzneien auf unser Befinden, ganz ohne Mittheilung materieller Theile der Arznei-Substanz.

Auf die beste Art dynamisirter Arzneien kleinste Gabe - worin sich nach angestellter Berechnung nur so wenig Materielles befinden kann, daß dessen Kleinheit vom besten arithmetischen Kopfe nicht mehr gedacht und begriffen werden kann, äußert im geeigneten Krankheits-Falle **bei weitem mehr** Heilkraft, als große Gaben derselben Arznei in Substanz. Jene feinste Gabe kann daher fast einzig nur die reine, frei enthüllte, geistartige

Arznei-Kraft enthalten, und nur **dynamisch** so große Wirkungen vollführen, als von der eingenommenen rohen Arznei-Substanz selbst in großer Gabe, nie erreicht werden konnte.

Es sind nicht die körperlichen Atome dieser hoch dynamisirten Arzneien noch ihre physische oder mathematische Oberfläche (womit man die höhern Kräfte der dynamisirten Arzneien immer noch materiell genug, aber vergeblich, deuteln will,) vielmehr liegt unsichtbarer Weise in dem so befeuchteten Kügelchen oder in seiner Auflösung eine aus der Arznei-Substanz möglichst enthüllte und frei gewordene, specifische Arzneikraft, welche schon durch Berührung der lebenden Thierfaser auf den ganzen Organism dynamisch einwirkt (ohne ihm jedoch irgendeine, auch noch so fein gedachte Materie mitzutheilen) und zwar desto stärker, je freier und immaterieller sie durch die Dynamisation (§ 270) geworden war.

Ist es denn unsrem, als so reich an aufgeklärten und denkenden Köpfen gerühmten Zeitalter so ganz unmöglich, dynamische Kraft als etwas unkörperliches zu denken, da man doch täglich Erscheinungen sieht, die sich nicht auf andre Weise erklären lassen! Wenn Du etwas Ekelhaftes ansiehst und es hebt sich in Dir zum Erbrechen -, war da etwa ein materielles Brechmittel in Deinen Magen gekommen, was ihn zu dieser antiperistaltigen Bewegung zwang? War es nicht einzig die dynamische Wirkung des ekeln Anblicks auf deine Einbildungskraft allein? Und, wenn Du deinen Arm aufhebst, geschieht es etwa durch ein materielles, sichtbares Werkzeug? einen Hebel? Ist es nicht einzig die geistartige, dynamische Kraft Deines Willens, die ihn hebt?

Einfluß eines krankmachenden Agens verstimmt; nur das zu einer solchen Innormalität verstimmte Lebensprincip, kann dem Organism die widrigen Empfindungen verleihen und ihn zu so regelwidrigen Thätigkeiten bestimmen, die wir **Krankheit** nennen, denn dieses, an sich unsichtbare und bloß an seinen Wirkungen im Organism erkennbare

Kraftwesen, giebt seine krankhafte Verstimmung nur durch Aeußerung von Krankheit in Gefühlen und Thätigkeiten, (die einzige, den Sinnen des Beobachters und Heilkünstlers zugekehrte Seite des Organisms), das ist, durch **Krankheits-Symptomen** zu erkennen und kann sie nicht anders zu erkennen geben.

§ 12

Einzig die krankhaft gestimmte Lebenskraft bringt die Krankheiten hervor*,

* Wie die Lebenskraft den Organism zu den krankhaften Aeußerungen bringt, d. i. wie sie Krankheit schafft, von diesem **Wie** und Warum kann der Heilkünstler keinen Nutzen ziehn und sie wird ihm ewig verborgen bleiben; nur was ihm von der Krankheit zu wissen nöthig und völlig hinreichend zum Heilbehufe war, legte der Herr des Lebens vor seine Sinne.

so daß die, unsern Sinnen wahrnehmbare Krankheits-Aeußerung zugleich alle innere Veränderung, das ist, die ganze krankhafte Verstimmung der innern Dynamis ausdrückt und die ganze Krankheit zu Tage legt. Hinwiederum bedingt aber auch das Verschwinden aller Krankheits-Aeußerungen, das ist, aller vom gesunden Lebens-Vorgange abweichenden, merkbaren Veränderungen mittels Heilung, eben so gewiß die Wiederherstellung der Integrität des Lebens-Princips und setzt folglich die Wiederkehr der Gesundheit des ganzen Organism nothwendig voraus.

§ 13

Daher ist Krankheit (die nicht der manuellen Chirurgie anheim fällt) keinesweges, wie von den Allöopathen geschieht, als ein vom lebenden Ganzen, vom Organism und von der ihn belebenden Dynamis gesondertes, innerlich verborgnes, obgleich noch so fein gedachtes Wesen ein Unding*,

* Materia peccans!

was bloß in materiellen Köpfen entstehen konnte und der bisherigen Medicin seit Jahrtausenden alle die verderblichen Richtungen gegeben hat, die sie zu einer wahren Unheilkunst schufen zu betrachten.

§ 14

Es giebt nichts krankhaftes Heilbare und nichts unsichtbarer Weise krankhaft verändertes Heilbare im Innern des Menschen, was sich nicht durch Krankheits-Zeichen und Symptome dem genau beobachtenden Arzte zu erkennen gäbe - ganz der unendlichen Güte des allweisen Lebenserhalters der Menschen gemäß.

§ 15

Das Leiden der krankhaft verstimmten, geistartigen, unsern Körper belebenden Dynamis (Lebenskraft) im unsichtbaren Innern und der Inbegriff der von ihr im Organism veranstalteten, äußerlich wahrnehmbaren, das vorhandne Uebel darstellenden Symptome, bilden nämlich ein Ganzes, sind Eins und Dasselbe. Wohl ist der Organism materielles Werkzeug zum Leben, aber ohne Belebung von der instinktartig fühlenden und ordnenden Dynamis so wenig denkbar, als Lebenskraft ohne Organism; folglich machen beide eine Einheit aus, obgleich wir in Gedanken diese Einheit in der leichtern Begreiflichkeit wegen zwei Begriffe spalten.

§ 16

Von schädlichen Einwirkungen auf den gesunden Organism, durch die feindlichen Potenzen, welche von der Außenwelt her das harmonische Lebensspiel stören, kann unsre Lebenskraft als geistartige Dynamis nicht anders denn auf geistartige (dynamische) Weise ergriffen und afficirt werden und alle solche krankhafte Verstimmungen (die Krankheiten) können auch durch den Heilkünstler nicht anders von ihr entfernt werden, als durch geistartige (dynamische,*

* M. s. Anm. zu § 11.

virtuelle) Umstimmungs-Kräfte der dienlichen Arzneien auf unsre geistartige Lebenskraft, percipirt durch den, im Organism allgegenwärtigen Fühlsinn der Nerven. Demnach können Heil-Arzneien, nur durch dynamische Wirkung auf das Lebensprincip Gesundheit und Lebens-Harmonie wieder herstellen und stellen sie wirklich her, nachdem die unsern Sinnen merkbaren Veränderungen in dem Befinden des Kranken (der Symptomen-Inbegriff) dem aufmerksam beobachtenden und forschenden Heilkünstler, die Krankheit so vollkommen dargestellt hatten, als es um sie heilen zu können, nöthig war.

§ 17

Da nun jedesmal in der Heilung, durch Hinwegnahme des ganzen Inbegriffs der wahrnehmbaren Zeichen und Zufälle der Krankheit, zugleich die ihr zum Grunde liegende, innere Veränderung der Lebenskraft - also das Total der Krankheit - gehoben wird*,

* So wie auch die höchste Krankheit durch hinreichende Verstimmung des Lebensprincips mittels der Einbildungskraft zu-

wege gebracht und so auf gleiche Art wieder hinweg genommen werden kann. Ein ahnungartiger Traum, eine abergläubige Einbildung, oder eine feierliche Schicksal-Prophezeiung des, an einem gewissen Tage oder zu einer gewissen Stunde unfehlbar zu erwartenden Todes, brachte nicht selten alle Zeichen entstehender und zunehmender Krankheit des herannahenden Todes und den Tod selbst zur angedeuteten Stunde zuwege, welches ohne gleichzeitige Bewirkung der (dem von außen wahrnehmbaren Zustande entsprechenden) innern Veränderung nicht möglich war; daher wurden in solchen Fällen, aus gleicher Ursache, durch eine künstliche Täuschung oder Gegenüberredung nicht selten wiederum alle den nahen Tod ankündigenden Krankheitsmerkmale verscheucht und plötzlich Gesundheit wieder hergestellt, welches ohne Wegnahme der Tod bereitenden, innern und äußern krankhaften Veränderungen, mittels dieser bloß moralischen Heilmittel nicht möglich gewesen wäre.

so folgt, daß der Heilkünstler bloß den Inbegriff der Symptome hinwegzunehmen hat, um mit ihm zugleich die innere Veränderung, das ist, die krankhafte Verstimmung des Lebensprincips - also das Total der Krankheit, die **Krankheit selbst**, aufzuheben und zu vernichten*.

* Nur so konnte Gott, der Erhalter der Menschen, seine Weisheit und Güte bei Heilung der sie hienieden befallenden Krankheiten an den Tag legen, daß er dem Heilkünstler offen darthat, was derselbe bei Krankheiten hinweg zu nehmen habe, um sie zu vernichten und so die Gesundheit herzustellen. Was müßten wir aber von seiner Weisheit und Güte denken, wenn er das an Krankheiten zu Heilende (wie die, ein divinatorisches Einschauen in das innere Wesen der Dinge affektirende, bisherige Arzneischule vorgab) in ein mystisches Dunkel gehüllt, im Innern verschlossen, und es so dem Menschen unmöglich gemacht hätte, das Uebel deutlich zu erkennen, folglich unmöglich, es zu heilen?

Die vernichtete Krankheit aber ist hergestellte Gesundheit, das höchste und einzige Ziel des Arztes, der die Bedeutung seines Berufes kennt, welcher nicht in gelehrt klingendem Schwatzen, sondern im Helfen besteht.

§ 18

Von dieser nicht zu bezweifelnden Wahrheit, daß außer der Gesammtheit der Symptome, unter Hinsicht auf die begleitenden Umstände (§ 5.) an Krankheiten auf keine Weise etwas auszufinden ist, wodurch sie ihr Hülfe-Bedürfniss ausdrücken könnten, geht unwidersprechlich hervor, daß der Inbegriff aller, in jedem einzelnen Krankheitsfalle wahrgenommenen Symptome und Umstände die **einzige Indication**, die einzige Hinweisung auf ein zu wählendes Heilmittel sey.

§ 19

Indem nun die **Krankheiten** nichts als **Befindensveränderungen des Gesunden** sind, die sich durch Krankheitszeichen ausdrücken, und die **Heilung** ebenfalls nur durch **Befindensveränderung des Kranken** in den **gesunden Zustand** möglich ist, so sieht man leicht, daß die **Arzneien** auf keine Weise Krankheiten würden heilen können, wenn sie nicht die Kraft besäßen, das auf Gefühlen und Thätigkeiten beruhende Menschenbefinden umzustimmen, ja, daß **einzig** auf dieser ihrer Kraft, Menschenbefinden umzuändern, ihre Heilkraft beruhen müsse.

§ 20

Diese im innern Wesen der Arzneien verborgene, geistartige Kraft, Menschenbefinden umzuändern und daher

Krankheiten zu heilen, ist an sich auf keine Weise mit bloßer Verstandes-Anstrengung erkennbar; bloß durch ihre Aeußerungen beim Einwirken auf das Befinden der Menschen, läßt sie sich in der Erfahrung, und zwar deutlich wahrnehmen.

§ 21

Da nun, was Niemand läugnen kann, das heilende Wesen in Arzneien nicht an sich erkennbar ist und bei reinen Versuchen selbst vom scharfsinnigsten Beobachter an Arzneien sonst nichts, was sie zu Arzneien oder Heilmitteln machen könnte, wahrgenommen werden kann, als jene Kraft, im menschlichen Körper deutliche Veränderungen seines Befindens hervorzubringen, besonders aber den **gesunden Menschen** in seinem Befinden umzustimmen und mehre, bestimmte Krankheitssymptome in und an demselben zu erregen, so folgt: daß wenn die Arzneien als Heilmittel wirken, sie ebenfalls nur durch diese ihre Kraft, Menschenbefinden mittels Erzeugung eigenthümlicher Symptome umzustimmen, ihr Heilvermögen in Ausübung bringen können, und daß wir uns daher nur an die krankhaften Zufälle, die die Arzneien im gesunden Körper erzeugen, als an die einzig mögliche Offenbarung ihrer inwohnenden Heilkraft, zu halten haben, um zu erfahren, welche Krankheits-Erzeugungskraft jede einzelne Arznei, d. ist zugleich, welche Krankheits-Heilungskraft jede besitze.

§ 22

Indem aber an Krankheiten nichts aufzuweisen ist, was an ihnen hinwegzunehmen wäre, um sie in Gesundheit zu verwandeln, als der Inbegriff ihrer Zeichen und Symptome, und auch die Arzneien nichts Heilkräftiges aufweisen können, als ihre Neigung, Krankheits-Symptome bei Gesunden zu erzeugen und am Kranken hinwegzunehmen, so folgt auf der einen Seite, daß Arzneien nur dadurch zu Heilmitteln werden und Krankheiten zu vernichten im Stande sind, daß das Arzneimittel durch Erregung gewisser Zufälle und Symptome, das ist, durch Erzeugung eines gewissen künstlichen Krankheitszustandes die schon vorhandnen Symptome, nämlich den zu heilenden, natürlichen Krankheitszustand, aufhebt und vertilget - auf der andern Seite hingegen folgt, daß für den Inbegriff der Symptome der zu heilenden Krankheit diejenige Arznei gesucht werden müsse, welche (je nachdem die Erfahrung zeigt, ob die Krankheitssymptome durch **ähnliche** oder durch **entgegengesetzte** Arznei-Symptome*

* Die außer diesen beiden noch mögliche Anwendungsart der Arzneien gegen Krankheiten ist die **allöopathische Methode**, wo Arzneien, deren Symptome keine direkte, pathische Beziehung auf den Krankheitszustand haben, also den Krankheitssymptomen weder ähnlich, noch opponirt, sondern ganz heterogen sind, verordnet werden. Diese Verfahrungsweise treibt, wie ich schon anderswo gezeigt, ein unverantwortliches, mörderisches Spiel mit dem Leben des Kranken, mittels gefährlich heftiger, nach ihren Wirkungen ungekannter Arzneien, auf leere Vermuthungen hin, in großen, öfteren Gaben gereicht; sodann mittels schmerzhafter, die Krankheit auf andre Stellen hinleiten sollender Operationen, mittels Minderung der Kräfte und Säfte des Kranken durch Ausleerungen von Oben und Unten, Schweiß oder Speichelfluß; besonders aber durch Verschwendung des unersetzlichen Blutes, wie es die eben herrschende Routine haben will, blindhin und schonungslos angewendet, gewöhnlich unter dem Vorwande, als müsse der Arzt die kranke Natur in ihren Bestrebungen sich zu helfen, nachahmen und sie befördern, ohne zu bedenken, wie unverständig es sei, diese

höchst unvollkommnen, meist zweckwidrigen Bestrebungen der bloß instinktartigen, verstandlosen Lebenskraft nachahmen und sie befördern zu wollen, welche unserm Organism nur anerschaffen ward, um, so lange dieser gesund ist, unser Leben in harmonischem Gange fortzuführen, nicht aber, um in Krankheiten sich selbst zu heilen. Denn besäße sie hiezu eine musterhafte Fähigkeit, so würde sie den Organism gar nicht haben krank werden lassen. Von Schädlichkeiten erkrankt, vermag unsre Lebenskraft nichts anderes, als ihre Verstimmung durch Störung des guten Lebens-Ganges des Organisms und durch Leidens-Gefühle auszudrücken, womit sie den verständigen Arzt um Hülfe anruft, und wenn diese nicht erscheint, so strebt sie durch Erhöhung der Leiden, vorzüglich aber durch heftige Ausleerungen sich zu retten, es koste, was es wolle, oft mit den größten Aufopferungen, oder unter Zerstörung des Lebens selbst. Zum Heilen besitzt die krankhaft verstimmte Lebenskraft so wenig nachahmnungswerthe Fähigkeit, daß alle von ihr im Organism erzeugten Befindens-Veränderungen und Symptome ja eben die Krankheit selbst sind! Welcher verständige Arzt wollte sie wohl im Heilen nachahmen, wenn er nicht seinen Kranken aufopfern will?

am leichtesten, gewissesten und dauerhaftesten aufzuheben und in Gesundheit zu verwandeln sind) **ähnliche** oder **entgegengesetzte** Symptome zu erzeugen, die meiste Neigung bewiesen hat.

§ 23

Es überzeugt uns aber jede reine Erfahrung und jeder genaue Versuch, daß von **entgegengesetzten** Symptomen der Arznei (in der **antipathischen**, **enantiopathischen** oder **palliativen** Methode) anhaltende Krankheitssymptome so wenig aufgehoben und vernichtet werden, daß sie vielmehr, nach kurzdauernder, scheinbarer Linderung, dann nur in desto verstärkterem Grade wieder hervorbrechen und sich offenbar verschlimmern (siehe §. 58-62 und 69.).

§ 24

Es bleibt daher keine andre, Hülfe versprechende Anwendungsart der Arzneien gegen Krankheiten übrig, als die homöopathische, vermöge deren gegen die Gesammtheit der Symptome des Krankheitsfalles unter Hinsicht auf die Entstehungs-Ursache, wenn sie bekannt ist, und auf die Neben-Umstände, eine Arznei gesucht wird, welche unter allen (durch ihre, in gesunden Menschen bewiesenen, Befindensveränderungen gekannten) Arzneien den dem Krankheitsfalle ähnlichsten, künstlichen Krankheitszustand zu erzeugen Kraft und Neigung hat.

§ 25

Nun lehrt aber das einzige und untrügliche Orakel der Heilkunst, die reine Erfahrung*,

* Ich meine nicht eine solche Erfahrung, deren unsre gewöhnlichen Practiker alter Schule sich rühmen, nachdem sie Jahre lang mit einem Haufen vielfach zusammengesetzter Recepte gegen eine Menge Krankheiten gewirthschaftet haben, die sie nie genau untersuchten, sondern sie schulmäßig für schon in der Pathologie benannte hielten, und in ihnen einen (eingebildeten) Krankheitsstoff zu erblicken wähnten, oder eine andre hypothetische, innere Abnormität ihnen andichteten. Da sahen sie immer etwas, wußten aber nicht, was sie sahen, Erfolge, die nur ein Gott und kein Mensch aus den vielfachen, auf den unbekannten Gegenstand einwirkenden Kräften hätte enträthseln können, Erfolge, aus denen nichts zu lernen, nichts zu erfahren ist. Eine funfzigjährige Erfahrung dieser Art ist einem funfzig Jahre langen Schauen in ein Kaleidoscop gleich, was, mit bun-

ten, unbekannten Dingen angefüllt, in steter Umdrehung sich bewegt; tausenderlei sich immerdar verwandelnde Gestalten und keine Rechenschaft dafür!

in allen sorgfältigen Versuchen, daß wirklich diejenige Arznei, welche in ihrer Einwirkung auf gesunde menschliche Körper die meisten Symptome in **Aehnlichkeit** erzeugen zu können bewiesen hat, welche an dem zu heilenden Krankheitsfalle zu finden sind, in gehörig potenzirten und verkleinerten Gaben auch die Gesammtheit der Symptome dieses Krankheitszustandes, das ist (s. §. 6-16.), die ganze gegenwärtige Krankheit schnell, gründlich und dauerhaft aufhebe und in Gesundheit verwandle, und daß alle Arzneien die ihnen an ähnlichen Symptomen möglichst nahe kommenden Krankheiten, ohne Ausnahme heilen und keine derselben ungeheilt lassen.

§ 26

Dieß beruht auf jenem zwar hie und da geahneten, aber bisher nicht anerkannten, aller wahren Heilung von jeher zum Grunde liegenden homöopathischen Naturgesetze:

Eine schwächere dynamische Affection wird im lebenden Organism von einer stärkern dauerhaft ausgelöscht, wenn diese (der Art nach von ihr abweichend) jener sehr ähnlich in ihrer Aeußerung ist*.

* So werden auch physische Affectionen und moralische Uebel geheilt. - Wie kann in der Frühdämmerung der hellleuchtende Jupiter dem Sehnerven des ihn Betrachtenden verschwinden? Durch eine stärkere, sehr ähnlich auf den Sehnerven einwirkende Potenz, die Helle des anbrechenden Tages! - Womit pflegt man in, von übeln Gerüchen angefüllten Oertern, die beleidigten Nasennerven wirksam zufrieden zu stellen? Durch Schnupf-

tabak, der den Geruchssinn ähnlich, aber stärker ergreift! Keine Musik, kein Zuckerbrod, die auf die Nerven andrer Sinne Bezug haben, würde diesen Geruchs-Ekel heilen.- Wie schlau wußte der Krieger das Gewinsel des Spitzruthen-Läufers aus den mitleidigen Ohren der Umstehenden zu verdrängen? Durch die quikende, feine Pfeife mit der lärmenden Trommel gepaart! Und den in seinem Heere Furcht erregenden, fernen Donner der feindlichen Kanonen? Durch das tief erbebende Brummen der großen Trommel! Für beides würde weder die Austheilung eines glänzenden Montirungsstücks, noch irgend ein dem Regimente ertheilter Verweis geholfen haben. - So wird auch Trauer und Gram durch einen neuen, stärkeren, jemand Anderm begegneten Trauerfall, sey er auch nur erdichtet, im Gemüthe ausgelöscht. Der Nachtheil von einer allzu lebhaften Freude wird durch den Ueberfreudigkeit erzeugenden Kaffeetrank gehoben. - Völker, wie die Deutschen, Jahrhunderte hindurch allmälig mehr und mehr in willenlose Apathie und unterwürfigen Sklavensinn herabgesunken, mußten erst von dem Eroberer aus Westen noch tiefer in den Staub getreten werden, bis zum Unerträglichen, und hiedurch erst ward ihre Selbst-Nichtachtung überstimmt und aufgehoben, es ward ihnen ihre Menschenwürde wieder fühlbar, und sie erhoben ihr Haupt zum ersten Male wieder als deutsche Männer.

§ 27

Das Heilvermögen der Arzneien beruht daher (§. 22-26) auf ihren der Krankheit ähnlichen und dieselben an Kraft überwiegenden Symptomen, so daß jeder einzelne Krankheitsfall nur durch eine, die Gesammtheit seiner Symptome am ähnlichsten und vollständigsten im menschlichen Befinden selbst zu erzeugen fähigen Arznei, welche zugleich die Krankheit an Stärke übertrifft, am gewissesten, gründlichsten, schnellsten und dauerhaftesten vernichtet und aufgehoben wird.

§ 28

Da dieses Naturheilgesetz sich in allen reinen Versuchen und allen ächten Erfahrungen der Welt beurkundet, die Thatsache also besteht, so kommt auf die scientifische Erklärung, **wie dieß zugehe**, wenig an und ich setze wenig Werth darauf, dergleichen zu versuchen. Doch bewährt sich folgende Ansicht als die wahrscheinlichste, da sie sich auf lauter Erfahrungs-Prämissen gründet.

§ 29

Indem jede (nicht einzig der Chrirurgie anheim fallende) Krankheit nur in einer besondern, krankhaften, dynamischen Verstimmung unsrer Lebenskraft (Lebensprincips) in Gefühlen und Thätigkeiten besteht, so wird bei homöopathischer Heilung dieß, von natürlicher Krankheit dynamisch verstimmte Lebensprincip, durch Eingabe einer, genau nach Symptomen-Aehnlichkeit gewählten Arznei-Potenz, von einer etwas stärkern, ähnlichen, künstlichen Krankheits-Affektion **ergriffen**; es erlischt und entschwindet ihm dadurch das Gefühl der natürlichen (schwächern) dynamischen Krankheits-Affektion, die von da an nicht mehr für das Lebensprincip existirt, welches nun bloß von der stärkern, künstlichen Krankheits-Affektion beschäftigt und beherrscht wird, die aber bald ausgewirkt hat und den Kranken frei und genesen zurückläßt.*

* Die kurze Wirkungsdauer der künstlich krankmachenden Potenzen, die wir Arzneien nennen, macht es möglich, daß, ob gleich stärker als die natürlichen Krankheiten, sie doch von der Lebenskraft weit leichter überwunden werden, als die schwächern natürlichen Krankheiten, die bloß wegen ihrer längern, meist lebenswierigen Wirkungsdauer (Psora, Syphilis, Sykosis)

nie von ihr allein besiegt und ausgelöscht werden können, bis der Heilkünstler die Lebenskraft stärker afficirt mit einer sehr ähnlich krankmachenden, aber stärkern Potenz (homöopathischer Arznei). Die vieljährigen Krankheiten, welche (nach §. 46.) von den ausgebrochenen Menschenpocken und Masern (die auch beide nur eine Verlaufszeit von etlichen Wochen haben) geheilt wurden, sind ähnliche Vorgänge.

Die so befreite Dynamis kann nun das Leben wieder in Gesundheit fortführen. Dieser höchst wahrscheinliche Vorgang beruht auf den folgenden Sätzen.

§ 30

Der menschliche Körper scheint sich in seinem Befinden durch Arzneien (auch deßhalb, weil die Einrichtung der Gabe derselben in unsrer Macht steht) wirksamer umstimmen zu lassen, als durch natürliche Krankheits-Reize - denn natürliche Krankheiten werden durch angemessene Arznei geheilt und überwunden.

§ 31

Auch besitzen die feindlichen, theils psychischen, theils physischen Potenzen im Erdenleben, welche man krankhafte Schädlichkeiten nennt, nicht unbedingt die Kraft, das menschliche Befinden krankhaft zu stimmen*;

* Wenn ich Krankheit eine Stimmung oder **Verstimmung** des menschlichen Befindens nenne, so bin ich weit entfernt, dadurch einen **hyperphysischen** Aufschluß über die innere Natur der Krankheiten überhaupt, oder eines einzelnen Krankheitsfalles insbesondere geben zu wollen. Es soll mit diesem Ausdrucke nur angedeutet werden, was die Krankheiten erwiesener Maßen **nicht** sind, und **nicht** seyn können, nicht mechanische oder chemische Veränderungen der materiellen Körpersubstanz

und nicht von einem materiellen Krankheits-Stoffe abhängig - sondern bloß geistartige, dynamische Verstimmungen des Lebens.

wir erkranken durch sie nur dann, wenn unser Organism so eben dazu disponirt und aufgelegt genug ist, von der gegenwärtigen Krankheits-Ursache angegriffen und in seinem Befinden verändert, verstimmt und in innormale Gefühle und Thätigkeiten versetzt zu werden - sie machen daher nicht Jeden und nicht zu jeder Zeit krank.

§ 32

Ganz anders verhält sich's aber mit den künstlichen Krankheitspotenzen, die wir Arzneien nennen. Jede wahre Arznei wirkt nämlich zu **jeder** Zeit, unter **allen** Umständen auf **jeden** lebenden Menschen und erregt in ihm die ihr eigenthümlichen Symptome (selbst deutlich in die Sinne fallend, wenn die Gabe groß genug war), so daß offenbar jeder lebende menschliche Organism jederzeit und durchaus (**unbedingt**) von der Arzneikrankheit behaftet und gleichsam angesteckt werden muß, welches, wie gesagt, mit den natürlichen Krankheiten gar nicht der Fall ist.

§ 33

Aus allen Erfahrungen*

* Ein auffallendes Beispiel dieser Art ist: daß, als vor dem Jahre 1801 noch das glatte, Sydenhamische Scharlachfieber unter den Kindern von Zeit zu Zeit epidemisch herrschte, und alle Kinder ohne Ausnahme befiel, die es in einer vorigen Epidemie noch nicht überstanden hatten, **alle** Kinder jedoch, in einer solchen, die ich in Königslutter erlebte, wenn sie zeitig genug eine sehr kleine Gabe Belladonne eingenommen, frei von dieser höchst

ansteckenden Kinderkrankheit blieben. Wenn Arzneien vor Ansteckung von einer grassirenden Krankheit schützen können, so müssen sie eine überwiegende Macht besitzen, unsre Lebenskraft umzustimmen.

gehet diesemnach unleugbar hervor, daß der lebende menschliche Organism bei weitem aufgelegter und geneigter ist, sich von den arzneilichen Kräften erregen und sein Befinden umstimmen zu lassen, als von gewöhnlichen, krankhaften Schädlichkeiten und Ansteckungsmiasmen, oder, was dasselbe sagt, **daß die krankhaften Schädlichkeiten eine untergeordnete und bedingte, oft sehr bedingte, die Arzneikräfte aber eine absolute, unbedingte, jene weit überwiegende Macht besitzen, das menschliche Befinden krankhaft umzustimmen**.

§ 34

Die größere Stärke der durch Arzneien zu bewirkenden Kunst-Krankheiten ist jedoch nicht die einzige Bedingung ihres Vermögens, die natürlichen Krankheiten zu heilen. Es wird vor Allem zur Heilung erfordert, daß sie eine der zu heilenden Krankheit **möglichst ähnliche Kunst-Krankheit sei, die, mit etwas stärkerer Kraft, das instinktartige, keiner Ueberlegung und keiner Rückerinnerung fähige Lebensprincip in eine der natürlichen Krankheit sehr ähnliche, krankhafte Stimmung versetze, um in ihm das Gefühl von der natürlichen Krankheits-Verstimmung nicht nur zu verdunkeln, sondern ganz zu verlöschen, und so zu vernichten**. Dieß ist so wahr, daß sogar eine ältere Krankheit durch eine neu hinzutretende **unähnliche** Krankheit, sey diese auch noch so stark, von der Natur selbst nicht geheilt werden kann, und eben so wenig durch ärztliche Curen mit Arzneien, welche **keinen ähnlichen** Krankheitszustand im gesunden Körper zu erzeugen vermögend sind, wie die allöopathischen.

§ 35

Dieß zu erläutern, werden wir in drei verschiednen Fällen, sowohl den Vorgang in der Natur bei zweien im Menschen zusammentreffenden, natürlichen, einander unähnlichen Krankheiten, als auch den Erfolg von der gemeinen ärztlichen Behandlung der Krankheiten mit allöopathisch unpassenden Arzneien betrachten, welche keinen, der zu heilenden Krankheit ähnlichen, künstlichen Krankheitszustand hervorzubringen fähig sind, woraus erhellen wird, daß selbst die Natur nicht vermögend ist, durch eine unhomöopathische, selbst stärkere Krankheit eine schon vorhandne unähnliche aufzuheben, so wenig unhomöopathische Anwendung auch noch so starker Arzneien irgend eine Krankheit zu heilen jemals im Stande ist.

§ 36

I. Entweder sind beide, sich **unähnliche**, im Menschen zusammentreffende Krankheiten von gleicher Stärke, oder ist etwa die **ältere stärker**, so wird die neue durch die alte vom Körper abgehalten. Ein schon an einer schweren chronischen Krankheit Leidender wird von einer Herbstruhr oder einer andern mäßigen Seuche nicht angesteckt. - Die levantische Pest kommt, nach LARREY*,

* Mémoires et observations, in der Description de l'Egypte, Tom. I.

nicht dahin, wo der Scharbock herrscht, und an Flechten leidende Personen werden von ihr auch nicht angesteckt.

Rhachitis läßt, nach JENNER, die Schutzpockenimpfung nicht haften. Geschwürig Lungensüchtige werden von nicht allzu heftigen epidemischen Fiebern nicht angesteckt, nach VON HILDENBRAND.

§ 37

Und so bleibt auch **bei einer gewöhnlichen ärztlichen Cur** ein altes chronisches Uebel ungeheilt und wie es war, wenn es nach gemeiner Cur-Art **allöopathisch**, das ist, mit Arzneien, die an sich keinen der Krankheit ähnlichen Befindenszustand in gesunden Menschen erzeugen können, gelind behandelt wird, selbst wenn die Cur Jahre lang dauerte.*

* Wird es aber so mit heftigen, allöopathischen Mitteln behandelt, so werden an seiner Stelle andersartige Uebel gebildet, die noch beschwerlicher und lebensgefährlicher sind.

Dieß sieht man in der Praxis täglich und es bedarf keiner bestätigenden Beispiele.

§ 38

II. Oder die **neue unähnliche Krankheit ist stärker**. Hier wird die, woran der Kranke bisher litt, als die schwächere, von der stärkern hinzutretenden Krankheit so lange aufgeschoben und suspendirt, bis die neue wieder verflossen oder geheilt ist, dann kommt die alte **ungeheilt** wieder hervor. Zwei mit einer Art Fallsucht behaftete Kinder blieben nach Ansteckung mit dem Grindkopfe (TINEA) von epileptischen Anfällen frei; sobald aber der Kopfausschlag wieder verging, war die Fallsucht eben so wieder da, wie zuvor, nach TULPIUS*

* Obs. lib. I. obs. 8.

Beobachtung. Die Krätze, wie SCHÖPF*

* In HUFELAND'S Journal, XV. II.

sah, verschwand, als der Scharbock eintrat, kam aber nach Heilung desselben wieder zum Vorscheine. So stand die geschwürige Lungensucht still, wie der Kranke von einem heftigen Typhus ergriffen ward, ging aber nach dessen Verlaufe wieder ihren Gang fort*. -

* CHEVALIER in HUFELAND'S neuesten Annalen der französischen Heilkunde. II. S. 192.

Tritt eine Manie zur Lungensucht, so wird diese mit allen ihren Symptomen von ersterer hinweggenommen; vergeht aber der Wahnsinn, so kehrt die Lungensucht gleich zurück und tödtet*. -

* Mania phthisi superveniens eam cum omnibus suis phaenomenis aufert, verum mox redit phthisis et occidit, abeunte mania. REIL, Memorab. Fasc. III. v. S. 171.

Wenn die Masern und Menschenpocken zugleich herrschen und beide dasselbe Kind angesteckt haben, so werden gewöhnlich die ausgebrochenen Masern von den etwas später hervorbrechenden Menschenpocken in ihrem Verlaufe aufgehalten, den sie nicht eher wieder fortsetzen, bis die Kindblattern abgeheilt sind; doch wurden nicht selten auch die nach der Einimpfung ausgebrochenen Menschenpocken von den indeß hervorkommenden Masern vier Tage lang suspendirt, wie MANGET*

* In Edinb. med. Comment. Th. I. I.

bemerkte, nach deren Abschuppung die Pocken dann ihren Lauf bis zu Ende fortsetzten. Auch wenn der Impfstich von Menschenpocken schon sechs Tage gehaftet hatte, und die

Masern nun ausbrachen, stand die Impf-Entzündung still, und die Pocken brachen nicht eher aus, bis die Masern ihren siebentägigen Verlauf vollendet hatten*.

* JOHN HUNTER, über die vener. Krankheiten. S. 5.

Den vierten oder fünften Tag nach eingeimpften Menschenpocken brachen bei einer Maser-Epidemie bei Vielen Masern aus, und verhinderten den Pockenausbruch, bis sie selbst vollkommen verlaufen waren, dann kamen erst die Pocken hervor und verliefen gut*.

* RAINAY in med. Comment. of Edinb. III. S. 480.

Das wahre, glatte, rothlaufartige, Sydenhamische*

* Auch von WITHERING und PLENCIZ sehr richtig beschrieben, vom Purpurfriesel aber (oder dem ROODVONK), was man fälschlich auch Scharlachfieber zu nennen beliebte, höchst verschieden. Nur in den letztern Jahren haben beide, ursprünglich sehr verschiedne Krankheiten einander in ihren Symptomen genähert.

Scharlachfieber mit Hals-Bräune ward am vierten Tag durch den Ausbruch der Kuhpocke gehemmt, welche völlig bis zu Ende verlief, wonach dann erst das Scharlachfieber sich wieder einstellte; so ward aber auch, da beide von gleicher Stärke zu seyn scheinen, die Kuhpocke am achten Tage von dem ausbrechenden wahren, glatten, Sydenhamischen Scharlachfieber suspendirt, und der rothe Hof jener verschwand, bis das Scharlachfieber vorüber war, worauf die Kuhpocke sogleich ihren Weg bis zu Ende fortsetzte*.

* JENNER in Medicinische Annalen, 1800. August. S. 747.

Die Masern suspendirten die Kuhpocke; am achten Tage, da die Kuhpocken ihrer Vollkommenheit nahe waren, brachen die Masern aus, die Kuhpocken standen nun still, und erst als die Masern sich abschuppten, gingen die Kuhpocken wieder ihren Gang bis zur Vollendung, so daß sie den sechszehnten Tag aussahen, wie sonst am zehnten, wie KORTUM beobachtete*.

* In HUFELAND'S Journal der practischen Arzneikunde. XX. III. S. 50.

Auch bei schon ausgebrochenen Masern schlug die Kuhpockenimpfung noch an, machte aber ihren Verlauf erst, da die Masern vorbei waren, wie ebenfalls KORTUM bezeugt*.

* A. a. O.

Ich selbst sah einen Bauerwezel (ANGINA PAROTIDEA, **Mumps**, Ziegenpeter, Tölpel) sogleich verschwinden, als die Schutzpockenimpfung gehaftet hatte und sich ihrer Vollkommenheit näherte; erst nach völligem Verlaufe der Kuhpocke und der Verschwindung ihres rothen Hofs trat diese fieberhafte Ohr- und Unterkiefer-Drüsengeschwulst von eignem Miasm (der Bauerwezel) wieder hervor und durchging ihre siebentägige Verlaufzeit.

Und so suspendiren sich alle, einander unähnliche Krankheiten, die stärkere die schwächere (wo sie sich nicht, wie bei acuten selten geschieht, compliciren), **heilen einander aber nie**.

§ 39

Dieß sah nun die gewöhnliche Arzneischule so viele Jahrhunderte mit an; sah, daß die Natur selbst nicht einmal irgend eine Krankheit durch Hinzutritt einer andern, auch noch so starken, heilen kann, wenn die hinzutretende der schon im Körper wohnenden **unähnlich** ist. Was soll man von ihr denken, daß sie dennoch fortfuhr, die chronischen Krankheiten mit allöopathischen Curen zu behandeln, nämlich mit Arzneien und Recepten, die, Gott weiß, welchen, doch stets einen dem zu heilenden Uebel nur **unähnlichen** Krankheitszustand selbst zu erzeugen vermögend waren! Auch wenn die Aerzte bisher die Natur nicht genau beobachteten, so hätten sie doch aus den elenden Folgen ihres Verfahrens inne werden sollen, daß sie auf zweckwidrigem, falschem Wege waren. Sahen sie denn nicht, wenn sie gegen eine langwierige Krankheit eine (wie allgewöhnlich) angreifende, allöopathische Cur brauchten, daß sie damit nur eine, der ursprünglichen **unähnliche** Kunstkrankheit erschufen, welche, so lange sie unterhalten ward, das ursprüngliche Uebel zum Schweigen brachte, es bloß unterdrückte und suspendirte, jedoch allemal wieder zum Vorschein kam und kommen mußte, sobald die Kraft-Abnahme des Kranken nicht mehr gestattete, die allöopathischen Angriffe auf das Leben fortzusetzen? So verschwindet freilich durch oft wiederholte, heftige Purganzen, der Krätz-Ausschlag gar bald von der Haut, aber wenn der Kranke die erzwungene (**unähnliche**) Darmkrankheit nicht mehr aushalten und die Purgirmittel nicht mehr einnehmen kann, dann blüht entweder der Haut-Ausschlag, nach wie vor, wieder auf, oder die innere Psora entwickelt sich zu irgend einem bösen Symptome, da dann der Kranke, außer seinem unverminderten, ursprünglichen Uebel, als Zugabe noch eine schmerzhafte, zerrüttete Verdauung und Kräfte-Verlust zu erdulden hat. So, wenn die gewöhnlichen Aerzte künstliche Hautgeschwüre und Fontanellen äußerlich am Körper unterhalten, um dadurch eine chronische Krankheit zu tilgen, so können sie NIE damit ihre Absicht erreichen, können dieselbe NIE damit heilen, da solche künstliche Hautgeschwüre dem innern Leiden ganz fremd und allöopathisch sind; aber indem der, durch mehre Fontanellen erregte Reiz ein, wenigstens zuweilen, stärkeres (**unähnliches**) Uebel ist, als die inwohnende Krankheit, so wird diese anfänglich dadurch zuweilen auf ein paar Wochen zum Schweigen gebracht und suspendirt, aber letzteres auch **nur** auf sehr kurze Zeit, und zwar unter allmäliger Abmergelung des Kranken. Viele Jahre hindurch durch Fontanellen unterdrückte Fallsucht, kam stets und schlimmer wieder zum Vorscheine, sobald man dieselben zuheilen ließ, wie PECHLIN*

* Obs. phys. med. lib. 2. obs. 30.

und Andre bezeugen. Purganzen können aber für die Krätze und Fontanelle für eine Fallsucht nicht fremdartigere, nicht unähnlichere Umstimmungs-Potenzen, nicht allöopathischere, angreifendere Cur-Mittel seyn, als es die, allgewöhnlich, aus ungekannten Ingredienzen gemischten Recepte für die übrigen namenlosen, unzählbaren Krankheits-Formen in der bisherigen Praxis sind. Auch diese schwächen bloß, unterdrücken und suspendiren die Uebel nur auf kurze Zeit, ohne sie heilen zu können und fügen dann immer, durch langwierigen Gebrauch, einen neuen Krankheitszustand zu dem alten Uebel hinzu.

§ 40

III. Oder **die neue Krankheit tritt**, nach langer Einwirkung auf den Organism, endlich **zu der alten**, **ihr unähnlichen**, und bildet mit dieser eine **complicirte** Krankheit, so daß jede von ihnen eine eigne Gegend im Organism, d. i. die ihr besonders angemessenen Organe und gleichsam nur den ihr eigenthümlich gehörigen Platz einnimmt, den übrigen aber, der ihr unähnlichen Krankheit überläßt. So kann ein Venerischer auch noch krätzig werden und umgekehrt. **Als zwei sich unähnliche Krankheiten**, **können sie aber**

einander nicht aufheben, nicht heilen. Anfangs schweigen die venerischen Symptome, während der Krätz-Ausschlag anfängt zu erscheinen und werden suspendirt; mit der Zeit aber, (da die venerische Krankheit wenigstens eben so stark, als die Krätze ist) gesellen sich beide zu einander*

* Nach genauen Versuchen und Heilungen dieser Art complicirter Krankheiten, bin ich nun fest überzeugt, daß sie keine Zusammenschmelzung sind, sondern daß in solchen Fällen die eine nur **neben** der andern im Organism besteht, jede in den Theilen, die für sie geeignet sind, denn ihre Heilung wird vollständig bewirkt durch eine zeitgemäße Abwechselung des besten antisyphilitischen mit den die Krätze heilenden Mitteln, jedes derselben in der angemessensten Gabe und Zubereitung.

das ist, jede nimmt bloß die, für sie geeigneten Theile des Organisms ein und der Kranke ist dadurch kränker geworden und schwieriger zu heilen.

Beim Zusammentreffen einander unähnlicher acuter Ansteckungskrankheiten, z. B. der Menschenpocken und Masern, suspendirt gewöhnlich, wie vorhin angeführt worden, eine die andere; doch gab es auch heftige Epidemien, wo sich in seltnen Fällen zwei sich unähnliche acute Krankheiten dieser Art in einem und demselben Körper einfanden und so gleichsam auf kurze Zeit complicirten. In einer Epidemie, wo Menschenpocken und Masern zugleich herrschten, gab es unter 300 Fällen, wo sich diese Krankheiten einander mieden oder suspendirten, und wo die Masern erst 20 Tage nach dem Pockenausbruche, die Pocken aber 17-18 Tage nach dem Masernausbruche den Menschen befielen, so daß die erstere Krankheit vorher bereits völlig verlaufen war, dennoch einen einzigen Fall, wo P. RUSSEL*

* S. Transactions of a soc. for the improvem. of med. and chir. knowl. II.

beide unähnliche Krankheiten zugleich an derselben Person antraf. RAINEY*

* In den med. Commentarien von Edinb. III. S. 480.

sah bei zwei Mädchen Menschenpocken und Masern zusammen, J. MAURICE*

* In Med. and phys. Journ. 1805.

will in seiner ganzen Praxis nur zwei solche Fälle beobachtet haben. Dergleichen findet man auch bei ETTMÜLLER*

* Opera, II. P. I. Cap. 10.

und noch einigen wenigen Andern. -

Kuhpocken sah ZENCKER*

* In HUFELAND'S Journal, XVII.

ihren regelmäßigen Verlauf neben Masern und neben Purpurfriesel beibehalten.

Kuhpocken gingen bei einer Mercurial-Cur gegen Lustseuche ihren Weg ungestört, wie JENNER sah.

§ 41

Ungleich häufiger, als die natürlichen, sich in demselben Körper zu einander gesellenden und so complicirenden, unähnlichen Krankheiten, sind jene Krankheits-Complicationen, welche das zweckwidrige, ärztliche Verfahren (die allöopathische Curart) durch langwierigen Gebrauch unangemessener Arzneien zuwege zu bringen pflegt. Zu der natürlichen Krankheit, die geheilt werden sollte, gesellen sich dann durch anhaltende Wiederholung des unpassenden Arzneimittels die, der Natur dieses leztern entsprechenden neuen, oft sehr langwierigen Krankheitszustände, welche mit dem, ihnen unähnlichen chronischen Uebel (was sie nicht durch Aehnlichkeits-Wirkung, das ist, nicht homöopathisch heilen konnten) sich allmälig zusammenpaaren und compliciren, zu der alten eine neue, unähnliche, künstliche Krankheit chronischer Art hinzusetzen, und so den bisher einfach Kranken, doppelt krank, das heißt, um vieles kränker und unheilbarer, bisweilen ganz unheilbar machen, ja selbst oft, tödten. Mehre in ärztlichen Journalen zur Consultation aufgestellte Krankheitsfälle, so wie andre in medicinischen Schriften erzählte Krankengeschichten geben Belege hiezu. Von gleicher Art sind die häufigen Fälle, wo die venerische Schankerkrankheit, vorzüglich mit Krätzkrankheit, auch wohl mit dem Siechthume des Feigwarzentrippers complicirt, unter langwieriger, oder oft wiederholter Behandlung mit großen Gaben unpassender Quecksilberpräparate nicht geheilt wird, sondern neben dem indeß allmälig erzeugten chronischen Quecksilber-Siechthume*

* Denn, außer denjenigen Krankheitssymptomen, welche, als das Aehnliche, die venerische Krankheit homöopathisch heilen können, hat Quecksilber in seiner Wirkungsart, noch viele andre, der Lustseuche unähnliche z. B. Knochen-Geschwulst, Knochenfraß, u. s. w. welche bei Anwendung großer Gaben, vorzüglich, in der so häufigen Complication mit Psora, neue Uebel und große Zerstörungen im Körper anrichten.

im Organismus Platz nimmt, und so mit diesem ein oft grausames Ungeheuer von complicirter Krankheit bildet (unter dem allgemeinen Namen: verlarvte venerische Krankheit), die wenn nicht ganz unheilbar, doch nur mit größter Schwierigkeit wieder herzustellen ist.

§ 42

Die Natur selbst erlaubet, wie gesagt, in einigen Fällen den Zusammentritt zweier (ja dreier) natürlichen Krankheiten in einem und demselben Körper. Diese Complicirung ereignet sich aber, wie man wohl zu bemerken hat, nur bei einander **unähnlichen** Krankheiten, die nach ewigen Naturgesetzen einander nicht aufheben, nicht vernichten und nicht heilen können, und zwar, wie es scheint, so, daß sich beide (oder die drei), gleichsam in den Organism theilen und jede die für sie eigenthümlich gehörigen Theile und Systeme einnimmt, was wegen Unähnlichkeit dieser Uebel unter einander, der Einheit des Lebens unbeschadet, geschehen kann.

§ 43

Aber ganz anders ist der Erfolg, wenn **zwei ähnliche** Krankheiten im Organism zusammentreffen, d. i. wenn zu der schon vorhandnen Krankheit eine stärkere, ähnliche hinzutritt. Hier zeigt sich, **wie** im Laufe der Natur Heilung erfolgen kann, und **wie** von Menschen geheilt werden sollte.

§ 44

Zwei so **ähnliche** Krankheiten können (wie von den unähnlichen in I. gesagt ist) einander weder **abhalten**, noch (wie bei der Bedingung II. von den unähnlichen gezeigt ward) einander **suspendiren**, so daß die alte nach Verlauf der neuen wiederkäme, und eben so wenig können die beiden **ähnlichen** (wie bei III. von den unähnlichen gezeigt worden) in demselben Organism **neben einander bestehen** oder eine **doppelte**, complicirte Krankheit bilden.

§ 45

Nein, stets und überall vernichten sich zwei, der Art nach*

* Siehe oben §. 26. in der Anmerkung.

zwar verschiedne, aber in ihren Aeußerungen und Wirkungen wie durch die von jeder derselben verursachten Leiden und Symptomen einander sehr ähnliche Krankheiten, sobald sie im Organism zusammentreffen, nämlich die stärkere Krankheit die schwächere, und zwar aus der nicht schwer zu errathenden Ursache, weil die stärkere hinzukommende Krankheitspotenz, ihrer Wirkungs-Aehnlichkeit wegen, **dieselben** Theile im Organism, und zwar **vorzugsweise** in Anspruch nimmt, die von dem schwächern Krankheits-Reize bisher afficirt waren, welcher folglich nun nicht mehr einwirken kann, sondern erlischt*,

* Gleichwie von dem stärkeren, in unsere Augen fallenden Sonnenstrale, das Bild einer Lampenflamme im Sehnerven schnell überstimmt und verwischt wird.

oder mit andern Worten, weil, sobald die neue ähnliche, aber stärkere Krankheitspotenz sich des Gefühls des Kranken bemeistert, das Lebensprincip, seiner Einheit wegen, die schwächere ähnliche nicht mehr fühlen kann; sie ist erloschen, sie existirt nicht mehr, denn sie ist nie etwas Materielles, sondern nur eine dynamische, (geistartige) Affection. Nur von der neuen, ähnlichen aber stärkeren Krankheitspotenz des Arzneimittels bleibt nun das Lebensprincip afficirt, doch nur überhingehend.

§ 46

Es würden sich sehr viele Beispiele von Krankheiten anführen lassen, die im Laufe der Natur durch Krankheiten von ähnlichen Symptomen homöopathisch geheilt wurden, wenn wir uns nicht einzig an jene wenigen, sich stets gleichbleibenden, aus einem feststehenden Miasm entspringenden und daher eines bestimmten Namens werthen Krankheiten halten müßten, um von etwas Bestimmtem und Unzweifelhaftem reden zu können.

Unter ihnen raget die, wegen der großen Zahl ihrer heftigen Symptome so berüchtigte Menschenpocken-Krankheit hervor, welche schon zahlreiche Uebel mit ähnlichen Symptomen aufgehoben und geheilt hat.

Wie allgemein sind nicht die heftigen, bis zur Erblindung steigenden Augenentzündungen bei der Menschenpocke, und siehe! eingeimpft heilte diese eine langwierige Augenentzündung vollständig und auf immer bei DEZOTEUX*

* Traité de l'inoculation, S. 189.

und eine andre bei LEROY*.

* Heilkunde für Mütter, S. 384.

Eine, von unterdrücktem Kopfgrinde entstandene, zweijährige Blindheit, wich ihr nach KLEIN*,

* Interpres clinicus, S. 293.

gänzlich.

Wie oft erzeugte die Menschenblatter-Krankheit nicht Taubhörigkeit und Schweräthmigkeit! und beide langwierige Uebel hob sie, als sie zu ihrer größten Höhe gestiegen war, wie J. FR. CLOSS*

* Neue Heilart der Kinderpocken, Ulm 1769. S. 68 und specim. Obs. Nr. 18.

beobachtete.

Hodengeschwulst, auch sehr heftige, ist ein häufiges Symptom der Menschenpocke und deßhalb konnte sie, durch Aehnlichkeit eine von Quetschung entstandene große, harte Geschwulst des linken Hodens heilen, wie KLEIN*

* Ebendaselbst.

beobachtete. Und eine ähnliche Hodengeschwulst ward von ihr unter den Augen eines andern Beobachters*

* Nov. Act. Nat. Cur. Vol. I. Obs. 22.

geheilt.

So gehört auch unter die beschwerlichen Zufälle der Menschenpocke, ein ruhrartiger Stuhlgang und sie besiegte daher als ähnliche Krankheitspotenz eine Ruhr nach FR. WENDT'S*

* Nachricht von dem Krankeninstitut zu Erlangen, 1783.

Beobachtung.

Die zu Kuhpocken kommende Menschenpocken-Krankheit hebt wie bekannt, eben sowohl ihrer größern Stärke, als ihrer großen Aehnlichkeit wegen, erstere sogleich gänzlich (homöopathisch) auf und läßt sie nicht zur Vollendung kommen; doch wird hinwiederum, durch die ihrer Reife schon nahe gekommene Kuhpocke, ihrer großen Aehnlichkeit wegen, die darauf ausbrechende Menschenpocke (homöopathisch) wenigstens um vieles gemindert und gutartiger*

* Dieß scheint der Grund des so wohlthätigen, merkwürdigen Ereignisses zu seyn, daß, seit der allgemeinen Verbreitung der Jennerschen Kuhpocken-Impfung, die Menschenpocken nie wieder unter uns weder so epidemisch, noch so bösartig erschei-

nen, wie vor 40, 50 Jahren, wo eine davon ergriffene Stadt, wenigstens die Hälfte und oft drei Viertel ihrer Kinder durch den jämmerlichsten Pest-Tod verlor.

gemacht, wie MÜHRY*

* Bei ROBERT WILLAN, über die Kuhpockenimpfung.

und viele Andre bezeugen.

Die eingeimpfte **Kuhpocke**, deren Lymphe, außer Schutzpockenstoff, auch noch den Zunder zu einem allgemeinen Hautausschlage andrer Natur enthält, welcher aus selten größern, eiternden, gewöhnlich kleinen, trocknen, auf rothen Fleckchen sitzenden, spitzigen Blüthen (PIMPLES) besteht, oft mit untermischten, rothen, runden Hautfleckchen, nicht selten von dem heftigsten Jücken begleitet, welcher Ausschlag bei nicht wenigen Kindern auch wirklich mehre Tage **vor**, öfterer jedoch **nach** dem rothen Hofe der Kuhpocke erscheint und, mit Hinterlassung kleiner, rother, harter Hautfleckchen, in ein paar Tagen vergeht - die geimpfte Kuhpocke, sage ich, heilt durch Aehnlichkeit dieses Neben-Miasms ähnliche, oft sehr alte und beschwerliche Hautausschläge der Kinder, nachdem die Kuhpockenimpfung bei ihnen gehaftet hat, homoeopathisch vollkommen und dauerhaft, wie eine Menge Beobachter*

* Vorzüglich CLAVIER, HUREL und DESORMEAUX, im Bulletin des sc. médicales, publié par les membres du comité central de la soc. de médecine du département de l'Eure, 1808. So auch im Journal de Médecine continué, Vol. XV. S. 206.

bezeugen.

Die Kuhpocken, deren eigenthümliches Symptom es ist, Armgeschwulst*

* BALHORN, in HUFELAND'S Journal. X. II.

zu verursachen, heilten nach ihrem Ausbruche, einen **geschwollenen**, halb gelähmten Arm*.

* STEVENSON in DUNCANS Annals of medicine, Lustr. II. Vol. I. Abth. 2. No. 9.

Das Fieber bei der Kuhpocke, welches sich zur Zeit der Entstehung des rothen Hofs einfindet, heilte (homöopathisch) ein Wechselfieber bei zwei Personen, wie HARDEGE der jüngere*

* In HUFELAND'S Journ. der pr. Arzneik. XXIII.

berichtet, zur Bestätigung dessen, was schon J. HUNTER*

* Ueber die vener. Krankheit. S. 4.

bemerkt hatte, daß nicht zwei Fieber (ähnliche Krankheiten) in einem Körper zugleich bestehen können. -

In Fieber und in Hustenbeschaffenheit haben die **Masern** viel Aehnlichkeit mit dem Keichhusten und deßhalb sah BOSQUILLON*,

* Elements de médec. prat. de M. CULLEN, traduits P. II. I. 3. Ch. 7.

daß bei einer Epidemie, wo beide herrschten, viele Kinder, welche die Masern bereits überstanden hatten, vom Keichhusten frei blieben. Sie würden alle und auch in der Folge, vom Keichhusten frei und durch die Masern unansteckbar geworden seyn, wenn der Keichhusten nicht eine den Masern nur zum Theil ähnliche Krankheit wäre, das ist, wenn er auch einen ähnlichen Hautausschlag, wie die letztern bei sich führte. So aber konnten die Masern nur Viele, und nur in der gegenwärtigen Epidemie von Keichhusten, frei erhalten.

Wenn aber die **Masern** eine, im Ausschlage, ihrem Hauptsymptome, ähnliche Krankheit vor sich haben, können sie dieselbe ohne Widerrede aufheben und homöopathisch heilen. So ward eine langwierige Flechte durch den Ausbruch der Masern, sogleich gänzlich und dauerhaft (homöopathisch) geheilt*,

* Oder wenigstens dies Symptom hinweggenommen.

wie KORTUM*

* In HUFELAND'S Journal XX. III. S. 50.

beobachtete. Ein äußerst brennender, sechsjähriger, frieselartiger Ausschlag im Gesichte, am Halse und an den Armen, von jedem Wetter-Wechsel erneuert, ward von hinzu kommenden Masern zu einer aufgeschwollenen Haut-Fläche; nach dem Verlauf der Masern war das Friesel geheilt und kam nicht wieder*.

* RAU, über d. Werth des homöop. Heilverfahrens, Heidelb. 1824. S. 85.

§ 47

Unmöglich kann es für den Arzt eine deutlichere und überzeugendere Belehrung, als diese geben, welche Art von künstlicher Krankheitspotenz (Arznei) er zu wählen habe, um nach dem Vorgange der Natur, gewiß, schnell und dauerhaft zu heilen.

§ 48

Im Laufe der Natur kann, wie wir aus allen diesen Beispielen ersehen, eben so wenig als mittels Arztes Kunst, ein vorhandnes Leiden und Uebelseyn von einer unähnlichen, auch noch so starken Krankheits-Potenz aufgehoben und geheilt werden, wohl aber bloß **von einer an Symptomen ähnlichen, etwas stärkern**; nach ewigen, unwiderruflichen, bisher jedoch verkannten Natur-Gesetzen.

§ 49

Wir würden von dieser Art ächter, homöopathischer Natur-Heilungen, noch weit mehre finden, wenn theils die Beobachter mehr Aufmerksamkeit auf sie gerichtet hätten, und es anderntheils der Natur nicht an homöopathischen Hülfs-Krankheiten gebräche.

§ 50

Die große Natur selbst, hat zu homöopathischen Heilwerkzeugen, wie wir sehen, fast nur die wenigen miasmatischen, festständigen Krankheiten als Hülfe, die Krätze, die Masern und die Menschenpocken*,

* Und den obgenannten Hautausschlags-Zunder, der nebenbei in der Kuhpocken-Lymphe befindlich ist.

Krankheitspotenzen, die*

* Nämlich die Menschenpocken und Masern.

theils als Heilmittel lebensgefährlicher und schrecklicher, als das damit zu heilende Uebel sind, theils (wie die Krätze), nach vollführter Heilung ähnlicher Krankheiten, selbst Heilung bedürfen, um hinwiederum vertilgt zu werden; beides Umstände, die ihre Anwendung als homöopathische Mittel schwierig, unsicher und gefährlich machen. Und wie wenig Krankheits-Zustände giebt es unter den Menschen, die an Pocken, Masern und Krätze ihr ähnliches (homöopathisches) Heilmittel fänden! Im Laufe der Natur können deßhalb auch nur wenige Uebel sich mit diesen bedenklichen und mißlichen homöopathischen Mitteln heilen und der Erfolg zeigt sich nur mit Gefahr und großer Beschwerde, schon deßhalb, weil die Gaben dieser Krankheitspotenzen sich nicht, wie wir es doch mit Arzneigaben können, nach den Umständen selbst verkleinern lassen; dagegen wird im andern Falle, der mit einem alten, ähnlichen Uebel Behaftete mit dem ganzen gefährlichen und beschwerlichen Leiden, der ganzen Menschenpocken-, Maser- und Krätz-Krankheit überzogen, um von letzterm zu genesen. Und dennoch haben wir von diesem glücklichen Zusammentreffen, wie man sieht, schöne homöopathische Heilungen aufzuweisen, als eben so viel sprechende Belege von dem in ihnen waltenden, großen, einzigen Natur-Heilgesetze: **Heile durch Symptomen-Aehnlichkeit**!

§ 51

Aus solchen Thatsachen wird dem fähigen Geiste des Menschen dieses Heilgesetz kund, und hiezu waren sie hinreichend. Dagegen, siehe! welchen Vorzug hat der Mensch nicht vor der rohen Natur ungefähren Ereignissen! Wie viel tausend homöopathische Krankheitspotenzen mehr, zur Hülfe für die leidenden Mitbrüder, hat nicht der Mensch an den überall in der Schöpfung verbreiteten Arzneisubstanzen! Krankheits-Erzeugerinnen hat er an ihnen von allen möglichen Wirkungs-Verschiedenheiten für alle die unzähligen, nur erdenklichen und unerdenklichen natürlichen Krankheiten gegen welche sie homöopathische Hülfe leisten können - Krankheitspotenzen, (Arzneisubstanzen) deren Kraft nach vollendeter Heil-Anwendung, durch die Lebenskraft besiegt, von selbst verschwindet, ohne einer abermaligen Hülfe zur Wieder-Vertreibung, wie die Krätze, zu bedürfen - künstliche Krankheitspotenzen, die der Arzt bis an die Gränzen der Unendlichkeit verdünnen, zertheilen, potenziren und in ihrer Gabe bis dahin vermindern kann, daß sie nur um ein Kleines stärker bleiben, als die damit zu heilende, ähnliche, natürliche Krankheit, so daß es bei dieser unübertrefflichen Heilart, keines heftigen Angriffs auf den Organism bedarf, um selbst ein altes, hartnäckiges Uebel auszurotten, ja daß dieselbe gleichsam nur einen sanften, unmerklichen und doch oft geschwinden Uebergang aus den quälenden, natürlichen Leiden in die erwünschte, dauerhafte Gesundheit bildet.

§ 52

Es giebt nur zwei Haupt-Curarten: diejenige welche all ihr Thun nur auf genaue Beobachtung der Natur, auf sorgfältige Versuche und reine Erfahrung gründet, die (vor mir **nie** geflissentlich angewendete) **homöopathische** und eine zweite, welche dieses nicht thut, die (**heteropathische**, oder) **allöopathische**. Jede steht der andern gerade entgegen und nur wer beide **nicht** kennt, kann sich dem Wahne hingeben, daß sie sich je einander nähern könnten oder wohl gar sich vereinigen ließen - kann sich gar so lächerlich machen, nach Gefallen der Kranken, bald homöopathisch, bald allöopathisch in seinen Curen zu verfahren; dieß ist verbrecherischer Verrath an der göttlichen Homöopathie zu nennen!

§ 53

Die wahren, sanften Heilungen geschehen bloß auf homöopathischem Wege, einem Wege, der, da wir ihn auch oben (§. 7-25) auf eine andre Weise, durch Erfahrungen und Schlüsse fanden, auch der unbestreitbar richtige ist, auf welchem man am gewissesten, schnellsten und dauerhaftesten zur Heilung der Krankheiten durch die Kunst gelangt, weil diese Heilart auf einem ewigen, untrüglichen Naturgesetze beruht. Die **reine homöopathische** Heilart ist der einzig richtige, der einzig durch Menschenkunst mögliche, geradeste Heilweg, so gewiß zwischen zwei gegebnen Punkten nur eine einzige gerade Linie möglich ist.

§ 54

Die **allöopathische** Curart, welche mancherlei gegen die Krankheiten unternahm, doch stets nur das Ungehörige (αλλοια), war die seit Menschen Gedenken, unter sehr verschiednen Formen, die man Systeme nannte, herrschende. Jedes dieser, von Zeit zu Zeit auf einander folgenden, gar sehr von einander abweichenden Systeme beehrte sich mit dem Namen: **rationelle Heilkunde***.

* Gleich als ob eine, bloß auf Beobachtung der Natur beruhende und einzig auf reine Versuche und Erfahrung zu gründende Wissenschaft, durch müßiges Grübeln und scholastisches Raisonniren gefunden werden könnte!

Jeder Erbauer eines dieser Systeme, hatte die hochmüthige Meinung von sich, er sei fähig, das innere Wesen des Lebens, wie des gesunden, so auch des kranken Menschen zu durchschauen und klar zu erkennen und ertheilte hienach die Verordnung, **welche** schädliche Materie*

* Denn bis auf die neuesten Zeiten suchte man das in Krankheiten zu Heilende in einer wegzuschaffenden **Materie**, da man sich nicht zum Begriffe von einer dynamischen (Anm. zu §. 11.) Wirkung der krankhaften Potenzen, so wie der Arzneien auf das Leben des thierischen Organisms zu erheben vermochte.

aus dem kranken Menschen und **wie** sie hinweg zu nehmen sei, um ihn gesund zu machen; - alles nach leeren Vermuthungen und beliebigen Voraussetzungen, ohne die Natur redlich zu befragen und die Erfahrung vorurtheillos anzuhören. Man gab die Krankheiten für Zustände aus, die immer auf ziemlich gleiche Art wieder erschienen. Die meisten Systeme ertheilten daher ihren erdichteten Krankheits-Bildern Namen, und klassificirten sie, jedes System, anders. Den Arzneien wurden nach Vermuthungen Wirkungen zugeschrieben (s. die vielen Arzneimittellehren!) welche diese innormalen Zustände aufheben, d. i. heilen sollten.*

* Um das Maß der Selbst-Verblendung zu überfüllen, wurden (recht gelehrt) stets mehre, ja viele, verschiedne Arzneien in so genannten Recepten zusammengemischt, auch oft, und in großen Gaben eingegeben, und so das theuere, leicht zerstörbare Menschenleben vielfach unter den Händen dieser Verkehrten gefährdet, vorzüglich da man auch Aderlaß, Brech- und Purgirmittel zur Hülfe nahm, so wie Ziehpflaster, Fontanelle, Haarseile, Beitzen und Brennen.

§ 55

Da aber bald nach Einführung eines jeden dieser Systeme und bei jeder dieser Cur-Methoden das Publikum sich überzeugte, wie bei deren genauer Befolgung, die Leiden der Kranken sich nur noch vermehrten und erhöheten, so würde man schon längst diese allöopathischen Aerzte ganz verlassen haben, wenn nicht die **palliative Erleichterung**, die sie von Zeit zu Zeit durch einige empirisch aufgefundene Mittel, (deren oft fast augenblickliche, schmeichelhafte Wirkung in die Augen fällt) dem Kranken zu verschaffen wußten, ihren Credit noch einigermaßen aufrecht erhalten hätte.

§ 56

Mit dieser **palliativen** (**antipathischen**, **enantiopathischen**) Methode, seit 17 Jahrhunderten, nach **Galen**'s Lehre: contraria contrariis eingeführt, konnten die bisherigen Aerzte das Vertrauen des Kranken noch am gewissesten zu gewinnen hoffen, indem sie ihn mit fast augenblicklicher Besserung täuschten. Wie unhülfreich aber im Grunde und wie schädlich diese Behandlungs-Art (in nicht sehr schnell verlaufenden Krankheiten) ist, werden wir aus Folgendem ersehen. Zwar ist sie noch das Einzige in der Cur-Art der Allöopathen, was offenbaren Bezug auf einen Theil des Symptoms der natürlichen Krankheit hat - aber, welchen Bezug! Wahrlich nur einen umgekehrten), welcher, wenn man den chronisch Kranken nicht täuschen, seiner nicht spotten will, sorgfältig vermieden werden sollte.*

* Man möchte gern eine dritte Anwendung der Arzneien gegen Krankheit durch **Isopathie** wie man sie nennt, erschaffen, nämlich mit gleichem Miasm eine gleiche vorhandne Krankheit heilen. Aber, gesetzt auch, man vermöchte dieß, so würde, da sie das Miasm nur hoch potenzirt, und folglich verändert dem Kranken reicht, sie dennoch nur durch ein dem SIMILLIMO entgegen gesetztes Simillimum die Heilung bewirken.

Dieß **Heilen Wollen** aber durch eine **ganz gleiche** Krankheits-Potenz (per idem) widerspricht allem gesunden Menschen-Verstande und daher auch aller Erfahrung. Denen, welche zuerst die sogenannte Isopathie zur Sprache brachten, schwebte vermuthlich die Wohlthat vor Augen, welche die Menschheit durch Anwendung der Kuhpocken-Einimpfung erfuhr, daß dadurch der Eingeimpfte von aller künftigen Menschenpocken-Ansteckung frei erhalten, und gleichsam schon im voraus von leztrer geheilt ward. Aber beide, die Kuhpocken wie die Menschenpocke, sind nur sehr ähnliche, auf keine Weise ganz dieselbe Krankheit; sie sind in vieler Hinsicht von einander abweichend, namentlich auch durch den schnellern Verlauf und die Gelindigkeit der Kuhpocken, vorzüglich aber dadurch, daß diese nie durch ihre Nähe den Menschen anstecken, und so durch die allgemeine Verbreitung ihrer Einimpfung allen Epidemien jener tödlichen, fürchterlichen Menschenpocken dergestalt ein Ende gemacht haben, daß die jezige Generation gar keine anschauliche Vorstellung von jener ehemaligen scheußlichen Menschenpocken-Pest mehr hat. So werden allerdings auch ferner einige, den Thieren eigne Krankheiten uns Arznei- und Heil-Potenzen für **sehr ähnliche**, wichtige Menschen-Krankheiten darreichen, und demnach unsern homöopathischen Arznei-Vorrath glücklich ergänzen. Aber mit einem menschlichen Krankheits-Stoffe (z. B. einem Psorikum von Menschen-Krätze genommen) gleiche menschliche Krankheit (Menschen-Krätze oder davon entstandne Uebel) heilen wollen - das sei fern! Es erfolgt nichts davon, als Unheil und Verschlimmerung der Krankheit!

§ 57

Um so antipathisch zu verfahren, giebt ein solcher gewöhnlicher Arzt, gegen ein einzelnes, beschwerliches Symptom unter den vielen übrigen, von ihm nicht geachteten Symptomen der Krankheit, eine Arznei von welcher es bekannt ist, daß sie das gerade Gegentheil des zu beschwichtigenden Krankheits-Symptoms hervorbringt, wovon er demnach, zufolge der ihm seit mehr als funfzehn Hundert Jahren vorgeschriebenen Regel der uralten medicinischen Schule (CONTRARIA CONTRARIIS) die schleunigste (palliative) Hülfe erwarten kann. Er giebt starke Gaben Mohnsaft gegen Schmerzen aller Art, weil diese Arznei die Empfindung schnell betäubt, giebt eben dieses Mittel gegen Durchfälle, weil es schnell die wurmförmige Bewegung des Darmkanals hemmt und denselben alsbald unempfindlich macht, und so auch gegen Schlaflosigkeit, weil Mohnsaft schnell einen betäubenden, stupiden Schlaf zuwege bringt; er giebt Purganzen, wo der Kranke schon lange an Leibesverstopfung und Hartleibigkeit leidet; er läßt die verbrannte Hand in kaltes Wasser tauchen, was durch die Kälte den Brennschmerz augenblicklich wie wegzuzaubern scheint; setzt den Kranken, der über Frostigkeit und Mangel an Lebenswärme klagt, in warme Bäder, die ihn doch nur augenblicklich erwärmen, und läßt den langwierig Geschwächten Wein trinken, wodurch er augenblicklich belebt und erquickt wird, und wendet so noch einige andre antipathische Hülfs-Veranstaltungen an, doch außer diesen nur noch wenige, da der gewöhnlichen Arzneikunst nur von wenigen Mitteln einige eigenthümliche (Erst-) Wirkung bekannt ist.

§ 58

Wenn ich auch bei Beurtheilung dieser Arznei-Anwendung den Umstand übergehen wollte, daß hiebei **sehr fehlerhaft**, bloß **symptomatisch** verfahren, (s. Anm. zu §. 7.), d. i. nur **einseitig für ein einzelnes Symptom**, also nur für einen kleinen Theil des Ganzen gesorgt wird, wovon offenbar nicht Hülfe für das Total der Krankheit, die allein der Kranke wünschen kann, zu erwarten ist, - so muß man doch auf der andern Seite die Erfahrung fragen, ob in einem einzigen Falle solchen antipathischen Arzneigebrauchs, gegen eine langwierige oder anhaltende Beschwerde, nach erfolgter, kurz dauernder Erleichterung, nicht eine größere Verschlimmerung der so palliativ Anfangs beschwichtigten Beschwerde, ja Verschlimmerung der ganzen Krankheit erfolgte? und da wird jeder aufmerksame Beobachter übereinstimmen, daß auf eine solche antipathische, kurze Erleichterung **jederzeit und ohne Ausnahme** Verschlimmerung erfolgt, obgleich der gemeine Arzt diese nachgängige Verschlimmerung dem Kranken anders zu deuten und sie auf eine sich jetzt erst offenbarende Bösartigkeit der ursprünglichen, oder auf die Entstehung einer neuen Krankheit zu schieben pflegt*.

* So wenig auch bisher die Aerzte zu beobachten pflegten, so konnte ihnen doch die, auf solche Palliative gewiß erfolgende Verschlimmerung nicht entgehen. Ein starkes Beispiel dieser Art findet man in J. H. SCHULZE, Diss. qua corporis humani momentanearum alterationum specimina quaedam expenduntur, Halae 1741. §. 28. Etwas Aehnliches bezeugt WILLIS, Pharm. rat. Sect. 7. Cap. I. S. 298. Opiata dolores atrocissimos plerumque sedant atque indolentiam - procurant, eamque - aliquamdiu et pro stato quodam tempore continuant, quo spatio elapso dolores mox recrudescunt et brevi ad solitam ferociam augentur. Und so S. 295: Exactis opii viribus illico redeunt tormina, nec atrocitatem suam remittunt, nisi dum ab eodem pharmaco rursus incantantur. So sagt J. HUNTER (über die vener. Krankh. S. 13.), daß Wein bei Schwachen die Wirkungskraft vermehre, ohne ihnen eine wahre Stärke mitzutheilen und daß die Kräfte hintennach in demselben Verhältnisse wieder sinken, als sie zuvor erregt worden waren, wodurch man keinen Vortheil erhalte, sondern die Kräfte größtentheils verloren gingen.

§ 59

Noch nie in der Welt wurden bedeutende Symptome anhaltender Krankheiten, durch solche palliative Gegensätze behandelt, ohne daß nach wenigen Stunden das Gegentheil, die Rückkehr, ja offenbare Verschlimmerung eines solchen Uebels erfolgt wäre. Gegen langwierige Neigung zu Tagesschläfrigkeit, verordnete man den, in seiner Erstwirkung ermunternden Kaffee, und als er ausgewirkt hatte, nahm die Tagesschläfrigkeit zu; - gegen öfteres nächtliches Aufwachen gab man, ohne auf die übrigen Symptome der Krankheit zu sehn, Abends Mohnsaft, der seiner Erstwirkung zufolge, für diese Nacht einen betäubenden, dummen Schlaf zuwege brachte, aber die folgenden Nächte wurden dann noch schlafloser; - den chronischen Durchfällen setzte man, ohne auf die übrigen Krankheits-Zeichen Rücksicht zu nehmen, eben diesen, in seiner Erstwirkung Leib verstopfenden Mohnsaft entgegen, aber nach kurzer Hemmung des Durchfalls ward derselbe hinterdrein nur desto ärger; - heftige, oft wiederkehrende Schmerzen aller Art konnte man mit dem, Gefühl betäubenden, Mohnsaft nur auf kurze Zeit unterdrücken, dann kamen sie stets erhöhet, oft unerträglich erhöhet, wieder zurück, oder andre, weit schlimmere Uebel dafür. - Gegen alten Nachthusten weiß der gemeine Arzt nichts Besseres, als den, jeden Reiz in seiner Erstwirkung unterdrückenden Mohnsaft zu geben, welcher danach die erste Nacht vielleicht schweigt, aber die folgenden Nächte nur desto angreifender wiederkehrt, und wenn er dann nochmals und abermals mit diesem Palliative in hochgesteigerter Gabe unterdrückt wird, so kommt Fieber und Nachtschweiß hinzu; - eine geschwächte Harnblase und daher rührende Harnverhaltung, suchte man durch den antipathischen Gegensatz der, die Harnwege aufreizenden Cantharidentinctur zu besiegen, wodurch zwar Anfangs Ausleerung des Urins erzwungen, hinterdrein aber die Blase noch unreizbarer und unvermögender wird, sich zusammenzuziehen, und die Harnblasen-Lähmung ist vor der Thüre; - mit den in starker Gabe die Därme zu häufiger Ausleerung reizenden Purgir-Arzneien und Laxir-Salzen wollte man alte Neigung zu Leibverstopfung aufheben, aber in der Nachwirkung ward der Leib nur desto verstopfter; - langwierige Schwäche will der gemeine Arzt durch Weintrinken heben, was doch nur in der Erstwirkung aufreizt, daher sinken die

Kräfte nur desto tiefer in der Nachwirkung; - durch bittre Dinge und hitzige Gewürze will er langwierig schwache und kalte Magen stärken und erwärmen, aber der Magen wird von diesen, nur in der Erstwirkung aufregenden Palliativen, in der Nachwirkung nur desto unthätiger; - lang anhaltender Mangel an Lebenswärme so wie Frostigkeit, soll auf verordnete warme Bäder weichen, aber desto matter, kälter und frostiger werden die Kranken hinterdrein; - stark verbrannte Theile fühlen auf Behandlung mit kaltem Wasser zwar augenblickliche Erleichterung, aber der Brennschmerz vermehrt sich hinterdrein unglaublich; die Entzündung greift um sich und steigt zu einem desto höhern Grade - durch Schleim erregende Niesemittel will man alten Stockschnupfen heben, merkt aber nicht, daß er durch dies Entgegengesetzte immer mehr (in der Nachwirkung) sich verschlimmert und die Nase nur noch verstopfter wird; - mit den, in der Erstwirkung die Muskelbewegung stark aufreizenden Potenzen der Electrisität und des Galvanisms, setzte man langwierig schwache, fast lähmige Glieder schnell in thätigere Bewegung; die Folge aber (die Nachwirkung) war gänzliche Ertödtung aller Muskel-Reizbarkeit und vollendete Lähmung; - mit Aderlässen wollte man langwierigen Blutandrang nach dem Kopfe und nach andren Theilen hin z. B. bei Herzklopfen, wegnehmen, aber es erfolgte darauf stets größere Blut-Anhäufung in diesen Organen, stärkeres, häufigeres Herzklopfen u. s. w.; - die lähmige Trägheit der Körper- und Geistesorgane, mit Besinnungslosigkeit gepaart, welche in vielen Typhus-Arten vorherrschen, weiß die gemeine Arzneikunst mit nichts Bessern zu behandeln als mit großen Gaben Baldrian, weil dieser eins der kräftigsten, ermunternden und beweglich machenden Arzneimittel sey; ihrer Unwissenheit war aber nicht bekannt, daß diese Wirkung bloß Erstwirkung ist und daß der Organism nach derselben, jedesmal in der Nachwirkung (Gegenwirkung) in eine desto größere Betäubung und Bewegungslosigkeit, das ist, in Lähmung der Geistes- und Körper-Organe (selbst Tod) mit Gewißheit verfällt; sie sahen nicht, daß gerade diejenigen Kranken, die sie am meisten mit dem hier opponirten, antipathischen Baldrian fütterten, am unfehlbarsten starben. - Der Arzt alter Schule*

* M. s. HUFELAND in seinem Pamphlet: DIE HOMÖOPATHIE S. 20.

frohlockt, den kleinen, schnellen Puls in Kachexien schon mit der ersten Gabe von dem in seiner **Erstwirkung** den Puls verlangsamernden Purpur-Fingerhut, auf mehre Stunden langsamer erzwungen zu haben, aber bald kehrt dessen Geschwindigkeit verdoppelt zurück; wiederholte, nun verstärkte Gaben bewirken immer weniger und endlich gar nicht mehr Minderung seiner Schnelligkeit, vielmehr wird er in der **Nachwirkung** nun unzählbar; Schlaf, Eßlust und Kraft weichen und der baldige Tod ist unausbleiblich, wenn nicht Wahnsinn entsteht. Wie oft man, mit einem Worte, durch solche entgegengesetzte (antipathische) Mittel, in der Nachwirkung die Krankheit verstärkte, ja oft noch etwas Schlimmeres damit herbeiführte, sieht die falsche Theorie nicht ein, aber die Erfahrung lehrt es mit Schrecken.

§ 60

Entstehen nun diese, vom antipathischen Gebrauche der Arzneien sehr natürlich zu erwartenden, übeln Folgen, so glaubt der gewöhnliche Arzt sich dadurch zu helfen daß er, bei jeder erneueten Verschlimmerung, eine verstärktere Gabe des Mittels reicht, wovon dann ebenfalls nur kurzdauernde Beschwichtigung*

* Alle gewöhnlichen Palliative für die Leiden des Kranken haben (wie man hier sieht) zur Nachwirkung eine Erhöhung derselben Leiden und die ältern Aerzte mußten daher die Gaben verstärkt wiederholen, um eine ähnliche Minderung hervorzubringen, die dennoch nie von Dauer war, nie hinreichte, um eine verstärkte Rückkehr des Leidens zu verhindern.

Aber Broussais, während er vor 25 Jahren die unsinnige Mischerei mehrer Droguen in den Recepten der Aerzte bestritt und ihr in Frankreich ein Ende machte (was ihm die Menschheit billig verdankt), führte durch sein so genanntes physiologisches System (ohne der schon damals verbreiteten, homöopathischen Heilkunst zu achten) eine, die Leiden der Kranken **wirksam** mindernde und (was die bis dahin üblichen Palliative nicht vermocht hatten) **die verstärkte Rückkehr aller ihrer Leiden dauerhaft hindernde** Curart ein, die sich auf **alle** Krankheiten der Menschen erstreckte. Unfähig, die Krankheiten mit milden, unschuldigen Arzneien wirklich zu **heilen** und Gesundheit herzustellen, fand Broussais den **leichtern Weg**, die Leiden der Kranken auf Kosten ihres Lebens nach und nach immer mehr und mehr zu stillen und endlich mit dem Leben ganz auszulöschen; eine Curart, die leider seinen kurzsichtigen Zeitgenossen gnügte. - Je mehr der Kranke noch Kräfte hat, desto auffallender sind seine Beschwerden, desto lebhafter fühlt er seine Schmerzen. Er wimmert, er stöhnt, er schreit, er ruft um Hülfe, stärker und stärker, so daß die Umstehenden nicht schnell genug zum Arzt eilen können, um ihm Ruhe zu verschaffen. Broussais hatte nur nöthig, die Lebenskraft des Kranken herabzustimmen, immer mehr und mehr zu mindern und - siehe! - je öfterer er ihn zur Ader ließ und durch jemehr Blutegel und Schröpfköpfe er ihm den Lebenssaft aussaugen ließ (denn fast an allen Leiden sollte, nach ihm, das unschuldige, unersetzliche Blut Schuld seyn!) desto mehr verlor der Kranke die Kraft, Schmerzen zu empfinden oder durch heftige Klagen und Gebehrden seinen verschlimmerten Zustand auszudrücken. Der Kranke scheint nun um desto ruhiger, je schwächer er geworden ist; die Umstehenden freuen sich seiner scheinbaren Besserung und eilen, wenn die Krämpfe, die Erstickung, die Angst-Anfälle oder die Schmerzen sich erneuern wollen, wieder zu den Mitteln, welche schon so schön beruhigt hatten und Aussicht auf abermalige Beruhigung geben; (in langwierigen Krankheiten und wenn der Kranke noch etwas kräftig war, hatte er sich schon die Nahrung entziehen und Hunger-Diät halten müssen, um das Leben desto erfolgreicher herabzustimmen und den beunruhigenden Zuständen ein Ziel zu setzen). Der schon so sehr geschwächte Kranke fühlt sich unfähig, gegen die fernere Schwächung durch Aderlaß, Blutigel, Blasenpflaster, warme Bäder u. s. w. zu protestiren oder sie zu verwehren.

Daß auf solche, **oft wiederholte** Minderung und Erschöpfung der Lebenskraft, Tod erfolgen müsse, merkt der seines Bewußtseins immer weniger und weniger mächtige Kranke schon nicht mehr und die Anverwandten werden durch einige Minderung, auch der lezten Leiden des Kranken, mittels Blutabzapfens und lauer Bäder so eingeschläfert, daß sie sich verwundern, wie der Kranke unvermuthet ihnen so eben unter den Händen wegsterben konnte. „Da man jedoch, weiß Gott! den Kranken auf seinem Krankenlager anscheinend nicht mit Heftigkeit behandelte - da der kleine Lanzet-Stich bei jedem Aderlaß nicht eben schmerzhaft und die Gummi-Auflösung in Wasser, (eau de gomme, fast die einzige Arznei, die Broussais erlaubte) nur milde von Geschmack und ohne sichtbare Wirkung ist, auch die Blutegel nur etwas beißen und die vom Arzte verordnete Menge Blut ganz in der Stille abziehen und so die lauen Wasserbäder doch nur besänftigen können, so muß die Krankheit wohl gleich von vorne herein tödtlich gewesen seyn, so daß der Kranke, trotz aller Bemühungen des Arztes die Erde verlassen mußte.“ So trösteten sich die Anverwandten und vorzüglich die Erben des seelig Verstorbnen.

Die Aerzte in Europa und anderwärts ließen sich diese so **bequeme Behandlung aller Krankheiten über Einen Leisten** wohl gefallen, da sie ihnen alles Nachdenken (die mühsamste

Arbeit unter der Sonne!) ersparte und sie dabei bloß zu sorgen hatten, „die Erinnerungen des Gewissens zu besänftigen und sich etwa damit zu trösten, daß sie nicht Urheber dieses Systems und dieser Curart wären, daß alle übrigen Tausende von Broussaisten eben so thäten und daß vielleicht auch mit dem Tode Alles vorbei sei, wie es ihnen ihr Meister öffentlich gelehrt hatte“. So wurden viele Tausend Aerzte jämmerlich verführt (uneingedenk der Donnerworte des ältesten unsrer Gesetzgeber: „Du sollst kein Blut vergießen, denn das Leben ist im Blute“) mit kaltem Herzen das warme, Blut ihrer heilungsfähigen Kranken in Strömen zu vergießen und so mehr Millionen Menschen (broussaisch) **allmälig** ihres Lebens zu berauben als stürmisch in Napoleons Schlachten fielen -. Mußte vielleicht, nach der Fügung Gottes, jenes System Broussais's, **das Leben der heilbaren Kranken medicinisch zu vernichten**, vorausgehen, um der Welt die Augen zu öffnen für die einzig wahre Heilkunst, die Homöopathie, worin alle heilbaren Kranken Genesung und Wiederbelebung finden, wenn diese schwerste aller Künste, von einem unermüdeten, scharfsinnigen Arzte, rein und gewissenhaft ausgeübt wird?

und bei dann noch nöthiger werdenden, immer höherer Steigerung des Palliativs, entweder ein anderes, größeres Uebel, oder oft gar Unheilbarkeit Lebensgefahr und Tod erfolgt, **nie aber Heilung** eines etwas älteren oder alten Uebels.

§ 61

Wären die Aerzte fähig gewesen, über solche traurige Erfolge von opponirter Arzneianwendung nachzudenken, so würden sie schon längst die große Wahrheit gefunden haben, DASS IM GERADEN GEGENTHEILE VON SOLCHER ANTIPATHISCHEN BEHANDLUNG DER KRANKHEITSSYMPTOME DIE WAHRE, DAUERHAFTE HEILART ZU FINDEN

SEYN MÜSSE; sie würden inne geworden seyn, daß, so wie eine den Krankheitssymptomen entgegengesetzte Arzneiwirkung (antipathisch angewendete Arznei) nur kurzdauernde Erleichterung und nach ihrer Verfließung stets Verschlimmerung zur Folge hat, nothwendig das umgekehrte Verfahren, die **homöopathische Anwendung der Arzneien** nach ihrer Symptomen-Aehnlichkeit, eine dauernde, vollständige Heilung zuwege bringen müsse, wenn dabei das Gegentheil ihrer großen Gaben, die allerkleinsten gegeben würden. Aber weder hiedurch, noch dadurch, daß kein Arzt je eine dauerhafte Heilung in ältern oder alten Uebeln bewirkte, wenn sich in seiner Verordnung nicht von ungefähr ein vorwirkendes homöopathisches Arzneimittel befand, auch nicht dadurch, daß alle schnelle, vollkommne Heilung, die je von der Natur zu Stande gebracht worden (§. 46.), stets nur durch eine **ähnliche**, zu der alten hinzugekommene Krankheit bewirkt ward, kamen sie in einer so großen Reihe von Jahrhunderten, auf diese einzig heilbringende Wahrheit.

§ 62

Woher aber dieser verderbliche Erfolg des palliativen, antipathischen Verfahrens und die Heilsamkeit des umgekehrten, homöopathischen rühre, erklären folgende, aus vielfältigen Beobachtungen abgezogene Erfahrungen, die niemandem vor mir in die Augen fielen, so nahe sie auch lagen, so einleuchtend und unendlich wichtig sie auch zum Heilbehufe sind.

§ 63

Jede auf das Leben einwirkende Potenz, jede Arznei, stimmt die Lebenskraft mehr oder weniger um, und erregt eine gewisse Befindens-Veränderung im Menschen auf längere oder kürzere Zeit. Man benennt sie mit dem Namen: **Erstwirkung**. Sie gehört, obgleich ein Product aus Arznei- und Lebens-Kraft, doch **mehr** der einwirkenden Potenz an. Dieser Einwirkung bestrebt sich unsre Lebenskraft ihre Energie entgegen zu setzen. Diese Rückwirkung gehört unserer Lebens-Erhaltungs-Kraft an und ist eine automatische Thätigkeit derselben, **Nachwirkung** oder **Gegenwirkung** genannt.

§ 64

Bei der Erstwirkung der künstlichen Krankheits-Potenzen (Arzneien) auf unsern gesunden Körper, (wie man aus folgenden Beispielen ersieht) scheint sich diese unsre Lebenskraft bloß empfänglich (receptiv, gleichsam leidend) zu verhalten und so, wie gezwungen die Eindrücke der von außen einwirkenden künstlichen Potenz in sich geschehen und dadurch ihr Befinden umändern zu lassen, dann aber sich gleichsam wieder zu ermannen, und dieser in sich aufgenommenen Einwirkung (**Erstwirkung**) A) den gerade entgegengesetzten Befindens-Zustand, wo es einen solchen giebt, (**Gegenwirkung, Nachwirkung**) in gleichem Grade hervorzubringen als die Einwirkung (**Erstwirkung**) der künstlich krank machenden, oder arzneilichen Potenz auf sie gewesen war und nach dem Maße ihrer eignen Energie - oder, B) wo es einen der Erstwirkung gerade entgegengesetzten Zustand in der Natur nicht giebt, scheint sie sich zu bestreben, ihr Uebergewicht geltend zu machen durch Auslöschen der von außen (durch die Arznei) in ihr bewirkten Veränderung, an deren Stelle sie ihre Norm wieder einsetzt (**Nachwirkung, Heilwirkung**).

§ 65

Beispiele von A) liegen jedermann vor Augen. Eine in heißem Wasser gebadete Hand ist zwar anfänglich viel wärmer als die andre, ungebadete Hand (Erstwirkung), aber von dem heißen Wasser entfernt und gänzlich wieder abgetrocknet, wird sie nach einiger Zeit kalt und bald viel kälter, als die andre (Nachwirkung). Den von heftiger Leibesbewegung Erhitzten (Erstwirkung) befällt hinterher Frost und Schauder (Nachwirkung). Dem gestern durch viel Wein Erhitzten (Erstwirkung) ist heute jedes Lüftchen zu kalt (Gegenwirkung des Organisms, Nachwirkung). Ein in das kälteste Wasser lange getauchter Arm ist zwar anfänglich weit blässer und kälter (Erstwirkung), als der andre, aber vom kalten Wasser entfernt und abgetrocknet, wird er nachgehends nicht nur wärmer, als der andre, sondern sogar heiß, roth und entzündet (Nachwirkung, Gegenwirkung der Lebenskraft). Auf starken Kaffee erfolgt Uebermunterkeit (Erstwirkung), aber hintennach bleibt lange Trägheit und Schläfrigkeit zurück (Gegenwirkung, Nachwirkung), wenn diese nicht immer wieder durch neues Kaffeetrinken (palliativ, auf kurze Zeit) hinweggenommen wird. Auf von Mohnsaft erzeugten, tiefen Betäubungs-Schlaf (Erstwirkung) wird die nachfolgende Nacht desto schlafloser (Gegenwirkung, Nachwirkung). Nach der durch Mohnsaft erzeugten Leibesverstopfung (Erstwirkung) erfolgt Durchfälligkeit (Nachwirkung) und nach dem mit Darm erregenden Arzneien bewirkten Purgiren (Erstwirkung) erfolgt mehrtägige Leibverstopfung und Hartleibigkeit (Nachwirkung). Und so wird überall auf jede Erstwirkung einer, das Befinden des gesunden Körpers stark umändernden Potenz, in großer Gabe, stets das gerade Gegentheil (wo, wie gesagt, es wirklich ein Solches giebt) durch unsre Lebenskraft in der Nachwirkung zu Wege gebracht.

§ 66

Eine auffallende, entgegengesetzte Nachwirkung ist aber begreiflicher Weise nicht bei Einwirkung ganz kleiner homöopathischer Gaben der umstimmenden Potenzen im gesunden Körper wahrzunehmen. Ein Wenig von diesem allen, bringt zwar eine, bei gehöriger Aufmerksamkeit wahrnehmbare Erstwirkung hervor, aber der lebende Organism macht dafür auch nur so viel Gegenwirkung (Nachwirkung), als zur Wiederherstellung des normalen Zustandes erforderlich ist.

§ 67

Diese aus Natur und Erfahrung sich von selbst darbietenden, unwidersprechlichen Wahrheiten, erklären uns den hülfreichen Vorgang bei homöopathischen Heilungen, so wie sie auf der andern Seite die Verkehrtheit der antipathischen und palliativen Behandlung der Krankheiten, mit entgegengesetzt wirkenden Arzneien darthun*.

* Bloß in höchst dringenden Fällen, wo Lebensgefahr und Nähe des Todes, einem homöopathischen Hülfsmittel zum Wirken keine Zeit, nicht Stunden, oft nicht einmal Viertelstunden und kaum Minuten verstattet, in plötzlich entstandnen Zufällen, bei vorher gesunden Menschen, z. B. bei Asphyxien, dem Scheintode vom Blitze, vom Ersticken, Erfrieren, Ertrinken u. s. w., ist es erlaubt und zweckmäßig; durch ein Palliativ, z. B. durch gelinde electrische Erschütterungen, durch Klystiere von starkem Kaffee, durch ein excitirendes Riechmittel, allmälige Erwärmungen u. s. w., vorerst wenigstens die Reizbarkeit und Empfindung (das physische Leben) wieder aufzuregen; ist's dann einmal wieder aufgeregt, so geht das Spiel der Lebensorgane seinen vorigen gesunden Gang fort, weil hier keine Krankheit*,

* Und dennoch (aber vergeblich) beruft sich die neue Mischlings-Sekte auf diese Anmerkung, um überall in Krankheiten

solche Ausnahmen von der Regel anzutreffen und recht bequem ihre allöopathischen Palliative einzuschwärzen, sowie zur Gesellschaft auch andern verderblichen, allöopathischen Unrath, einzig um sich die Mühe zu ersparen, das treffende homöopathische Heilmittel für jeden Krankheitsfall aufzusuchen und so, ganz bequem, homöopathische Aerzte zu scheinen, ohne es zu seyn; ihre Thaten sind aber auch darnach; sie sind verderblich.

sondern bloß Hemmung und Unterdrückung der an sich gesunden Lebenskraft zu beseitigen war. Hieher gehören auch verschiedne Antidote jählinger Vergiftungen: Alkalien gegen verschluckte Mineralsäuren, Schwefelleber gegen Metallgifte, Kaffee und Campher (und Ipecacuanha) gegen Opium-Vergiftungen, u. s. w.

Auch ist eine homöopathische Arznei deshalb noch nicht gegen einen Krankheitsfall unpassend gewählt, weil ein oder das andre Arzneisymptom einigen mittlern und kleinen Krankheitssymptomen nur antipathisch entspricht; wenn nur die übrigen, die stärkern, vorzüglich ausgezeichneten (charakteristischen) und sonderlichen Symptome der Krankheit durch dasselbe Arzneimittel durch Symptomen-Aehnlichkeit (homöopathisch) gedeckt und befriedigt, das ist, überstimmt, vertilgt und ausgelöscht werden, so vergehen auch die wenigen entgegengesetzten Symptome nach verflossener Wirkungsdauer des Medicaments von selbst, ohne im mindesten die Heilung zu verzögern.

§ 68

Bei **homöopathischen** Heilungen zeigt uns die Erfahrung, daß auf die ungemein kleinen Arznei-Gaben (§. 275-287.), die bei dieser Heilart nöthig sind, und welche nur so eben hinreichend waren, durch Aehnlichkeit ihrer Symptome die ähnliche natürliche Krankheit zu überstimmen und aus dem Gefühle des Lebensprincips zu verdrängen, zwar zuweilen nach Vertilgung der letztern anfangs noch einige wenige Arzneikrankheit **allein** im Organismus fortdauert, aber, der außerordentlichen Kleinheit der Gabe wegen, so überhingehend, so leicht und so bald von selbst verschwindend, daß die Lebenskraft gegen diese kleine, künstliche Verstimmung ihres Befindens keine bedeutendere Gegenwirkung vorzunehmen nöthig hat, als die zur Erhebung des jetzigen Befindens auf den gesunden Standpunkt, (das ist, zur völligen Herstellung gehörige,) wozu sie nach Auslöschung der vorherigen krankhaften Verstimmung wenig Anstrengung bedarf (s. §. 64. B.).

§ 69

Bei der antipathischen (palliativen) Verfahrungsart aber, geschieht gerade das Widerspiel. Das dem Krankheitssymptome vom Arzte entgegengesetzte Arzneisymptom (z. B. die gegen den empfindlichen Schmerz durch Mohnsaft in der Erstwirkung erzeugte Unempfindlichkeit und Betäubung) ist zwar dem erstern nicht fremdartig, nicht völlig allöopathisch, es ist offenbare Beziehung des Arzneisymptoms auf das Krankheitssymptom sichtbar, aber die **umgekehrte**; die Vernichtung des Krankheitssymptoms soll hier durch ein **opponirtes** Arzneisymptom geschehen, was jedoch unmöglich ist. Zwar berührt die antipathisch gewählte Arznei auch denselben krankhaften Punkt im Organism, so gewiß als die ähnlich krankmachende, homöopathisch gewählte Arznei; erstere verdeckt aber als ein Entgegengesetztes das entgegengesetzte Krankheitssymptom nur leicht und macht es nur auf kurze Zeit unserm Lebensprincip unmerklich, so daß im ersten Momente der Einwirkung des opponirten Palliativs, die Lebenskraft von beiden nichts Unangenehmes fühlt, (weder von dem Krankheits- noch vom entgegengesetzten Arzneisymptome), da beide einander gegenseitig im Gefühle des Lebensprincips aufgehoben und gleichsam dynamisch neutralisirt zu haben scheinen (z. B. die Betäubungskraft des Mohnsaftes, den Schmerz). Die Lebenskraft fühlt sich in den ersten Minuten wie gesund und empfindet weder Mohnsaft-Betäubung, noch Krankheitsschmerz. Aber da das opponirte Arzneisymptom **nicht** (wie beim homöopathischen Verfahren) die Stelle der vorhandnen Krankheitsverstimmung im Organism (im Gefühle des Lebensprincips) als eine **ähnliche, stärkere** (künstliche) Krankheit einnehmen, also das Lebensprincip **nicht**, wie eine homöopathische Arznei, mit einer sehr ähnlichen Kunst-Krankheit afficiren und so an die Stelle der bisherigen natürlichen Krankheits-Verstimmung treten kann, so muß die palliative Arznei, als ein von der Krankheits-Verstimmung durch Gegensatz gänzlich Abweichendes, dieselbe unvertilgt lassen; sie macht sie zwar, wie gesagt, der Lebenskraft durch einen Schein von dynamischer Neutralisation*

* Im lebenden Menschen findet keine bleibende Neutralisation streitiger oder entgegengesetzter Empfindungen statt, wie etwa bei Substanzen von entgegengesetzter Eigenschaft in der chemischen Werkstatt, wo z. B. Schwefelsäure und Potasch-Kali sich zu einem ganz andern Wesen, zu einem Neutralsalze vereinigen, was nun weder Säure, noch Laugensalz mehr ist und sich selbst im Feuer nicht wieder zersetzt. Solche Zusammenschmelzungen und innige Vereinigungen zu etwas bleibend Neutralem und Gleichgültigem finden, wie gesagt, bei dynamischen Eindrücken entgegengesetzter Natur in unsern Empfindungs-Werkzeugen nie statt. Nur ein Schein von Neutralisation und gegenseitiger Aufhebung, ereignet sich anfänglich, in diesem Falle, aber die opponirten Gefühle heben einander nicht dauernd auf. Dem Traurigen werden durch ein lustiges Schauspiel nur auf

kurze Zeit die Thränen getrocknet; er vergißt aber die Possen bald und seine Thränen fließen dann nur um desto reichlicher.

anfänglich unfühlbar, verlöscht aber bald, wie jede Arzneikrankheit, von selbst, und läßt nicht nur die Krankheit, wie sie vorher war, zurück, sondern nöthigt auch, (da sie, wie alle Palliative, in großer Gabe gegeben werden mußte, um die Schein-Beschwichtigung zu erreichen), die Lebenskraft einen opponirten Zustand (§. 63-65.) auf diese palliative Arznei hervorzubringen, das Gegentheil der Arzneiwirkung, also das Aehnliche von der vorhandnen, ungetilgten, natürlichen Krankheitsverstimmung, die durch diesen von der Lebenskraft hervorgebrachten Zusatz (Gegenwirkung auf das Palliativ) nothwendig verstärkt und vergrößert wird*.

* So deutlich dies ist, so hat man es dennoch mißverstanden und gegen diesen Satz eingewendet, „daß das Palliativ in seiner Nachwirkung, welche dann das Aehnliche der vorhandenen Krankheit sey, wohl eben so gut heilen müsse, als eine homöopathische Arznei es durch ihre Erstwirkung thue.“ Man bedachte aber nicht, daß die Nachwirkung **nie** ein Erzeugniß der Arznei, sondern **stets** der gegenwirkenden Lebenskraft des Organisms, also diese, von der Lebenskraft durch Anwendung eines Palliativs herrührende Nachwirkung ein dem Krankheits-Symptome ähnlicher Zustand sey, den eben das Palliativ ungetilgt ließ, und den die Gegenwirkung der Lebenskraft auf das Palliativ, folglich noch verstärkt.

Das Krankheitssymptom (dieser einzelne Theil der Krankheit) **wird also schlimmer nach verflossener Wirkungsdauer des Palliativs**; um so **schlimmer, je größer die Gabe** desselben **gewesen war**. Je größer also (um bei demselben Beispiele zu bleiben) die zur Verdeckung des Schmerzes gereichte Gabe Mohnsaft gewesen war, um desto mehr vergrößert sich der Schmerz in seiner ursprünglichen Heftigkeit, sobald der Mohnsaft ausgewirkt hat*.

* Wie wenn in einem dunkeln Kerker, wo der Gefangene nur nach und nach mit Mühe die nahen Gegenstände erkennen konnte, jähling angezündeter Weingeist dem Elenden auf einmal alles um ihn her tröstlich erhellet, bei Verlöschung desselben aber, je stärker die nunerloschene Flamme gewesen war, ihn nun eine nur desto schwärzere Nacht umgiebt und ihm alles umher weit unsichtbarer macht, als vorher.

§ 70

Nach dem bisher Vorgetragenen ist es nicht zu verkennen:

daß alles, was der Arzt wirklich Krankhaftes und zu Heilendes an Krankheiten finden kann, bloß in dem Zustande und den Beschwerden des Kranken und den an ihm sinnlich wahrnehmbaren Veränderungen seines Befindens, mit einem Worte, bloß in der Gesammtheit derjenigen Symptome bestehe, durch welche die Krankheit die, zu ihrer Hülfe geeignete Arznei fordert, hingegen jede ihr angedichtete innere Ursache, verborgene Beschaffenheit, oder ein eingebildeter, materieller Krankheits-Stoff, ein nichtiger Traum sey:

daß diese Befindens-Verstimmung, die wir Krankheit nennen, bloß durch eine andre Befindens-Umstimmung der Lebenskraft zur Gesundheit gebracht werden könne, mittels Arzneien, deren einzige Heilkraft folglich nur in Veränderung des Menschenbefindens, das ist, in eigenthümlicher Erregung krankhafter Symptome bestehen kann, und daß dieß am deutlichsten und reinsten beim Probiren derselben an gesunden Körpern erkannt wird:

daß, nach allen Erfahrungen, durch Arzneien die einen, von der zu heilenden Krankheit **abweichenden**, fremdartigen Krankheitszustand (unähnliche krankhafte Symptome) für sich in gesunden Menschen zu erregen vermögen, die ihnen unähnliche, natürliche Krankheit nie geheilt werden könne (nie also durch ein allöopathisches Cur-Verfahren), und daß selbst in der Natur, keine Heilung vorkomme wo eine inwohnende Krankheit durch eine hinzutretende zweite, jener unähnliche, aufgehoben, vernichtet und geheilt würde, sey die neue auch noch so stark:

daß auch nach allen Erfahrungen, durch Arzneien, die ein dem zu heilenden einzelnen Krankheitssymptome **entgegengesetztes** künstliches Krankheitssymptom für sich im gesunden Menschen zu erregen Neigung haben, bloß eine schnell vorübergehende Linderung, nie aber Heilung einer ältern Beschwerde, sondern vielmehr stets nachgängige Verschlimmerung derselben bewirkt werde; und daß mit einem Worte, dies antipathische und bloß palliative Verfahren in ältern, wichtigen Uebeln durchaus zweckwidrig sey:

daß aber endlich die dritte, einzig noch mögliche Verfahrungsart (die **homöopathische**), mittels deren **gegen die Gesammtheit der Symptome** einer natürlichen Krankheit eine, möglichst ähnliche Symptome in gesunden Menschen zu erzeugen fähige Arznei in angemessener Gabe gebraucht wird, die allein hülfreiche Heilart sey, wodurch die Krankheiten als bloß dynamische Verstimmungs-Reize durch den stärkern, ähnlichen Verstimmungsreiz der homöopathischen Arznei im Gefühle des Lebens-Princips überstimmt und ausgelöscht werden und so unbeschwerlich, vollkommen und dauerhaft ausgelöscht, zu existiren aufhören müssen - worin uns auch die freie Natur in ihren zufälligen Ereignissen mit ihrem Beispiele vorangeht, wenn zu einer alten Krankheit eine neue, der alten ähnliche hinzutritt, wodurch die alte schnell und auf immer vernichtet und geheilt wird.

§ 71

Da es nun weiter keinem Zweifel unterworfen ist, daß die Krankheiten des Menschen bloß in Gruppen gewisser Symptome bestehen, mittels eines Arzneistoffs aber bloß dadurch, daß dieser ähnliche krankhafte Symptome künstlich zu erzeugen vermag, vernichtet und in Gesundheit verwandelt werden (worauf der Vorgang aller ächten Heilung beruht), so wird sich das Heilgeschäft auf folgende drei Punkte beschränken:

I. Wie erforscht der Arzt, was er zum Heilbehufe von der Krankheit zu wissen nöthig hat?

II. Wie erforscht er die, zur Heilung der natürlichen Krankheiten bestimmten Werkzeuge, die krankmachende Potenz der Arzneien?

III. Wie wendet er diese künstlichen Krankheitspotenzen (Arzneien) zur Heilung der natürlichen Krankheiten am zweckmäßigsten an?

§ 72

Was den ersten Punkt betrifft, so dient Folgendes zuvörderst als allgemeine Uebersicht. Die Krankheiten der Menschen sind theils schnelle Erkrankungs-Processe des innormal verstimmten Lebensprincips, welche ihren Verlauf in mäßiger, mehr oder weniger kurzen Zeit zu beendigen geeignet sind - man nennt sie **acute** Krankheiten -; theils sind es solche Krankheiten, welche bei kleinen, oft unbemerkten

Anfängen, den lebenden Organism, jede auf ihre eigne Weise, dynamisch verstimmen und ihn allmälig so vom gesunden Zustande entfernen, daß die, zur Erhaltung der Gesundheit bestimmte, automatische Lebens-Energie, Lebenskraft (Lebensprincip) genannt, ihnen beim Anfange, wie bei ihrem Fortgange, nur unvollkommnen, unzweckmäßigen, unnützen Widerstand entgegensetzen, sie aber, durch ihre eigne Kraft nicht in sich selbst auslöschen kann, sondern unmächtig dieselbe fortwuchern und sich selbst immer innormaler umstimmen lassen muß, bis zur endlichen Zerstörung des Organism; man nennt sie **chronische** Krankheiten. Sie entstehen von dynamischer Ansteckung durch ein chronisches Miasm.

§ 73

Was die acuten Krankheiten betrifft, so sind sie theils solche, die den einzelnen Menschen befallen auf **Veranlassung** von Schädlichkeiten, denen gerade dieser Mensch insbesondere ausgesetzt war. Ausschweifungen in Genüssen, oder ihre Entbehrung, physische heftige Eindrücke, Erkältungen, Erhitzungen, Strapazen, Verheben u. s. w., oder psychische Erregungen, Affecte u. s. w., sind Veranlassung solcher acuten Fieber, im Grunde aber sind es meist nur überhingehende Aufloderungen latenter Psora, welche von selbst wieder in ihren Schlummer-Zustand zurückkehrt, wenn die acuten Krankheiten nicht allzuheftig waren und bald beseitigt wurden - theils sind es solche, welche einige Menschen zugleich hie und dort (**sporadisch**) befallen auf Veranlassung meteorischer oder tellurischer Einflüsse und Schädlichkeiten, wovon krankhaft erregt zu werden, nur einige Menschen, zu derselben Zeit, Empfänglichkeit besitzen; hieran gränzen jene, welche viele Menschen aus ähnlicher Ursache unter sehr ähnlichen Beschwerden **epidemisch** ergreifen, die dann gewöhnlich, wenn sie gedrängte Massen von Menschen überziehen, ansteckend (**contagiös**) zu werden pflegen. Da entstehen Fieber*,

* Der homöopathische Arzt, der nicht von den Vorurtheilen befangen ist, welche die gewöhnliche Schule ersann (die einige wenige Namen solcher Fieber festsetzte, außer denen die große Natur, so zu sagen, keine andern hervorbringen dürfe, damit sie bei ihrer Behandlung nach einem bestimmten Leisten verfahren könne), erkennt die Namen: Kerker-, Gall-, Typhus-, Faul-, Nerven- oder Schleim-Fieber - nicht an, sondern heilt sie, ohne ihnen bestimmte Namen zu geben, jedes nach seiner Eigenthümlichkeit.

jedesmal von eigner Natur, und weil die Krankheits-Fälle gleichen Ursprungs sind, so versetzen sie auch stets die daran Erkrankten in einen gleichartigen Krankheits-Proceß, welcher jedoch, sich selbst überlassen, in einem mäßigen Zeitraume, zu Tod oder Genesung sich entscheidet. Kriegsnoth, Ueberschwemmungen und Hungersnoth sind ihre nicht seltenen Veranlassungen und Erzeugerinnen - theils sind es auf gleiche Art wiederkehrende, (daher unter einem hergebrachten Namen bekannte) eigenartige, **acute Miasmen**, die entweder den Menschen nur einmal im Leben befallen, wie die Menschenpocken, die Masern, der Keichhusten, das ehemalige glatte, hellrothe Scharlach-Fieber*

* Nach dem Jahre 1801 ward ein aus Westen gekommenes Purpur-Friesel (ROODVONK), mit dem Scharlachfieber von den Aerzten verwechselt, ungeachtet jenes ganz andre Zeichen als dieses hatte und jenes an Belladonna, dieses an Aconit sein Schutz- und Heilmittel fand, letzteres auch meist nur sporadisch, ersteres stets nur epidemisch erschien. In den letztern Jahren scheinen sich hie und da beide zu einem Ausschlagsfie-

ber von eigner Art verbunden zu haben, gegen welches das eine wie das andre dieser beiden Heilmittel einzeln nicht mehr genau homöopathisch passend gefunden wird.

des SYDENHAM, die Mumps u. s. w., oder die oft auf ziemlich ähnliche Weise wiederkehrende, levantische Pest, das gelbe Fieber der Küstenländer, die ostindische Cholera u. s. w.

§ 74

Zu den chronischen Krankheiten müssen wir leider! noch jene allgemein verbreiteten rechnen, durch die allöopathischen Curen erkünstelt wie auch den anhaltenden Gebrauch heftiger, heroischer Arzneien in großen und gesteigerten Gaben den Mißbrauch von Calomel, Quecksilbersublimat, Quecksilbersalbe, salpetersauerem Silbers, Jodine und ihre Salbe, Opium, Baldrian, Chinarinde und Chinin, Purpurfingerhut, Blausäure, Schwefel und Schwefelsäure, jahrelange Abführungsmittel, Blut in Strömen vergießende Aderlässe*,

* Es kann unter allen Methoden die zur Hülfe für Krankheiten ersonnen werden, keine allöopathischere, keine widersinnigere, oder zweckwidrigere gedacht werden, als die, seit vielen Jahren über einen großen Theil der Erde verbreitete Broussaische Schwächungs-Cur durch Blut-Vergießen und Hunger-Diät, worunter kein verständiger Mensch sich etwas Aerztliches, etwas arzneilich Helfendes zu denken vermag, während wirkliche Arznei, selbst blindhin ergriffen und einem Kranken eingegeben, doch hie und da einen Krankheits-Fall besserte, weil es zufällig eine homöopathische war. Von Blut-Vergießen aber kann der gesunde Menschen-Verstand nichts anderes als unausbleibliche Verminderung und Verkürzung des Lebens erwarten. Es ist eine jämmerliche, völlig grundlose Erdichtung, daß die mei-

sten, ja alle Krankheiten in örtlichen Entzündungen bestünden. Selbst für wahre örtliche Entzündungen findet sich die gewisseste, schnelle Heilung in Arzneien, welche die, der Entzündung zum Grunde liegende Gereiztheit der Arterien dynamisch hinwegnehmen, ohne den mindesten Verlust an Säften und Kräften, während die örtlichen Blut-Entziehungen, selbst an der krankhaften Stelle in der Folge nur die Neigung zu wiederholter Entzündung dieser Theile vermehren. Und eben so ist es in allgemeinen bei entzündlichen Fiebern zweckwidrig, ja mörderisch, viele Pfunde Blut aus den Venen abzuzapfen, da wenige, angemessene Arznei, oft in wenigen Stunden diese Gereiztheit der Arterien, welche das vorher so ruhige Blut jagt, samt der zum Grunde liegenden Krankheit hinweg nimmt, ohne den mindesten Verlust an Säften und Kräften. Großer Blutverlust dieser Art ist auf die übrige Lebensdauer offenbar unersetzlich, indem die zur Blutbereitung vom Schöpfer bestimmten Organe dadurch so wesentlich geschwächt werden, daß sie zwar Blut in gleicher Menge, aber nie wieder in gleicher Güte zuzubereiten vermögen. Und wie unmöglich ist es, daß die eingebildete Plethora die man durch gehäufte Aderlässe abzuzapft verordnet, sich in so großer Geschwindigkeit erzeugt haben könnte, da doch der Puls des jetzt so heißen Kranken noch vor einer Stunde (vor dem Fieber-Schauder) noch so ruhig ging? Kein Mensch, kein Kranker hat je zu viel Blut*,

* Der einzig mögliche Fall von einer Plethora, ereignet sich beim gesunden Weibe, einige Tage vor ihrer mondlichen Periode, wo dieselbe eine gewisse Fülle in ihrer Bärmutter und in ihren Brüsten spürt, ohne alle Entzündung.

oder zu viel Kräfte; vielmehr fehlt es jedem Kranken an Kräften, denn sonst hätte sein Lebensprinzip die Entstehung der Krankheit abgewehrt. Also dem ohnehin schwachen Kranken, durch Vergießung seines Blutes noch eine größere, die ärgste Schwächung zu verursachen, die sich nur denken läßt, ohne seine Krankheit, die stets nur dynamisch ist und nur durch dynamische Potenzen gehoben werden kann, hinweg zu nehmen, ist so unsinnig als grausam, ist eine bloß mörderische Mißhandlung, auf eine aus der Luft gegriffene Theorie gegründet.

Blutegel, Fontanellen, Haarseile u. s. w., wovon die Lebenskraft theils unbarmherzig geschwächt, theils, wenn sie ja nicht unterliegt, nach und nach (von jedes besondern Mittels Mißbrauche, eigenartig) dergestalt innormal verstimmt wird, daß sie, um das Leben gegen diese feindseligen und zerstörenden Angriffe aufrecht zu erhalten, den Organism umändern, und diesem oder jenem Theile entweder die Erregbarkeit oder die Empfindung benehmen, oder sie übermäßig erhöhen, Theile erweitern oder zusammenziehen, erschlaffen oder verhärten, oder wohl gar vernichten, und hie und da im Innern und Aeußern organische Fehler anbringen*

* Unterliegt endlich der Kranke, so pflegt der Vollbringer einer solchen Cur bei der Leichenöffnung diese innern organischen Verunstaltungen, die seiner Unkunst die Entstehung verdanken, recht schlau, als ursprüngliches, unheilbares Uebel den trostlosen Angehörigen vorzuzeigen; m. s. mein Buch: **die Allöopathie, ein Wort der Warnung an Kranke jeder Art**. Leipz. bei Baumgärtner. Die anatomischen Pathologien mit Abbildungen, täuschenden Andenkens, enthalten die Produkte solcher jämmerlichen Verpfuschungen. **Die, ohne solche Verpfuschung durch schädliche Mittel, an natürlichen Krankheiten verstorbnen Landleute und städtischen Armen pflegt die pathologische Anatomie nicht zu öffnen.** Und doch würde man nie in ihren Leichen solche Verderbnisse und Verunstaltungen finden. Hieraus kann man die Beweiß-Kraft jener schönen Abbildungen und die Redlichkeit dieser Herren Bücher-Schreiber beurtheilen.

(den Körper im Innern und Aeußern verkrüppeln) muß, um dem Organism Schutz vor völliger Zerstörung des Lebens gegen die immer erneuerten, feindlichen Angriffe solcher ruinirenden Potenzen zu verschaffen.

§ 75

Diese, durch die allöopathische Unheilkunst, (am schlimmsten in den neuern Zeiten) hervorgebrachten Verhunzungen des menschlichen Befindens, sind unter allen **chronischen Krankheiten** die traurigsten, die unheilbarsten, und ich bedaure, daß, wenn sie zu einiger Höhe getrieben worden sind, wohl nie Heilmittel für sie scheinen erfunden oder erdacht werden zu können.

§ 76

Nur gegen natürliche Krankheiten hat uns der Allgütige Hülfe durch die Homöopathik geschenkt - aber jene, durch falsche Kunst schonungslos erzwungenen, oft jahrelangen Schwächungen (durch Blut-Verschwenden, Abmergelung durch Haarseile und Fontanelle) so wie die Verhunzungen und Verkrüppelungen des menschlichen Organisms im Innern und Aeußern durch schädliche Arzneien und zweckwidrige Behandlungen, **müßte** (bei übrigens zweckmäßiger Hülfe, gegen ein vielleicht noch im Hintergrunde liegendes, chronisches Miasm) **die Lebenskraft selbst wieder zurücknehmen**, wenn sie nicht schon zu sehr durch solche Unthaten geschwächt worden und mehre Jahre auf dieses ungeheure Geschäft ungestört verwenden könnte. Eine menschliche Heilkunst, zur Normalisirung jener unzähligen, von der allöopathischen Unheilkunst so oft angerichteten Innormalitäten, giebt es nicht und kann es nicht geben.

§ 77

Uneigentlich werden diejenigen Krankheiten chronische benannt, welche Menschen erleiden, die sich fortwährend **vermeidbaren** Schädlichkeiten aussetzen, gewöhnlich schädliche Getränke oder Nahrungsmittel genießen, sich Ausschweifungen mancher Art hingeben, welche die Gesundheit untergraben, zum Leben nöthige Bedürfnisse anhaltend entbehren, in ungesunden, vorzüglich sumpfigen Gegenden sich aufhalten, nur in Kellern, feuchten Werkstätten oder andern verschlossenen Wohnungen hausen, Mangel an Bewegung oder freier Luft leiden, sich durch übermäßige Körper- oder Geistes-Anstrengungen um ihre Gesundheit bringen, in stetem Verdrusse leben, u. s. w. Diese sich selbst zugezogenen Ungesundheiten vergehen, (wenn nicht sonst ein chronisches Miasm im Körper liegt) bei gebesserter Lebensweise von selbst und können den Namen chronischer Krankheiten nicht führen.

§ 78

Die wahren natürlichen, **chronischen** Krankheiten sind die, von einem chronischen Miasm entstandenen, welche sich selbst überlassen und ohne Gebrauch gegen sie specifischer Heilmittel, immerdar zunehmen und selbst bei dem besten, geistig und körperlich diätetischen Verhalten, dennoch steigen und den Menschen mit immerdar erhöhenden Leiden bis ans Ende des Lebens quälen. Außer jenen, durch ärztliche Mißhandlung (§. 74.) erzeugten, sind diese die allerzahlreichsten und größten Peiniger des Menschengeschlechts, indem die robusteste Körper-Anlage, die geordnetste Lebensweise und die thätigste Energie der Lebenskraft, sie zu vertilgen außer Stande sind.*

* In den blühendsten Jünglings-Jahren und beim Anfange geregelter Menstruation, gepaart mit einer für Geist, Herz und Körper wohlthätigen Lebensweise, bleiben sie oft mehre Jahre unkenntlich; die davon Ergriffenen scheinen dann in den Augen ihrer Anverwandten und Bekannten, als wären sie völlig gesund und als wäre die, ihnen durch Ansteckung oder Erbschaft eingeprägte Krankheit völlig verschwunden, sie kömmt aber; in spätern Jahren und bei widrigen Ereignissen und Verhältnissen im Leben, unausbleiblich aufs Neue zum Vorscheine, und nimmt um desto schneller zu, gewinnt einen desto beschwerlichern Charakter, je mehr das Lebens-Princip durch schwächende Leidenschaften, Gram und Kummer, vorzüglich aber durch zweckwidrige, medicinische Behandlung zerrüttet worden war.

§ 79

Man kannte bisher nur die Syphilis einigermaßen als eine solche chronisch miasmatische Krankheit, welche ungeheilt nur mit dem Ende des Lebens erlischt. Die, ungeheilt, gleichfalls von der Lebenskraft unvertilgbare Sykosis (Feigwarzenkrankheit) erkannte man nicht als eine innere chronisch miasmatische Krankheit eigner Art, wie sie doch unstreitig ist und glaubte sie durch Zerstörung der Auswüchse auf der Haut geheilt zu haben, ohne das fortwährende, von ihr zurückbleibende Siechthum zu beachten.

§ 80

Unermeßlich ausgebreiteter, folglich weit bedeutender, als genannte beide, ist das chronische Miasm der Psora, bei welcher, (während jene beiden, die eine durch den venerischen Schanker, die andre durch die Blumenkohl-artigen Auswüchse ihr specifisches inneres Siechthum bezeichnen) sich das innre, ungeheure, chronische Miasm ebenfalls erst nach vollendeter innerer Infection des ganzen Organisms durch den eigenartigen, zuweilen nur in einigen wenigen Blüthchen bestehenden, Haut-Ausschlag mit unerträglich kitzelnd wohllüstigem Jücken und specifischem Geruche beurkundet - die Psora, jene wahre **Grund-Ursache** und Erzeugerin fast aller übrigen häufigen, ja unzähligen Krankheits-Formen*,

* Zwölf Jahre brachte ich darüber zu, um die Quelle jener unglaublich zahlreichen Menge langwieriger Leiden aufzufinden, diese der ganzen Vor- und Mitwelt unbekannt gebliebene, große Wahrheit zu erforschen, zur Gewißheit zu bringen und zugleich die vorzüglichsten (antipsorischen) Heilmittel zu entdecken, welche diesem tausendköpfigen Ungeheuer von Krankheit in seinen, so sehr verschiednen Aeußerungen und Formen zumeist gewachsen wären. Ich habe meine Erfahrungen hierüber in dem Buche: **Die chronischen Krankheiten** (4 Thle. Dresd. b. Arnold, 1828. 1830 und, zweite Ausgabe in 5 Bänden, bei Schaub) vorgelegt. - Ehe ich mit dieser Kenntniß im Reinen war, konnte ich die sämmtlichen chronischen Krankheiten nur als abgesonderte, einzelne Individuen behandeln lehren, mit den nach ihrer reinen Wirkung an gesunden Menschen bis dahin geprüften Arzneisubstanzen, so daß jeder Fall langwieriger Krankheit nach der an ihm anzutreffenden Symptomen-Gruppe, gleich als eine eigenartige Krankheit, von meinen Schülern behandelt und oft so weit geheilt ward, daß die kranke Menschheit über den, schon so weit gediehenen Hülfs-Reichthum der neuen Heilkunst frohlocken konnte. Um wie viel zufriedner kann sie nun seyn, daß sie dem gewünschten Ziele um so näher kommt, indem ihr die nun hinzu gefundenen, für die aus Psora hervorkeimenden, chronischen Leiden noch weit specifischern homöopathischen Heilmittel und die specielle Lehre sie zu bereiten und anzuwenden, mitgetheilt worden, unter denen nun der ächte Arzt diejenigen wählt, deren Arznei-Symptome der zu heilenden, chronischen Krankheit am meisten (homöopathisch) entsprechen, und so fast durchgängig, vollständige Heilungen bewirken.

welche unter den Namen von Nerven-Schwäche, Hysterie, Hypochondrie, Manie, Melancholie, Blödsinn, Raserei, Fallsucht und Krämpfen aller Art, von Knochen-Erweichung (RHACHITIS), Skrophel, Skoliosis und Kyphosis, Knochenfäule, Krebs, Blutschwamm, Afterorganisationen, Gicht, Hämorrhoiden, Gelb- und Blausucht, Wassersucht, Amenorrhöe und Blutsturz aus Magen, Nase, Lungen, aus der Harnblase, oder der Bärmutter, von Asthma und Lungenvereiterung, von Impotenz und Unfruchtbarkeit, von Migräne, Taubheit, grauem und schwarzem Staar, Nierenstein, Lähmungen, Sinnen-Mängeln und Schmerzen tausenderlei Art u. s. w., in den Pathologien als eigne, abgeschlossene Krankheiten figuriren.

§ 81

Es wird dadurch, daß dieser uralte Ansteckungs-Zunder nach und nach, in einigen hundert Generationen, durch viele Millionen menschlicher Organismen ging und so zu einer unglaublichen Ausbildung gelangte, einigermaßen begreiflich, wie er sich nun in so unzähligen Krankheits-Formen bei dem großen Menschen-Geschlechte entfalten konnte, vorzüglich wenn wir uns der Betrachtung überlassen, welche Menge von Umständen*

* Einige dieser, die Ausbildung der Psora zu chronischen Uebeln modificirenden Ursachen, liegen offenbar theils im Clima und der besondern, natürlichen Beschaffenheit des Wohnorts, theils in der so abweichenden Erziehung des Körpers und Geistes der Jugend, der vernachlässigten, verschrobenen, oder überfeinerten Ausbildung beider, dem Mißbrauche derselben im Berufe oder den Lebens-Verhältnissen, der diätetischen Lebensart, den Leidenschaften der Menschen, ihren Sitten, Gebräuchen und Gewohnheiten mancher Art.

zur Bildung dieser großen Verschiedenheit chronischer Krankheiten (secundärer Symptome der Psora) beizutragen pflegen, auch außer der unbeschreiblichen Mannigfaltigkeit der Menschen in ihren angebornen Körper-Constitutionen, welche schon für sich so unendlich von einander abweichen, daß es kein Wunder ist, wenn auf so verschiedne, vom psorischen Miasm durchdrungene Organismen, so viele verschiedne, oft dauernd, von innen und außen einwirkende Schädlichkeiten auch unzählbar verschiedne Mängel, Verderbnisse, Verstimmungen und Leiden hervorbringen, welche unter einer Menge eigner **Namen** fälschlich als für sich bestehende Krankheiten bisher in der alten Pathologie*

* Wie viel giebt es darin nicht mißbräuchliche, vieldeutige Namen, unter deren jedem man höchst verschiedene, oft nur in einem einzigen Symptome sich ähnelnde Krankheitszustände begreift, wie: **kaltes Fieber, Gelbsucht, Wassersucht, Schwindsucht, Leucorrhöe, Hämorrhoïden, Rheumatism, Schlagfluß, Krämpfe, Hysterie, Hypochondrie, Melancholie, Manie, Bräune, Lähmung u. s. w.**, die man für sich gleichbleibende, festständige Krankheiten ausgiebt und des Namens wegen nach dem eingeführten, gewöhnlichen Leisten behandelt! Wie könnte man mit einem solchen Namen eine gleichartige, arzneiliche Behandlung rechtfertigen? Und soll die Cur nicht immer dieselbe seyn, wozu dann der, gleiche Cur voraussetzende, irre leitende, identische Name? „Nihil sane in artem medicam pestiferum magis unquam irrepsit malum, quam generalia quaedam nomina morbis imponere iisque aptare velle generalem quandam medicinam,“ spricht der so einsichtsvolle, als seines zarten Gewissens wegen verehrungswerthe HUXHAM (Op. phys. med. Tom. I.). Und eben so beklagt sich FRITZE (Annalen I. S. 80.) „daß man wesentlich verschiedene Krankheiten mit Einem Namen benenne.“ Selbst jene akuten Volkskrankheiten, welche sich wohl **bei jeder einzelnen Epidemie** durch einen eignen, uns unbekannt bleibenden Ansteckungsstoff fortpflanzen mö-

gen, werden in der alten Arzneischule, als wären sie stets gleichartig wiederkehrende, schon bekannte, festständige Krankheiten, mit speciellen Namen, wie: Typhus- **Spital-,** oder **Kerker-, Lager-, Faul-,** typhöse, **Nerven-,** oder **Schleim-Fieber** u. s. w. belegt, obgleich jede Epidemie solcher herumgehenden Fieber, sich jedesmal als eine andre, **neue**, nie ganz so dagewesene Krankheit auszeichnet, sehr abweichend in ihrem Verlaufe sowohl, als in mehren der auffallendsten Symptome und ihrem ganzen jedesmaligen Verhalten. Jede ist allen vorhergegangenen, so oder so benannten Epidemien dergestalt unähnlich, daß man alle logische Genauigkeit in Begriffen verläugnen müßte, wenn man diesen, unter einander selbst so sehr abweichenden Seuchen, einen jener, in den Pathologien eingeführten Namen geben und sie dieser mißbräuchlichen Benennung gemäß, arzneilich überein behandeln wollte. Dieß sah bloß der redliche SYDENHAM ein, da er (Oper. Cap. 2. de morb. epid. S. 43.) darauf dringt, keine epidemische Krankheit für eine schon da gewesene zu halten und sie nach Art einer andern ärztlich zu behandeln, da sie doch alle, so viel ihrer nach und nach erschienen, von einander verschieden wären: animum admiratione percellit, quam discolor et sui plane dissimilis morborum epidemicorum facies; quae tam aperta horum morborum diversitas tum propriis ac sibi peculiaribus symptomatis tum etiam medendi ratione, quam hi ab illis disparem sibi vindicant, satis illucescit. Ex quibus constat, morbos epidemicos, utut externa quatantenus specie et symptomatis aliquot utrisque pariter convenire paullo incautioribus videantur, re tamen ipsa, si bene adverteris animum, alienae esse admodum indolis et distare ut aera lupinis.

Aus Allem diesen erhellet, daß diese nutzlosen und mißbräuchlichen Krankheitsnamen, keinen Einfluß auf die Curart eines ächten Heilkünstlers haben dürfen, welcher weiß, daß er die Krankheiten nicht nach der Namens-Aehnlichkeit eines einzelnen Symptoms, sondern nach dem ganzen Inbegriffe aller Zeichen des individuellen Zustandes, jedes einzelnen Kranken zu beurtheilen und zu heilen habe, dessen Leiden er genau auszuspähen die Pflicht hat, sie aber nie bloß hypothetisch voraussetzen darf.

Glaubt man aber dennoch zuweilen gewisser Krankheitsnamen zu bedürfen, um, wenn von einem Kranken die Rede ist, sich dem Volke in der Kürze verständlich zu machen, so bediene man sich derselben nur als Collectivnamen, und sage z. B.: der Kranke hat **eine Art** Veitstanz, **eine Art** von Wassersucht, **eine Art** von Nervenfieber, **eine Art** kalten Fiebers, **nie aber** (damit endlich einmal die Täuschung mit diesen Namen aufhöre): er hat **den** Veitstanz, **das** Nervenfieber, **die** Wassersucht, **das** kalte Fieber, da es doch gewiß keine festständigen, sich gleichbleibenden Krankheiten dieser und ähnlicher Namen giebt.

aufgeführt wurden.

§ 82

Ob nun gleich die Heilkunst durch Entdeckung jener großen Quelle der chronischen Krankheiten, auch in Hinsicht der Auffindung der specifischern, homöopathischen Heilmittel, namentlich für die Psora, der Natur der zu heilenden Mehrzahl von Krankheiten um einige Schritte näher gekommen ist, so bleibt doch zur Bildung der Indication, bei jeder zu heilenden chronischen (psorischen) Krankheit, für den homöopathischen Arzt die Pflicht sorgfältiger Auffassung der erforschbaren Symptome und Eigenheiten derselben so unerläßlich, als vor jener Erfindung, indem keine ächte Heilung dieser, so wie der übrigen Krankheiten statt finden kann, ohne strenge Eigen-Behandlung (Individualisirung) jedes Krankheits-Falles - nur, daß bei dieser Erforschung einiger Unterschied zu beobachten ist, ob das Leiden eine acute und schnell entstandne Krankheit oder eine chronische sey, da bei den acuten die Haupt-Symptome schneller auffallen und den Sinnen erkennbar werden und daher weit kürzere Zeit zur Aufzeichnung des Krankheits-Bildes erforderlich, auch weit weniger dabei zu fragen ist*,

* Das hienächst erfolgende Schema zur Ausforschung der Symptome geht daher nur zum Theil die acuten Krankheiten an.

(indem sich hier das Meiste von selbst darbietet) als bei den weit mühsamer aufzufindenden Symptomen einer schon mehre Jahre allmälig vorgeschrittenen, chronischen Krankheit.

§ 83

Diese individualisirende **Untersuchung eines Krankheits-Falles**, wozu ich hier nur eine allgemeine Anleitung gebe und wovon der Krankheits-Untersucher nur das für den jedesmaligen Fall Anwendbare beibehält, verlangt von dem Heilkünstler nichts als Unbefangenheit und gesunde Sinne, Aufmerksamkeit im Beobachten und Treue im Aufzeichnen des Bildes der Krankheit.

§ 84

Der Kranke klagt den Vorgang seiner Beschwerden; die Angehörigen erzählen seine Klagen, sein Benehmen, und was sie an ihm wahrgenommen; der Arzt sieht, hört und bemerkt durch die übrigen Sinne, was verändert und ungewöhnlich an demselben ist. Er schreibt alles genau mit den nämlichen Ausdrücken auf, deren der Kranke und die Angehörigen sich bedienen. Wo möglich läßt er sie stillschweigend ausreden, und wenn sie nicht auf Nebendinge abschweifen, ohne Unterbrechung*.

* Jede Unterbrechung stört die Gedankenreihe der Erzählenden und es fällt ihnen hinterdrein nicht alles genau so wieder ein, wie sie's Anfangs sagen wollten.

Bloß langsam zu sprechen ermahne sie der Arzt gleich Anfangs, damit er dem Sprechenden im Nachschreiben des Nöthigen folgen könne.

§ 85

Mit jeder Angabe des Kranken oder der Angehörigen bricht er die Zeile ab, damit die Symptome alle einzeln unter einander zu stehen kommen. So kann er bei jedem derselben nachtragen, was ihm anfänglich allzu unbestimmt, nachgehends aber deutlicher angegeben wird.

§ 86

Sind die Erzählenden fertig mit dem, was sie von selbst sagen wollten, so trägt der Arzt bei jedem einzelnen Symptome die nähere Bestimmung nach, auf folgende Weise erkundigt: Er liest die einzelnen, ihm berichteten Symptome durch, und fragt bei diesem und jenem insbesondere: z. B. zu welcher Zeit ereignete sich dieser Zufall? In der Zeit vor dem bisherigen Arzneigebrauche? Während des Arzneieinnehmens? Oder erst einige Tage nach Beiseitesetzung der Arzneien? Was für ein Schmerz, welche Empfindung, genau beschrieben, war es, die sich an dieser Stelle ereignete? Welche genaue Stelle war es? Erfolgte der Schmerz abgesetzt und einzeln, zu verschiednen Zeiten? Oder war er anhaltend, unausgesetzt? Wie lange? Zu welcher Zeit des Tages oder der Nacht und in welcher Lage des Körpers war er am schlimmsten, oder setzte er ganz aus? Wie war dieser, wie war jener angegebene Zufall oder Umstand - mit deutlichen Worten beschrieben - genau beschaffen?

§ 87

Und so läßt sich der Arzt die nähere Bestimmung von jeder einzelnen Angabe noch dazu sagen, ohne jedoch jemals dem Kranken bei der Frage schon die Antwort zugleich mit in den Mund zu legen*,

* Der Arzt darf z. B. nicht fragen: „war nicht etwa auch dieser oder jener Umstand da?" Dergleichen, zu einer falschen Antwort und Angabe verführende Suggestionen darf sich der Arzt nie zu Schulden kommen lassen.

oder so daß der Kranke dann bloß mit Ja oder Nein darauf zu antworten hätte; sonst wird dieser verleitet, etwas Unwahres, Halbwahres oder wirklich Vorhandnes, aus Bequemlichkeit oder dem Fragenden zu Gefallen, zu bejahen oder zu verneinen, wodurch ein falsches Bild der Krankheit und eine unpassende Curart entstehen muß.

§ 88

Ist nun bei diesen freiwilligen Angaben von mehren Theilen oder Functionen des Körpers oder von seiner Gemüths-Stimmung nichts erwähnt worden, so fragt der Arzt, was in Rücksicht dieser Theile und dieser Functionen, so wie wegen des Geistes oder Gemüths-Zustandes des Kranken*,

* Z. B. Wie ist es mit dem Stuhlgange? Wie geht der Urin ab? Wie ist es mit dem Schlafe, bei Tage, bei der Nacht? Wie ist sein Gemüth, seine Laune, seine Besinnungskraft beschaffen? Wie ist es mit dem Appetit, dem Durste? Wie ist es mit dem Geschmacke, für sich, im Munde? Welche Speisen und Getränke schmecken ihm am besten? Welche sind ihm am meisten zuwider? Hat jedes seinen natürlichen, vollen, oder einen andern,

fremdartigen Geschmack? Wie wird ihm nach Essen oder Trinken? Ist etwas wegen des Kopfs, der Glieder, oder des Unterleibes zu erinnern?

noch zu erinnern sey, aber in allgemeinen Ausdrücken, damit der Berichtgeber genöthigt werde, sich speciell darüber zu äußern.

§ 89

Hat nun der Kranke - denn diesem ist in Absicht seiner Empfindungen (außer in verstellten Krankheiten) der meiste Glaube beizumessen - auch durch diese freiwilligen und bloß veranlaßten Aeußerungen dem Arzte gehörige Auskunft gegeben und das Bild der Krankheit ziemlich vervollständigt, so ist es diesem erlaubt, ja nöthig (wenn er fühlt, daß er noch nicht gehörig unterrichtet sey), nähere, speciellere Fragen zu thun*.

* Z. B. Wie oft hatte der Kranke Stuhlgang? von welcher genauen Beschaffenheit? War der weißliche Stuhlgang Schleim oder Koth? Waren Schmerzen beim Abgange, oder nicht? Welche und wo, genau? Was brach der Kranke aus? Ist der garstige Geschmack im Munde faul, bitter, oder sauer, oder wie sonst? vor oder nach dem Essen und Trinken, oder während desselben? Zu welcher Tageszeit am meisten? Von welchem Geschmacke ist das Aufstoßen? Wird der Urin erst beim Stehen trübe, oder läßt er ihn gleich trübe? Von welcher Farbe ist er, wenn er ihn eben gelassen hat? Von welcher Farbe ist der Satz? - Wie gebehrdet oder äußert der Kranke sich im Schlafe? wimmert, stöhnt, redet oder schreiet er im Schlafe? erschrickt er im Schlafe? schnarcht er beim Einathmen, oder beim Ausathmen? Liegt er einzig auf dem Rücken, oder auf welcher Seite? Deckt er sich selbst fest zu, oder leidet er das Zudecken nicht? Wacht er leicht auf, oder schläft er allzu fest? Wie befindet er sich gleich nach dem Erwachen aus dem Schlafe? Wie oft kommt diese, wie oft

jene Beschwerde; auf welche jedesmalige Veranlassung kommt sie? im Sitzen, im Liegen, im Stehen oder bei der Bewegung? bloß nüchtern, oder doch früh, oder bloß Abends, oder bloß nach der Mahlzeit, oder wann sonst gewöhnlich? - Wann kam der Frost? war es bloß Frostempfindung, oder war er zugleich kalt? an welchen Theilen? oder war er bei der Frostempfindung sogar heiß anzufühlen? war es bloß Empfindung von Kälte, ohne Schauder? war er heiß, ohne Gesichtsröthe? an welchen Theilen war er heiß anzufühlen? oder klagte er über Hitze, ohne heiß zu seyn beim Anfühlen? wie lange dauerte der Frost, wie lange die Hitze? - Wann kam der Durst? beim Froste? bei der Hitze? oder vorher oder nachher? wie stark war der Durst, und worauf? - Wann kommt der Schweiß? beim Anfange, oder zu Ende der Hitze? oder wie viel Stunden nach der Hitze? im Schlafe oder im Wachen? wie stark ist der Schweiß? heiß oder kalt? an welchen Theilen? von welchem Geruche? - Was klagt er an Beschwerden vor oder bei dem Froste? was bei der Hitze? was nach derselben? was bei oder nach dem Schweiße? Wie ist es (beim weiblichen Geschlechte) mit dem monatlichen Blutflusse oder andern Ausflüssen? u. s. w.

§ 90

Ist der Arzt mit Niederschreibung dieser Aussagen fertig, so merkt er sich an, was er selbst an dem Kranken wahrnimmt*

* Z. B. Wie sich der Kranke bei dem Besuche gebehrdet hat, ob er verdrießlich, zänkisch, hastig, weinerlich, ängstlich, verzweifelt oder traurig, oder getrost, gelassen, u. s. w.; ob er schlaftrunken oder überhaupt unbesinnlich war? ob er heisch, sehr leise, oder ob er unpassend, oder wie anders er redete? wie die Farbe des Gesichts und der Augen, und die Farbe der Haut überhaupt, wie die Lebhaftigkeit und Kraft der Mienen und Augen, wie die Zunge, der Athem, der Geruch aus dem Munde, oder das Gehör beschaffen ist? wie sehr die Pupillen erweitert,

oder verengert sind? wie schnell, wie weit sie sich im Dunkeln und Hellen verändern? wie der Puls? wie der Unterleib? wie feucht oder trocken, wie kalt oder heiß die Haut an diesen oder jenen Theilen oder überhaupt anzufühlen ist? ob er mit zurückgebogenem Kopfe, mit halb oder ganz offenem Munde, mit über den Kopf gelegten Armen, ob er auf dem Rücken, oder in welcher andern Stellung er liegt? mit welcher Anstrengung er sich aufrichtet, und was von dem Arzte sonst auffallend Bemerkbares an ihm wahrgenommen werden konnte.

und erkundigt sich, was demselben hievon in gesunden Tagen eigen gewesen.

§ 91

Die Zufälle und das Befinden des Kranken, während eines etwa vorgängigen Arzneigebrauchs, geben nicht das reine Bild der Krankheit; diejenigen Symptome und Beschwerden hingegen, welche er **vor dem Gebrauche der Arzneien oder nach ihrer mehrtägigen Aussetzung** litt, geben den ächten Grundbegriff von der **ursprünglichen** Gestalt der Krankheit, und vorzüglich diese muß der Arzt sich aufzeichnen. Er kann auch wohl, wenn die Krankheit langwierig ist, den Kranken, im Fall er bis jetzt noch Arznei genommen hatte, einige Tage ganz ohne Arznei lassen, oder ihm indeß etwas Unarzneiliches geben und bis dahin die genauere Prüfung der Krankheitszeichen verschieben, um die dauerhaften, unvermischten Symptome des alten Uebels in ihrer Reinheit aufzufassen und danach ein untrügliches Bild von der Krankheit entwerfen zu können.

§ 92

Ist es aber eine schnellverlaufende Krankheit, und leidet ihr dringender Zustand keinen Verzug, so muß sich der

Arzt mit dem, selbst von den Arzneien geänderten Krankheitszustande begnügen, wenn er die vor dem Arzneigebrauche bemerkten Symptome nicht erfahren kann, - um wenigstens die gegenwärtige Gestalt des Uebels, das heißt, die mit der ursprünglichen Krankheit vereinigte Arzneikrankheit, welche durch die oft zweckwidrigen Mittel gewöhnlich beträchtlicher und gefährlicher als die ursprüngliche ist, und daher oft dringend eine zweckmäßige Hülfe erheischt, in ein Gesammtbild zusammenfassen und, damit der Kranke an der genommenen schädlichen Arznei nicht sterbe, mit einem passend homöopathischen Heilmittel besiegen zu können.

§ 93

Ist die Krankheit seit Kurzem, oder bei einem langwierigen Uebel vor längerer Zeit durch ein merkwürdiges Ereigniß verursacht worden, so wird der Kranke - oder wenigstens die im Geheim befragten Angehörigen - es schon angeben, entweder von selbst und aus eignem Triebe oder auf eine behutsame Erkundigung*.

* Den etwanigen entehrenden Veranlassungen, welche der Kranke oder die Angehörigen nicht gern, wenigstens nicht von freien Stücken gestehen, muß der Arzt durch klügliche Wendungen der Fragen oder durch andre Privat-Erkundigungen auf die Spur zu kommen suchen. Dahin gehören: Vergiftung oder begonnener Selbstmord, Onanie, Ausschweifungen gewöhnlicher oder unnatürlicher Wohllust, Schwelgerei in Wein, Liqueuren, Punsch und andern hitzigen Getränken, Thee, oder Kaffee, - Schwelgen im Essen überhaupt oder in besonders schädlichen Speisen, - venerische oder Krätz-Ansteckung, unglückliche Liebe, Eifersucht, häußlicher Unfriede, Aergerniß, Gram über ein Familien-Unglück, erlittene Mißhandlungen, verbissene Rache, gekränkter Stolz, Zerrüttung der Vermögensumstände, - aber-

gläubige Furcht, - Hunger - oder etwa ein Körpergebrechen an den Schamtheilen, ein Bruch, ein Vorfall u. s. w.

§ 94

Bei Erkundigung des Zustandes chronischer Krankheiten, müssen die besondern Verhältnisse des Kranken in Absicht seiner gewöhnlichen Beschäftigungen, seiner gewohnten Lebensordnung und Diät, seiner häuslichen Lage u. s. w. wohl erwogen und geprüft werden, was sich in ihnen Krankheit Erregendes oder Unterhaltendes befindet, um durch dessen Entfernung die Genesung befördern zu können*.

* Vorzüglich muß bei chronischen Krankheiten des weiblichen Geschlechts, auf Schwangerschaft, Unfruchtbarkeit, Neigung zur Begattung, Niederkunften, Fehlgeburten, Kindersäugen, Abgänge aus der Scheide und auf den Zustand des monatlichen Blutflusses Rücksicht genommen werden. Insbesondere ist, in Betreff des letztern die Erkundigung nicht zu versäumen, ob er in zu kurzen Perioden wiederkehre, oder über die gehörige Zeit außen bleibe, wie viele Tage er anhält, ununterbrochen oder abgesetzt? in welcher Menge überhaupt, wie dunkel von Farbe, ob mit Leucorrhöe (Weißfluß) vor dem Eintritte oder nach der Beendigung? vorzüglich aber mit welchen Beschwerden Leibes und der Seele, mit welchen Empfindungen und Schmerzen vor dem Eintritte, bei dem Blutflusse oder nachher? Ist Weißfluß bei ihr; wie ist er beschaffen? von welchen Empfindungen begleitet? in welcher Menge? unter welchen Bedingungen und auf welche Veranlassungen erscheint er?

§ 95

Die Erforschung der obgedachten und aller übrigen Krankheitszeichen, muß deßhalb bei chronischen Krankheiten so sorgfältig und umständlich, als möglich, geschehen und bis in die kleinsten Einzelheiten gehen, theils weil sie bei diesen Krankheiten am sonderlichsten sind, denen in den schnell vorübergehenden Krankheiten am wenigsten gleichen, und bei der Heilung, wenn sie gelingen soll, nicht genau genug genommen werden können; theils weil die Kranken der langen Leiden so gewohnt werden, daß sie auf die kleinern, oft sehr bezeichnungsvollen (charakteristischen), - bei Aufsuchung des Heilmittels viel entscheidenden - Nebenzufälle wenig oder gar nicht mehr achten und sie fast für einen Theil ihres natürlichen Zustandes, fast für Gesundheit ansehen, deren wahres Gefühl sie bei der, oft funfzehn-, zwanzigjährigen Dauer ihrer Leiden ziemlich vergessen haben, es ihnen auch kaum einfällt, zu glauben, daß diese Nebensymptome, diese übrigen, kleinern oder größern Abweichungen vom gesunden Zustande, mit ihrem Hauptübel im Zusammenhange stehen könnten.

§ 96

Zudem sind die Kranken selbst, von so abweichender Gemüthsart, daß einige, vorzüglich die sogenannten Hypochondristen und andre sehr gefühlige und unleidliche Personen, ihre Klagen in allzu grellem Lichte aufstellen und, um den Arzt zur Hülfe aufzureizen, die Beschwerden mit überspannten Ausdrücken bezeichnen*.

* Eine reine Erdichtung von Zufällen und Beschwerden wird man wohl nie bei Hypochondristen, selbst nicht bei den unleidlichsten, antreffen, - dies beweißt die Vergleichung ihrer zu verschiednen Zeiten geklagten Beschwerden, während der Arzt ihnen nichts oder etwas ganz Unarzneiliches eingiebt; - nur muß man von ihren Uebertreibungen etwas abziehen, wenigstens die Stärke ihrer Ausdrücke auf Rechnung ihres übermäßigen Ge-

fühls setzen; in welcher Hinsicht selbst diese Hochstimmung ihrer Ausdrücke über ihre Leiden, für sich schon zum bedeutenden Symptome in der Reihe der übrigen wird, aus denen das Bild der Krankheit zusammengesetzt ist. Bei Wahnsinnigen und bei böslichen Krankheits-Erdichtern ist es eine andre Sache.

§ 97

Andre, entgegengesetzt geartete Personen aber, halten theils aus Trägheit, theils aus mißverstandner Schaam, theils aus einer Art milder Gesinnung oder Blödigkeit, mit einer Menge von Beschwerden zurück, bezeichnen sie mit undeutlichen Ausdrücken, oder geben mehre als unbedeutend an.

§ 98

So gewiß man nun auch, vorzüglich den Kranken selbst über seine Beschwerden und Empfindungen zu hören und besonders den eignen Ausdrücken, mit denen er seine Leiden zu verstehen geben kann, Glauben beizumessen hat, - weil sie im Munde der Angehörigen und Krankenwärter verändert und verfälscht zu werden pflegen, - so gewiß erfordert doch auf der andern Seite, bei allen Krankheiten, vorzüglich aber bei den langwierigen, die Erforschung des wahren, vollständigen Bildes derselben und seiner Einzelheiten besondre Umsicht, Bedenklichkeit, Menschenkenntniß, Behutsamkeit im Erkundigen und Geduld, in hohem Grade.

§ 99

Im Ganzen wird dem Arzte die Erkundigung acuter, oder sonst seit Kurzem entstandner Krankheiten leichter, weil dem Kranken und den Angehörigen alle Zufälle und Abweichungen von der, nur unlängst erst verlornen Gesundheit, noch in frischem Gedächtnisse, noch neu und auffallend geblieben sind. Der Arzt muß zwar auch hier alles wissen; er braucht aber weit weniger zu **erforschen**; man sagt ihm alles größtentheils von selbst.

§ 100

Bei Erforschung des Symptomen-Inbegriffs der epidemischen Seuchen und sporadischen Krankheiten, ist es sehr gleichgültig, ob schon ehedem etwas Aehnliches unter diesem oder jenem Namen in der Welt vorgekommen sey. Die Neuheit oder Besonderheit einer solchen Seuche macht keinen Unterschied weder in ihrer Untersuchung, noch Heilung, da der Arzt ohnehin das reine Bild jeder gegenwärtig herrschenden Krankheit als neu und unbekannt voraussetzen und es vom Grunde aus für sich erforschen muß, wenn er ein ächter, gründlicher Heilkünstler seyn will, der nie Vermuthung an die Stelle der Wahrnehmung setzen, nie einen, ihm zur Behandlung aufgetragenen Krankheitsfall weder ganz, noch zum Theile für bekannt annehmen darf, ohne ihn sorgfältig nach allen seinen Aeußerungen auszuspähen; und dieß hier um so mehr, da jede herrschende Seuche in vieler Hinsicht eine Erscheinung eigner Art ist und bei genauer Untersuchung sehr abweichend von allen ehemaligen, fälschlich mit gewissen Namen belegten Seuchen befunden wird; - wenn man die Epidemien von sich gleich bleibendem Ansteckungszunder, die Menschenpocken, die Masern u. s. w. ausnimmt.

§ 101

Es kann wohl seyn, daß der Arzt beim ersten ihm vorkommenden Falle einer epidemischen Seuche, nicht gleich das vollkommne Bild derselben zur Wahrnehmung bekommt, da jede solche Collectivkrankheit erst bei näherer Beobachtung mehrer Fälle den Inbegriff ihrer Symptome und Zeichen an den Tag legt. Indessen kann der sorgfältig forschende Arzt schon beim ersten und zweiten Kranken dem wahren Zustande oft so nahe kommen, daß er eines charakteristischen Bildes davon inne wird - und dann schon ein passendes, homöopathisch angemessenes Heilmittel für sie ausfindet.

§ 102

Bei Niederschreibung der Symptome mehrer Fälle dieser Art, wird das entworfene Krankheitsbild immer vollständiger, nicht größer und wortreicher, aber bezeichnender (charakteristischer), die Eigenthümlichkeit dieser Collectivkrankheit umfassender; die allgemeinen Zeichen (z. B. Appetitlosigkeit, Mangel an Schlaf u. s. w.) erhalten ihre eignen und genauern Bestimmungen und auf der andern Seite treten die mehr ausgezeichneten, besondern, wenigstens in dieser Verbindung seltnern, nur wenigen Krankheiten eignen Symptome hervor und bilden das Charakteristische dieser Seuche*.

* Dann werden dem Arzte, welcher schon in den ersten Fällen das, dem specifisch homöopathischen nahe kommende Heilmittel hat wählen können, die folgenden Fälle entweder die Angemessenheit der gewählten Arznei bestätigen, oder ihn auf ein noch passenderes, auf das passendste homöopathische Heilmittel hinweisen.

Alle an der dermaligen Seuche Erkrankten haben zwar eine aus einer und derselben Quelle geflossene und daher **gleiche** Krankheit; aber der ganze Umfang einer solchen epidemischen Krankheit und die Gesammtheit ihrer Symptome (deren Kenntniß zur Uebersicht des vollständigen Krankheitsbildes gehört, um das für diesen Symptomen-Inbegriff passendste homöopathische Heilmittel wählen zu können) kann nicht bei einem einzelnen Kranken wahrgenommen, sondern nur aus den Leiden mehrer Kranken von verschiedner Körperbeschaffenheit vollständig abgezogen (abstrahirt) und entnommen werden.

§ 103

Auf gleiche Weise wie hier von den epidemischen, meist acuten Seuchen gelehrt worden, mußten auch von mir die, in ihrem Wesen sich gleichbleibenden miasmatischen, chronischen Siechthume, namentlich und vorzüglich die Psora, viel genauer als bisher geschah, nach dem Umfange ihrer Symptome ausgeforscht werden, indem auch bei ihnen der eine Kranke nur einen Theil derselben an sich trägt, ein zweiter, ein dritter u. s. w. wiederum an einigen andern Zufällen leidet, welche ebenfalls nur ein gleichsam abgerissener Theil aus der Gesammtheit der, den ganzen Umfang des einen und desselben Siechthums ausmachenden Symptome sind, so daß nur an **sehr vielen** einzelnen dergleichen chronischen Kranken, der Inbegriff aller, zu einem solchen miasmatischen, chronischen Siechthume, insbesondre der Psora gehörigen Symptome ausgemittelt werden konnte, ohne deren vollständige Uebersicht und Gesammt-Bild die, homöopathisch das ganze Siechthum heilenden (namentlich antipsorischen) Arzneien nicht ausgeforscht werden konnten, welche zugleich die wahren Heilmittel der einzelnen, an dergleichen chronischen Uebeln leidenden Kranken sind.

§ 104

Ist nun die Gesammtheit der, den Krankheits-Fall vorzüglich bestimmenden und auszeichnenden Symptome, oder mit andern Worten, das Bild der Krankheit irgend einer Art einmal genau aufgezeichnet*,

* Die Aerzte alter Schule machten sich's hiemit in ihren Curen äußerst bequem. Da hörte man keine genaue Erkundigung nach allen Umständen des Kranken, ja der Arzt unterbrach diese sogar oft in der Erzählung ihrer einzelnen Beschwerden, um sich nicht stören zu lassen bei schneller Aufschreibung des Receptes, aus mehren von ihm nach ihrer wahren Wirkung nicht gekannten Ingredienzen zusammengesetzt. Kein allöopathischer Arzt, wie gesagt, verlangte die sämmtlichen genauen Umstände des Kranken zu erfahren **und noch weniger schrieb er sich etwas davon auf**. Wenn er dann den Kranken nach mehren Tagen wieder sah, wußte er von den wenigen, zuerst gehörten Umständen (da er seitdem so viele verschiedne, andre Kranke gesehen) wenig oder nichts mehr; er hatte es zu dem einen Ohre hinein und zu dem andern wieder hinaus gehen lassen. Auch that er bei fernern Besuchen nur wenige allgemeine Fragen, that als fühlte er den Puls an der Handwurzel, besah die Zunge, verschrieb in demselben Augenblicke, eben so ohne verständigen Grund, ein andres Recept, oder ließ das erstere (öfters des Tags in ansehnlichern Portionen) fortbrauchen und eilte mit zierlichen Gebehrden zu dem funfzigsten, sechszigsten Kranken, den er denselben Vormittag noch gedankenlos zu besuchen hatte. So ward das eigentlich nachdenklichste aller Geschäfte, die gewissenhafte, sorgfältige Erforschung des Zustandes jedes einzelnen Kranken und die darauf zu gründende specielle Heilung von den Leuten getrieben, die sich Aerzte, **rationelle Heilkünstler** nannten. Der Erfolg war fast ohne Ausnahme schlecht, wie natürlich; und dennoch mußten die Kranken zu ihnen, theils weils nichts Bessers gab, theils aus Etiquette, und weil's so eingeführt ist.

so ist auch die schwerste Arbeit geschehen. Der Heilkünstler hat es dann bei der Cur, vorzüglich der chronischen Krankheit auf immer vor sich, kann es in allen seinen Theilen durchschauen und die charakteristischen Zeichen herausheben, um ihm eine gegen diese, das ist, gegen das Uebel selbst gerichtete, treffend ähnliche, künstliche Krankheitspotenz in dem homöopathisch gewählten Arzneimittel entgegenzusetzen, gewählt aus den Symptomenreihen aller, nach ihren reinen Wirkungen bekannt gewordenen Arzneien. Und wenn er sich während der Cur nach dem Erfolge der Arznei und dem geänderten Befinden des Kranken erkundigt, braucht er bei seinem neuen Krankheitsbefunde von der ursprünglichen Gruppe der zuerst aufgezeichneten Symptome, bloß das in seinem Manuale wegzulassen, was sich gebessert hat, und dazu zu setzen, was noch davon vorhanden, oder etwa an neuen Beschwerden hinzu gekommen ist.

§ 105

Der zweite Punkt des Geschäftes eines ächten Heilkünstlers, betrifft die **Erforschung der**, **zur Heilung der natürlichen Krankheiten bestimmten Werkzeuge**, die Erforschung der krankmachenden Kraft der Arzneien, um, wo zu heilen ist, eine von ihnen aussuchen zu können, aus deren Symptomenreihe eine künstliche Krankheit zusammengesetzt werden kann, der Haupt-Symptomen-Gesammtheit der zu heilenden natürlichen Krankheit möglichst ähnlich.

§ 106

Die ganze, Krankheit erregende Wirksamkeit der einzelnen Arzneien muß bekannt seyn, das ist, alle die krankhaften Symptome und Befindens-Veränderungen, die jede derselben in gesunden Menschen besonders zu erzeugen fähig ist, müssen erst beobachtet worden seyn, ehe man hoffen kann, für die meisten natürlichen Krankheiten treffend homöopathische Heilmittel unter ihnen finden und auswählen zu können.

§ 107

Giebt man, um dieß zu erforschen, Arzneien nur **kranken** Personen ein, selbst wenn man sie nur einfach und einzeln verordnete, so sieht man von ihren reinen Wirkungen wenig oder nichts Bestimmtes, da die von den Arzneien zu erwartenden, besondern Befindens-Veränderungen mit den Symptomen der gegenwärtigen natürlichen Krankheit vermengt, nur selten deutlich wahrgenommen werden können.

§ 108

Es ist also kein Weg weiter möglich, auf welchem man die eigenthümlichen Wirkungen der Arzneien auf das Befinden des Menschen untrüglich erfahren könnte - es giebt keine einzige sichere, keine natürlichere Veranstaltung zu dieser Absicht, als daß man die einzelnen Arzneien versuchsweise **gesunden** Menschen in mäßiger Menge eingiebt, um zu erfahren welche Veränderungen, Symptome und Zeichen ihrer Einwirkung jede besonders im Befinden Leibes und der Seele hervorbringe, das ist, welche Krankheits-Elemente sie zu erregen fähig und geneigt sey*,

* Nicht ein einziger Arzt, meines Wissens, kam in einer drittehalbtausendjährigen Vorzeit auf diese so natürliche, so unumgänglich nothwendige, einzig ächte Prüfung der Arzneien in ihren reinen, eigenthümlichen, das Befinden der Menschen um-

stimmenden Wirkungen, um so zu erfahren, welche Krankheitszustände jede Arznei zu heilen vermöge, als der große, unsterbliche ALBRECHT VON HALLER. Bloß dieser sah, obgleich nicht praktischer Arzt, vor mir, die Nothwendigkeit hievon ein (siehe Vorrede zur Parmacopoea Helvet., Basil. 1771. fol. S. 12.): „Nempe primum in corpore **sano** medela tentanda est, **sine peregrina ulla miscela**; odoreque et sapore ejus exploratis, exigua illius dosis ingerenda et ad omnes, quae inde contingunt, affectiones, quis pulsus, qui calor, quae respiratio, quaenam excretiones, attendendum. Inde ad ductum phaenomenorum, in sano obviorum, transeas ad experimenta in corpore aegroto etc.“ Aber **Niemand, kein einziger Arzt** achtete oder befolgte diese seine unschätzbaren Winke.

da, wie (§. 24-27.) gezeigt worden, alle Heilkraft der Arzneien einzig in dieser ihrer Menschenbefindens-Veränderungskraft liegt, und aus Beobachtung der letztern hervorleuchtet.

§ 109

Diesen Weg schlug ich zuerst ein mit einer Beharrlichkeit, die nur durch eine vollkommne Ueberzeugung von der großen, Menschen beglückenden Wahrheit, daß bloß durch homöopathischen Gebrauch der Arzneien die einzig gewisse Heilung der Krankheiten der Menschen möglich sey*,

* Es ist unmöglich, daß es außer der reinen Homöopathik noch eine andre wahre, beste Heilung der dynamischen (das ist, aller nicht chirurgischen) Krankheiten geben könne, so wenig als zwischen zwei gegebnen Punkten mehr als Eine gerade Linie zu ziehen möglich ist. Wie wenig muß der, welcher wähnt, daß es außer ihr noch andre Arten Krankheiten zu heilen gebe, der Homöopathie auf den Grund gekommen seyn und sie mit hinlänglicher Sorgfalt ausgeübt haben, wie wenige, richtig motivirte,

homöopathische Heilungen muß er gesehen oder gelesen, und auf der andern Seite die Ungegründetheit jeder allöopathischen Verfahrungsart in Krankheiten erwogen, die so schlechten, als oft schrecklichen Erfolge davon erkundigt haben, welcher mit einem solchen lockern Indifferentismus die einzig wahre Heilkunst jenen schädlichen Curarten gleich stellet, oder sie gar für Schwestern der Homöopathik ausgiebt, deren sie nicht entbehren könne! Meine gewissenhaften Nachfolger, die ächten, reinen Homöopathiker mit ihren fast nie fehlenden, glücklichen Heilungen mögen sie eines Bessern belehren.

entstehen und aufrecht erhalten werden konnte*.

* Die erste Frucht von diesem Streben gab ich, so reif sie damals seyn konnte, in den: Fragmenta de viribus medicamentorum positivis, sive in sano corp. hum. observatis. P. I. II. Lipsiae, 8. 1805. ap. J. A. Barth; die reifere in: **Reine Arzneimittellehre**. I. Th. dritte Ausg. II. Th. dritte Ausg. 1833. III. Th. zw. Ausg. 1825. IV. Th. zw. Ausg. 1825. V. Th. zw. Ausg. 1826. VI. Th. zw. Ausg. 1827. und im zweiten, dritten und vierten Theile der **chronischen Krankheiten**, 1828. 1830. Dresden bei Arnold. und zweite Ausgabe der chronischen Kr. II, III, IV, V Th. 1835, 1837, 1838, 1839 Düsseldorf, bei Schaub.

§ 110

Daneben sah ich, daß die Wirkungen krankhafter Schädlichkeiten, welche vorgängige Schriftsteller von arzneilichen Substanzen aufgezeichnet hatten, wenn sie in großer Menge aus Versehen, um sich oder Andre zu tödten, oder unter andern Umständen in den Magen gesunder Personen gerathen waren, mit meinen Beobachtungen beim Versuchen derselben Substanzen an mir selbst und andern gesunden Personen viel übereinkamen. Besagte Schriftsteller erzählen diese Vorgänge als Vergiftungsgeschichten und als

Beweise des Nachtheils dieser heftigen Dinge, meistens nur, um davor zu warnen, theils auch, um ihre Kunst zu rühmen, wenn bei ihren, gegen diese gefährlichen Zufälle gebrauchten Mitteln allmälig wieder Genesung eingetreten war, theils endlich, wo diese so angegriffenen Personen in ihrer Cur starben, um sich mit der Gefährlichkeit dieser Substanzen, die sie dann Gifte nannten, zu entschuldigen. Keiner von diesen Beobachtern ahnete, daß diese, von ihnen bloß als Beweise der Schädlichkeit und Giftigkeit dieser Substanzen erzählten Symptome, sichere Hinweisung enthielten auf die Kraft dieser Droguen, ähnliche Beschwerden in natürlichen Krankheiten heilkräftig auslöschen zu können, daß diese ihre Krankheits-Erregungen, Andeutungen ihrer homöopathischen Heilwirkungen seyen und daß bloß auf Beobachtung solcher Befindensveränderungen, welche die Arzneien in gesunden Körpern hervorbringen, die einzig mögliche Erforschung ihrer Arzneikräfte beruhe, indem weder durch vernünftelnde Klügelei a priori, noch durch Geruch, Geschmack oder Ansehen der Arzneien, noch durch chemische Bearbeitung, noch auch durch Gebrauch Einer, oder mehrer derselben in einer Mischung (Recepte) bei Krankheiten die reinen, eigenthümlichen Kräfte der Arzneien zum Heilbehufe zu erkennen sind; man ahnete nicht, daß diese Geschichten von Arzneikrankheiten, dereinst die ersten Anfangsgründe der wahren, reinen Arzneistoff-Lehre abgeben würden, die vom Anbeginn bis jetzt nur in falschen Vermuthungen und Erdichtungen bestand, das ist, so gut als gar nicht vorhanden war*.

* Man sehe, was ich hievon gesagt habe in: **Beleuchtung der Quellen der gewöhnlichen Materia medica**, vor dem dritten Theile meiner **reinen Arzneimittellehre**.

§ 111

Die Uebereinkunft meiner mit jenen ältern - obgleich unhinsichtlich auf Heilbehuf geschriebenen - Beobachtungen reiner Arzneiwirkungen und selbst die Uebereinstimmung dieser Nachrichten mit andern dieser Art von verschiednen Schriftstellern überzeugt uns leicht, daß die Arzneistoffe bei ihrer krankhaften Veränderung des gesunden menschlichen Körpers **nach bestimmten, ewigen Naturgesetzen** wirken, und, vermöge dieser, **gewisse, zuverlässige Krankheitssymptome** zu erzeugen fähig sind, **jeder**, Stoff **nach seiner Eigenthümlichkeit**, **besondere**.

§ 112

In jenen ältern Beschreibungen der, oft lebensgefährlichen Wirkungen in so übermäßigen Gaben verschluckter Arzneien, nimmt man auch Zustände wahr, die nicht Anfangs, sondern beim Ausgange solcher traurigen Ereignisse sich zeigten und von einer den anfänglichen ganz entgegengesetzten Natur waren. Diese der **Erstwirkung** (§. 63.) oder eigentlichen Einwirkung der Arzneien auf die Lebenskraft entgegenstehenden Symptome, sind die Gegenwirkung des Lebensprincips des Organisms, also die **Nachwirkung** desselben (§. 62-67.), wovon jedoch bei mäßigen Gaben zum Versuche an gesunden Körpern selten oder fast nie das Mindeste zu spüren ist, bei kleinen Gaben aber gar nicht. Gegen diese macht der lebende Organism beim homöopathischen Heilgeschäfte nur so viel Gegenwirkung als erforderlich ist, das Befinden wieder auf den natürlichen, gesunden Zustand zu erheben.

§ 113

Bloß die narcotischen Arzneien scheinen hierin eine Ausnahme zu machen. Da sie in der Erstwirkung theils die

Empfindlichkeit und Empfindung, theils die Reizbarkeit hinwegnehmen, so pflegt bei ihnen öfterer, auch bei mäßigen Versuchsgaben, in gesunden Körpern eine erhöhete Empfindlichkeit in der **Nachwirkung** (und eine größere Reizbarkeit) merkbar zu werden.

§ 114

Diese narcotischen Substanzen ausgenommen, werden bei Versuchen mit mäßigen Gaben Arznei, in gesunden Körpern bloß die Erstwirkungen derselben, d. i. diejenigen Symptome wahrgenommen, womit die Arznei das Befinden des Menschen umstimmt und einen krankhaften Zustand auf längere oder kürzere Zeit in und an demselben hervorbringt.

§ 115

Unter diesen Symptomen giebt es bei einigen Arzneien nicht wenige welche andern, theils vorher erschienenen, theils nachher erscheinenden zum Theil oder in gewissen Nebenumständen entgegengesetzt, deßwegen jedoch nicht eigentlich als **Nachwirkung** oder bloße Gegenwirkung der Lebenskraft anzusehen sind, sondern nur den Wechselzustand der verschiednen Erst-Wirkungs-Paroxismen bilden; man nennt sie **Wechselwirkungen**.

§ 116

Einige Symptome werden von den Arzneien öfterer, das ist, in vielen Körpern, andre seltner oder in wenigen Menschen zuwege gebracht, einige nur in sehr wenigen gesunden Körpern.

§ 117

Zu den letztern gehören die sogenannten **Idiosyncrasien**, worunter man eigne Körperbeschaffenheiten versteht, welche, obgleich sonst gesund, doch die Neigung besitzen, von gewissen Dingen, welche bei vielen andren Menschen gar keinen Eindruck und keine Veränderung zu machen **scheinen**, in einen mehr oder weniger krankhaften Zustand versetzt zu werden*.

* Einige wenige Personen können vom Geruche der Rosen in Ohnmacht fallen und vom Genusse der Mies-Muscheln, der Krebse oder des Rogens des Barbe-Fisches, von Berührung des Laubes einiger Sumach-Arten u. s. w. in mancherlei andre krankhafte, zuweilen gefährliche Zustände gerathen.

Doch dieser Mangel an Eindruck auf einige Personen ist nur scheinbar. Denn da zu diesen, so wie zur Hervorbringung aller übrigen krankhaften Befindensveränderungen im Menschen beide, sowohl die der einwirkenden Substanz inwohnende Kraft, als die Fähigkeit der den Organism belebenden geistartigen Dynamis, von dieser erregt zu werden, erforderlich ist, so können die auffallenden Erkrankungen in den sogenannten Idiosyncrasien nicht bloß auf Rechnung dieser besondern Körperbeschaffenheiten gesetzt, sondern sie müssen von diesen veranlassenden Dingen hergeleitet werden, in denen zugleich die Kraft liegen muß, auf alle menschliche Körper denselben Eindruck zu machen, nur daß wenige unter den gesunden Körperbeschaffenheiten geneigt sind, sich in einen so auffallend kranken Zustand von ihnen versetzen zu lassen. Daß diese Potenzen wirklich auf jeden Körper diesen Eindruck machen, sieht man daraus, daß sie bei **allen** kranken Personen für ähnliche Krankheitssymptome, als die welche sie selbst (obgleich anscheinend nur bei den sogenannten idiosyncratischen Personen) erregen können, als Heilmittel homöopathische Hülfe leisten*.

* So half die Prinzessin MARIA PORPHYROGENETA ihrem an Ohnmachten leidenden Bruder, dem Kaiser ALEXIUS durch Bespritzung mit Rosenwasser (το των ροδων σταλαγμα) in Gegenwart seiner Tante EUDOXIA (Hist. byz. Alexias lib. 15. S. 503. ed. Poßer.) und HORSTIUS (Oper. III. S. 59.) sah den Rosenessig bei Ohnmachten sehr hülfreich.

§ 118

Jede Arznei zeigt besondere Wirkungen im menschlichen Körper, welche sich von keinem andern Arzneistoffe verschiedner Art genau so ereignen*.

* Dieß sah auch der verehrungswürdige A. V. HALLER ein, da er sagt (Vorrede zu seiner hist. stirp. helv.): „latet immensa virium diversitas in iis ipsis plantis, quarum facies externas dudum novimus, animas quasi et quodcunque caelestius habent, nondum perspeximus."

§ 119

So gewiß jede Pflanzenart in ihrer äußern Gestalt, in der eignen Weise ihres Lebens und Wuchses, in ihrem Geschmacke und Geruche von jeder andern Pflanzen-Art und Gattung, so gewiß jedes Mineral und jedes Salz in seinen äußern sowohl, als innern physischen und chemischen Eigenschaften (welche allein schon alle Verwechselung hätten verhüten sollen) von dem andern verschieden ist, so gewiß sind sie alle unter sich in ihren krankmachenden - also auch heilenden - Wirkungen verschieden und von einander abweichend*.

* Wer die so sonderbar verschiednen Wirkungen jeder einzelnen Substanz von den Wirkungen jeder andern auf das mensch-

liche Befinden, genau kennt und zu würdigen versteht, der sieht auch leicht ein, daß es unter ihnen, in arzneilicher Hinsicht, durchaus keine gleichbedeutenden Mittel, keine **Surrogate** geben kann. Bloß wer die verschiednen Arzneien nach ihren reinen, positiven Wirkungen **nicht** kennt, kann so thöricht seyn, uns weiß machen zu wollen, eins könne statt des andern dienen und eben so gut, als jenes, in gleicher Krankheit helfen. So verwechseln unverständige Kinder die wesentlich verschiedensten Dinge, weil sie sie kaum dem Aeußern nach und am wenigsten nach ihrem Werthe, ihrer wahren Bedeutung und ihren innern, höchst abweichenden Eigenschaften kennen.

Jede dieser Substanzen wirkt auf eine eigne, verschiedne, doch bestimmte Weise, die alle Verwechselung verbietet, und erzeugt Abänderungen des Gesundheitszustandes und des Befindens der Menschen*.

* Ist dieß reine Wahrheit, wie sie es ist, so kann fortan kein Arzt, der nicht für verstandlos angesehen seyn, und der sein gutes Gewissen, das einzige Zeugniß ächter Menschenwürde, nicht verletzen will, unmöglich eine andre Arzneisubstanz zur Cur der Krankheiten anwenden, als solche die er genau und vollständig in ihrer wahren Bedeutung kennt, d. i., deren virtuelle Wirkung auf das Befinden gesunder Menschen er genugsam erprobt hat, um genau zu wissen, sie sey vermögend, einen, dem zu heilenden sehr ähnlichen Krankheitszustand, einen ähnlichern, als jede andre, ihm bekannt gewordne Arznei, selbst zu erzeugen - da, wie oben gezeigt worden, weder der Mensch, noch die große Natur vollkommen, schnell und dauerhaft anders als mit einem homöopathischen Mittel heilen kann. Kein ächter Arzt kann sich fortan von solchen Versuchen, vorzüglich an sich selbst, ausschließen, um diese Kenntniß der Arzneien, die am nothwendigsten zum Heilbehufe gehört, zu erlangen, diese von den Aerzten aller Jahrhunderte bisher so schnöde versäumte Kenntniß. Alle vergangenen Jahrhunderte - die Nachwelt wird's kaum glauben - begnügten sich bisher, die in ihrer Bedeutung

unbekannten, und in Absicht ihrer höchst wichtigen, höchst abweichenden, reinen, dynamischen Wirkung auf Menschenbefinden **nie geprüften** Arzneien so blindhin in Krankheiten, und zwar meist mehre dieser unbekannten, so sehr verschiednen Kräfte in Recepte zusammengemischt zu verordnen und dem **Zufalle** zu überlassen, wie es dem Kranken danach ergehen möge. So dringt ein Wahnsinniger in die Werkstatt eines Künstlers, und ergreift **Hände voll, ihm unbekannter, höchst verschiedner Werkzeuge**, um die dastehenden Kunstwerke, wie er wähnt, zu bearbeiten; daß sie von seiner unsinnigen Arbeit verderbt, wohl gar unwiederbringlich verderbt werden, brauche ich nicht weiter zu erinnern.

§ 120

Also genau, sorgfältigst genau müssen die Arzneien, von denen Leben und Tod, Krankheit und Gesundheit der Menschen abhängen, von einander unterschieden und deßhalb durch sorgfältige, reine Versuche auf ihre Kräfte und wahren Wirkungen im gesunden Körper geprüft werden, um sie genau kennen zu lernen und bei ihrem Gebrauche in Krankheiten jeden Fehlgriff vermeiden zu können, indem nur eine treffende Wahl derselben das größte der irdischen Güter, Wohlseyn Leibes und der Seele, bald und dauerhaft wiederbringen kann.

§ 121

Bei Prüfung der Arzneien in Absicht auf ihre Wirkungen im gesunden Körper, muß man bedenken daß die starken, sogenannten heroischen Substanzen schon in geringer Gabe Befindensveränderungen, selbst bei starken Personen zu erregen pflegen. Die von milderer Kraft müssen zu diesen Versuchen in ansehnlicherer Gabe gereicht werden; die schwächsten aber können, damit man ihre Wirkung wahrnehme, bloß bei solchen von Krankheit freien Personen versucht werden, welche zärtlich, reizbar und empfindlich sind.

§ 122

Es dürfen zu solchen Versuchen - denn von ihnen hängt die Gewißheit der ganzen Heilkunst und das Wohl aller folgenden Menschen-Generationen ab - es dürfen, sage ich, zu solchen Versuchen keine andern Arzneien, als solche genommen werden, die man genau kennt, und von deren Reinheit, Aechtheit und Vollkräftigkeit man völlig überzeugt ist.

§ 123

Jede dieser Arzneien muß in ganz einfacher, ungekünstelter Form eingenommen werden; die einheimischen Pflanzen als frisch ausgepreßter Saft, mit etwas Weingeist vermischt, sein Verderben zu verhüten, die ausländischen Gewächse aber als Pulver, oder frisch mit Weingeist zur Tinctur ausgezogen, dann aber mit etlichen Theilen Wasser versetzt, die Salze und Gummen aber gleich vor der Einnahme in Wasser aufgelöst. Ist die Pflanze nur in trockner Gestalt zu haben und ihrer Natur nach an Kräften schwach, so dient zu einem solchen Versuche der Aufguß, in welchem das zerkleinte Kraut mit kochendem Wasser übergossen und so ausgezogen worden ist; er muß gleich nach seiner Bereitung noch warm getrunken werden, denn alle ausgepreßten Pflanzensäfte und alle wässerigen Pflanzen-Aufgüsse, gehen ohne geistigen Zusatz schnell in Gährung und Verderbniß über, und haben dann ihre Arzneikraft verloren.

§ 124

Jeden Arzneistoff muß man zu dieser Absicht ganz allein, ganz rein anwenden, ohne irgend eine fremdartige Substanz zuzumischen, oder sonst etwas fremdartig Arzneiliches an demselben Tage zu sich zu nehmen, und eben so wenig die folgenden Tage, so lange als man die Wirkungen der Arznei beobachten will.

§ 125

Während dieser Versuchszeit, muß auch die Diät recht mäßig eingerichtet werden, möglichst ohne Gewürze, von bloß nährender, einfacher Art, so daß die grünen Zugemüße und Wurzeln*

* Junge grüne Erbsen (Schoten), grüne Bohnen, über Wasser-Dampf gesottene Kartoffeln und allenfalls Möhren (Mohrrüben) sind zulässig, als die am wenigsten arzneilichen Gemüße.

und alle Salate und Suppenkräuter (welche sämmtlich immer einige störende Arzneikraft, auch bei aller Zubereitung behalten) vermieden werden. Die Getränke sollen die alltäglichen seyn, so wenig als möglich reizend*.

* Die Versuchs-Person muß entweder an keinen Wein, Brannte-wein, Kaffee noch Thee gewöhnt seyn, oder sich diese theils reizenden, theils arzneilich schädlichen Getränke schon längere Zeit vorher völlig abgewöhnt haben.

§ 126

Die dazu gewählte Versuchsperson muß **vor allen Dingen** als **glaubwürdig und gewissenhaft** bekannt seyn; sie muß sich während des Versuchs vor Anstrengungen des Geistes und Körpers, vor allen Ausschweifungen und störenden Leidenschaften hüten; keine dringenden Geschäfte dürfen sie von der gehörigen Beobachtung abhalten; sie muß mit gutem Willen genaue Aufmerksamkeit auf sich selbst richten und dabei ungestört seyn; in ihrer Art gesund an Körper, muß sie auch den nöthigen Verstand besitzen, um ihre Empfindungen in deutlichen Ausdrücken benennen und beschreiben zu können.

§ 127

Die Arzneien müssen sowohl an Manns- als an Weibspersonen geprüft werden, um auch die, auf das Geschlecht bezüglichen Befindens-Veränderungen, an den Tag zu bringen.

§ 128

Die neuern und neuesten Erfahrungen haben gelehrt, daß die Arzneisubstanzen in ihrem rohen Zustande, wenn sie zur Prüfung ihrer eigenthümlichen Wirkungen von der Versuchs-Person eingenommen worden, lange nicht so den vollen Reichthum der in ihnen verborgen liegenden Kräfte äußern, als wenn sie in hohen Verdünnungen durch gehöriges Reiben und Schütteln potenzirt zu dieser Absicht eingenommen worden; durch welche einfache Bearbeitung die in ihrem rohen Zustande verborgen und gleichsam schlafend gelegnen Kräfte bis zum Unglaublichen entwickelt und zur Thätigkeit erweckt werden. So erforscht man jetzt am besten, selbst die für schwach gehaltenen Substanzen in Hinsicht auf ihre Arzneikräfte, wenn man 4 bis 6 feinste Streukügelchen der 30sten Potenz einer solchen Substanz von der Versuchs-Person täglich, mit ein wenig Wasser angefeuchtet oder vielmehr in einer größern oder geringern Menge Wasser aufgelöset und wohl zusammengeschüttelt, nüchtern einnehmen und dieß mehre Tage fortsetzen läßt.

§ 129

Wenn nur schwache Wirkungen von einer solchen Gabe zum Vorschein kommen, so kann man, bis sie deutlicher und stärker werden, täglich etliche Kügelchen mehr zur Gabe nehmen, bis die Befindens-Veränderungen wahrnehmbarer werden; denn wenige Personen werden von einer Arznei gleich stark angegriffen; es findet im Gegentheile eine große Verschiedenheit in diesem Punkte statt, so daß von einer als sehr kräftig bekannten Arznei, in mäßiger Gabe, zuweilen eine schwächlich scheinende Person fast gar nicht erregt wird, aber von mehren andern dagegen, weit schwächern, stark genug. Und hinwiederum giebt es sehr starke Personen, die von einer mild scheinenden Arznei sehr beträchtliche Krankheitssymptome spüren, von stärkern aber geringere u. s. w. Da dieß nun vorher unbekannt, so ist es sehr räthlich, bei Jedem zuerst mit einer kleinen Arzneigabe den Anfang zu machen, und wo es angemessen und erforderlich, von Tage zu Tage zu einer höhern und höhern Gabe zu steigen.

§ 130

Wenn man gleich Anfangs zum ersten Male eine gehörig starke Arzneigabe gereicht, so hat man den Vortheil, daß die Versuchs-Person die Aufeinanderfolge der Symptome erfährt und die Zeit, wann jedes erschienen ist, genau aufzeichnen kann, welches zur Kenntniß des Charakters der Arznei sehr belehrend ist, weil dann die Ordnung der Erstwirkungen, so wie die der Wechselwirkungen am unzweideutigsten zum Vorschein kommt. Auch eine sehr mäßige Gabe ist zum Versuche oft schon hinreichend, wenn nur der Versuchende feinfühlig genug und möglichst aufmerksam auf sein Befinden ist. Die Wirkungsdauer einer Arznei, wird erst durch Vergleichung mehrer Versuche bekannt.

§ 131

Muß man aber, um nur etwas zu erfahren, einige Tage nach einander dieselbe Arznei in immer erhöheten Gaben derselben Person zum Versuche geben, so erfährt man zwar die mancherlei Krankheitszustände, welche diese Arznei überhaupt zuwege bringen kann, aber nicht ihre Reihenfolge, und die darauffolgende Gabe nimmt oft ein oder das andre, von der vorgängigen Gabe erregte Symptom wieder hinweg, heilwirkend, oder den entgegengesetzten Zustand hervorbringend - Symptome, welche als zweideutig eingeklammert werden müssen, bis folgende, reinere Versuche zeigen, ob sie Gegen- und Nachwirkung des Organisms, oder eine Wechselwirkung dieser Arznei sind.

§ 132

Wo man aber, ohne Rücksicht auf Folgereihe der Zufälle und Wirkungsdauer der Arznei, bloß die Symptome für sich, besonders die eines schwachkräftigen Arzneistoffs, erforschen will, da ist die Veranstaltung vorzuziehen, daß man einige Tage nach einander, jeden Tag eine erhöhete Gabe reiche. Dann wird die Wirkung, selbst der mildesten, noch unbekannten Arznei, besonders an empfindlichen Personen versucht, an den Tag kommen.

§ 133

Bei Empfindung dieser oder jener Arzneibeschwerde, ist's zur genauen Bestimmung des Symptoms dienlich, ja erforderlich, sich dabei in verschiedne Lagen zu versetzen und zu beobachten, ob der Zufall durch Bewegung des eben leidenden Theils, durch Gehen in der Stube oder in freier Luft, durch Stehen, Sitzen oder Liegen sich vermehre, mindere oder vergehe und etwa in der ersten Lage wiederkomme, - ob durch Essen, Trinken oder durch eine andre Bedingung sich das Symptom ändre, oder durch Sprechen, Husten, Niesen, oder bei einer andern Verrichtung des Körpers und darauf zu achten, zu welcher Tages- oder Nachtzeit es sich vorzüglich einzustellen pflege, wodurch das jedem Symptome Eigenthümliche und Charakteristische offenbar wird.

§ 134

Alle äußeren Potenzen und vorzüglich die Arzneien, haben die Eigenschaft, eine ihnen eigenthümliche, besonders geartete Veränderung im Befinden des lebenden Organisms hervorzubringen; doch kommen nicht alle, einer Arznei eignen Symptome, schon bei Einer Person, auch nicht alle sogleich, oder bei demselben Versuche zum Vorscheine, sondern bei der einen Person dießmal diese, bei einem zweiten und dritten Versuche wieder andre, bei einer andern Person diese oder jene Symptome vorzugsweise hervor; doch so, daß vielleicht bei der vierten, achten, zehnten u. s. w. Person, wieder einige oder mehre von den Zufällen sich zeigen, die etwa schon bei der zweiten, sechsten, neunten u. s. w. Person sich ereigneten; auch erscheinen sie nicht jedesmal zu derselben Stunde wieder.

§ 135

Der Inbegriff aller Krankheits-Elemente, die eine Arznei zu erzeugen vermag, wird erst durch vielfache, an vielen dazu tauglichen, verschiedenartigen Körpern von Personen beiderlei Geschlechts angestellte Beobachtungen, der Vollständigkeit nahe gebracht. Nur erst dann kann man versichert seyn, eine Arznei auf die Krankheits-Zustände, die sie erregen kann, das ist, auf ihre reinen Kräfte in Veränderung des Menschenbefindens ausgeprüft zu haben, wenn die folgenden Versuchspersonen wenig Neues mehr von ihr bemerken können, und fast immer nur dieselben, schon von Andern beobachteten Symptome an sich wahrnehmen.

§ 136

Obgleich, wie gesagt, eine Arznei bei ihrer Prüfung im gesunden Zustande, nicht bei Einer Person alle ihre Befindens-Veränderungen hervorbringen kann, sondern nur bei vielen, verschiednen, von abweichender Leibes- und Seelenbeschaffenheit, so liegt doch die Neigung (Tendenz), alle diese Symptome in jedem Menschen zu erregen, in ihr (§ 117.), nach einem ewigen, unwandelbaren Naturgesetze, vermöge dessen sie alle ihre, selbst die selten von ihr in Gesunden hervorgebrachten Wirkungen bei einem jeden Menschen in Ausübung bringt, dem man sie in einem Krankheits-Zustande von ähnlichen Beschwerden eingiebt; selbst in der mindesten Gabe erregt sie dann, homöopathisch gewählt, stillschweigend einen, der natürlichen Krankheit nahe kommenden, künstlichen Zustand im Kranken, der ihn von seinem ursprünglichen Uebel schnell und dauerhaft (homöopathisch) befreit und heilt.

§ 137

Je mäßiger, bis zu einem gewissen Grade, die Gaben einer zu solchen Versuchen bestimmten Arznei sind, - vorausgesetzt, daß man die Beobachtung durch die Wahl einer

Wahrheit liebenden, in jeder Rücksicht gemäßigten, feinfühligen Person, welche die gespannteste Aufmerksamkeit auf sich richtet, zu erleichtern sich bestrebt - desto deutlicher kommen die Erstwirkungen, und bloß diese, als die wissenswürdigsten, hervor und keine Nachwirkungen oder Gegenwirkungen des Lebensprincips. Bei übermäßig großen Gaben hingegen, kommen nicht allein mehre Nachwirkungen unter den Symptomen mit vor, sondern die Erstwirkungen treten auch in so verwirrter Eile und mit solcher Heftigkeit auf, daß sich nichts genau beobachten läßt; die Gefahr derselben nicht einmal zu erwähnen, die demjenigen, welcher Achtung gegen die Menschheit hat, und auch den Geringsten im Volke für seinen Bruder schätzt, nicht gleichgültig seyn kann.

§ 138

Alle Beschwerden, Zufälle und Veränderungen des Befindens der Versuchs-Person während der Wirkungsdauer einer Arznei (im Fall obige Bedingungen [§. 124-127.] eines guten, reinen Versuchs beobachtet wurden) rühren bloß von dieser her und müssen, als deren eigenthümlich zugehörig, als ihre Symptome angesehen und aufgezeichnet werden; gesetzt auch die Person hätte ähnliche Zufälle **vor längerer Zeit** bei sich von selbst wahrgenommen. Die Wiedererscheinung derselben beim Arznei-Versuche zeigt dann bloß an, daß dieser Mensch, vermöge seiner besondern Körperbeschaffenheit, vorzüglich aufgelegt ist, zu dergleichen erregt zu werden. In unserm Falle ist es von der Arznei geschehen; die Symptome kommen jetzt, während die eingenommene, kräftige Arznei sein ganzes Befinden beherrscht, nicht von selbst sondern rühren von dieser her.

§ 139

Wenn der Arzt die Arznei zum Versuche nicht selbst eingenommen, sondern einer andern Person eingegeben hat, so muß diese ihre gehabten Empfindungen, Beschwerden, Zufälle und Befindensveränderungen deutlich aufschreiben in dem Zeitpunkte, wo sie sich ereignen, mit Angabe der, nach der Einnahme verflossenen Zeit der Entstehung jedes Symptoms, und wenn es lange anhielt, der Zeit der Dauer. - Der Arzt sieht den Aufsatz in Gegenwart der Versuchs-Person, gleich nach vollendetem Versuche, oder, wenn der Versuch mehre Tage dauert, jeden Tag durch, um sie, welcher dann noch alles in frischem Gedächtnisse ist, über die genaue Beschaffenheit jedes dieser Vorfälle zu befragen und die so erkundigten, nähern Umstände beizuschreiben, oder nach ihrer Aussage dieselben abzuändern*.

* Wer solche Versuche der Arztwelt bekannt macht, wird dadurch für die Zuverlässigkeit der Versuchs-Person und ihrer Angaben verantwortlich und zwar mit Recht, da das Wohl der leidenden Menschheit hier auf dem Spiele steht.

§ 140

Kann die Person nicht schreiben, so muß sie der Arzt jeden Tag darüber vernehmen, was und wie es ihr begegnet sey. Es muß dann aber größtentheils nur freiwillige Erzählung der zum Versuche gebrauchten Person seyn, nichts Errathenes, nichts Vermuthetes und so wenig als möglich Ausgefragtes, was man als Befund niederschreiben will, alles mit der Vorsicht die ich oben (§. 84-99.), bei Erkundigung des Befundes und Bildes der natürlichen Krankheiten angegeben habe.

§ 141

Doch bleiben diejenigen Prüfungen der reinen Wirkungen einfacher Arzneien in Veränderung des menschlichen Befindens und der künstlichen Krankheitszustände und Symptome, welche sie im gesunden Menschen erzeugen können, welche der gesunde, vorurtheillose, gewissenhafte, feinfühlige **Arzt an sich selbst** mit aller ihn hier gelehrten Vorsicht und Behutsamkeit anstellt, die vorzüglichsten. Er weiß am gewissesten, was er an sich selbst wahrgenommen hat*.

* Auch haben diese Selbstversuche für ihn noch andre, unersetzliche Vortheile. Zuerst wird ihm dadurch die große Wahrheit, daß das Arzneiliche aller Arzneien, worauf ihre Heilungskraft beruht, in jenen, von den selbstgeprüften Arzneien erlittenen Befindens-Veränderungen und den an sich selbst mittels derselben erfahrnen Krankheits-Zuständen liege, zur unleugbaren Thatsache. Ferner wird er durch solche merkwürdige Beobachtungen an sich selbst, theils zum Verständniß seiner eignen Empfindungen, seiner Denk- und Gemüthsart (dem Grundwesen aller wahren Weisheit: γνωθι σεαυτον), theils aber, was keinem Arzte fehlen darf, zum Beobachter gebildet. Alle unsre Beobachtungen an Andern haben das Anziehende bei Weitem nicht, als die an uns selbst angestellten. Immer muß der Beobachter Andrer befürchten, der die Arznei Versuchende habe, was er sagt, nicht so deutlich gefühlt, oder seine Gefühle nicht mit dem genau passenden Ausdrucke angegeben und bezeichnet. Immer bleibt er im Zweifel, ob er nicht wenigstens zum Theil getäuscht werde. Dieses nie ganz hinwegzuräumende Hinderniß der Wahrheits-Erkenntniß bei Erkundigung der von Arzneien bei Andern entstandnen künstlichen Krankheits-Symptome fällt bei Selbstversuchen gänzlich weg. Der Selbstversucher weiß es selbst, er weiß es gewiß, was er gefühlt hat, und jeder solche Selbstversuch ist für ihn ein neuer Antrieb zur Erforschung der Kräfte mehrer Arzneien. Und so übt er sich mehr

und mehr in der für den Arzt so wichtigen Beobachtungskunst, wenn er sich selbst, als das Gewissere, ihn nicht Täuschende, zu beobachten fortfährt und um desto eifriger wird er es thun, da ihn diese Selbstversuche die Kenntniß der zum Heilen meist noch mangelnden Werkzeuge nach ihrem wahren Werthe und ihrer wahren Bedeutung versprechen, und ihn nicht täuschen. Er wähne auch nicht, daß solche kleine Erkrankungen beim Einnehmen prüfender Arzneien überhaupt seiner Gesundheit nachtheilig wären. Die Erfahrung lehrt im Gegentheile, daß der Organism des Prüfenden, durch die mehren Angriffe auf das gesunde Befinden nur desto geübter wird in Zurücktreibung alles seinem Körper Feindlichen von der Außenwelt her, und aller künstlichen und natürlichen, krankhaften Schädlichkeiten, auch abgehärteter gegen alles Nachtheilige mittels so gemäßigter Selbstversuche mit Arzneien. Seine Gesundheit wird unveränderlicher; er wird robuster, wie alle Erfahrung lehrt.

§ 142

Wie man aber selbst in Krankheiten, besonders in den chronischen, sich meist gleichbleibenden, unter den Beschwerden der ursprünglichen Krankheit einige Symptome*

* Die in der ganzen Krankheit etwa vor langer Zeit, oder nie bemerkten, folglich neuen, der Arznei angehörigen Symptome.

der zum Heilen angewendeten, einfachen Arznei ausfinden könne, ist ein Gegenstand höherer Beurtheilungskunst und bloß Meistern in der Beobachtung zu überlassen.

§ 143

Hat man nun eine beträchtliche Zahl einfacher Arzneien auf diese Art im gesunden Menschen erprobt und alle die Krankheits-Elemente und Symptome sorgfältig und treu aufgezeichnet, die sie von selbst als künstliche Krankheits-Potenzen zu erzeugen fähig sind, so hat man dann erst eine wahre **Materia medica** - eine Sammlung der ächten, reinen, untrüglichen*

* Man hat in neuern Zeiten entfernten, unbekannten Personen, die sich dafür bezahlen ließen, aufgetragen, Arzneien zu probiren, und diese Verzeichnisse drucken lassen. Aber auf diese Weise scheint das allerwichtigste, die einzig wahre Heilkunst zu gründen bestimmte, und die größte moralische Gewißheit und Zuverlässigkeit erheischende Geschäft in seinen Ergebnissen, leider, zweideutig und unsicher zu werden und allen Werth zu verlieren. Die, davon zu erwartenden, falschen Angaben, vom homöopathischen Arzte dereinst für wahr angenommen, müssen in ihrer Anwendung dem Kranken zum größten Nachtheile gereichen.

Wirkungsarten der einfachen Arzneistoffe für sich, einen Codex der Natur, worin von jeder so erforschten, kräftigen Arznei eine ansehnliche Reihe besondrer Befindens-Veränderungen und Symptome, wie sie sich der Aufmerksamkeit des Beobachters zu Tage legten, aufgezeichnet stehen, in denen die (homöopathischen) Krankheits-Elemente mehrer natürlichen, dereinst durch sie zu heilenden Krankheiten, in Aehnlichkeit vorhanden sind, welche, mit einem Worte, künstliche Krankheitszustände enthalten, die für die ähnlichen natürlichen Krankheitszustände die einzigen, wahren, homöopathischen, das ist, specifischen Heilwerkzeuge darreichen, zur gewissen und dauerhaften Genesung.

§ 144

Von einer solchen Arzneimittellehre sey alles Vermuthete, bloß Behauptete, oder gar Erdichtete gänzlich ausgeschlossen; es sey alles reine Sprache der sorgfältig und redlich befragten Natur.

§ 145

Freilich kann nur ein sehr ansehnlicher Vorrath genau nach dieser, ihrer reinen Wirkungsart in Veränderung des Menschenbefindens gekannter Arzneien uns in den Stand setzen, für **jeden** der unendlich vielen Krankheitszustände in der Natur, für **jedes** Siechthum in der Welt, ein homöopathisches Heilmittel, ein passendes Analogon von künstlicher (heilender) Krankheitspotenz auszufinden*.

* Anfangs (vor etwa 40 Jahren) war ich der einzige, der sich die Prüfung der reinen Arzneikräfte zum wichtigsten Geschäfte machte. Seitdem war ich von einigen jungen Männern, die an sich selbst Versuche machten, und deren Beobachtungen ich prüfend durchging, hierin unterstützt worden; nachgehends ist noch einiges Aechte dieser Art, von wenigen Andern gethan worden. Was wird aber dann erst an Heilung im ganzen Umfange des unendlichen Krankheits-Gebietes ausgerichtet werden können, wenn mehre **genaue und zuverlässige** Beobachter sich um die Bereicherung dieser einzig ächten Arzneistoff-Lehre durch sorgfältige **Selbstversuche** verdient gemacht haben werden! Dann wird das Heilgeschäft den mathematischen Wissenschaften an Zuverlässigkeit nahe kommen.

Indessen bleiben auch jetzt - Dank sey's der Wahrheit der Symptome und dem Reichthume an Krankheits-Elementen, welche jede der kräftigen Arzneisubstanzen in ihrer Einwirkung auf gesunde Körper schon jetzt hat beobachten lassen - doch nur wenige Krankheitsfälle übrig, für welche sich nicht unter den, nun schon auf ihre reine Wirkung geprüften*,

* Man sehe oben Anm. 2. zu §. 109.

ein ziemlich passendes homöopathisches Heilmittel antreffen ließe, was, ohne sonderliche Beschwerde, die Gesundheit sanft, sicher und dauerhaft wieder bringt - **unendlich** gewisser und sichrer, als nach allen allgemeinen und speciellen Therapien der bisherigen, allöopathischen Arzneikunst, mit ihren ungekannten, gemischten Mitteln, welche die chronischen Krankheiten nur verändern und verschlimmern, aber nicht heilen können, die Heilung der akuten aber eher verzögern, als befördern, oft sogar Lebensgefahr herbeiführen.

§ 146

Der dritte Punkt des Geschäftes eines ächten Heilkünstlers betrifft **die zweckmäßigste Anwendung der**, auf ihre reine Wirkung in gesunden Menschen geprüften, künstlichen Krankheits-Potenzen **(Arzneien) zur homöopathischen Heilung der natürlichen Krankheiten**.

§ 147

Bei welcher unter diesen, nach ihrer Menschenbefindens-Veränderungs-Kraft ausgeforschten Arzneien, man nun in den von ihr beobachteten Symptomen, das meiste Aehnliche von der Gesammtheit der Symptome einer gegebnen natürlichen Krankheit antrifft, diese Arznei wird und muß das passendste, das gewisseste homöopathische Heilmittel derselben seyn; in ihr ist das Spezifikum dieses Krankheitsfalles gefunden.

§ 148

Die natürliche Krankheit ist nie als eine irgendwo im Innern oder Aeussern des Menschen sitzende, schädliche **Materie** anzusehn (§. 11. 13.) sondern als von einer geistartigen, feindlichen Potenz erzeugt, die, wie durch eine Art von

Ansteckung (Anm. zu §. 11.), das im ganzen Organism herrschende, geistartige Lebensprincip in seinem instinktartigen Walten stört, als ein böser Geist quält und es zwingt, gewisse Leiden und Unordnungen im Gange des Lebens zu erzeugen, die man (Symptome) Krankheiten nennt. Wird aber dann dem Lebensprincip das Gefühl von der Einwirkung dieses feindlichen Agens wieder entzogen, was diese Verstimmung zu bewirken und fortzusetzen strebte, das ist, läßt der Arzt dagegen eine das Lebensprincip ähnlichst krankhaft zu verstimmen fähige, künstliche Potenz (homöopathische Arznei), welche stets, auch in der kleinsten Gabe die ähnliche, natürliche Krankheit an Energie (§ 33. 279.) übertrifft, auf den Kranken einwirken, so geht, während der Einwirkung dieser stärkern, ähnlichen Kunst-Krankheit für das Lebensprincip die Empfindung von dem ursprünglichen, krankhaften Agens verloren; das Uebel existirt von da an nicht mehr für das Lebensprincip, es ist vernichtet. Wird, wie gesagt, die passend ausgewählte, homöopathische Arznei gehörig angewendet, so vergeht die zu überstimmende, akute, natürliche Krankheit, wenn sie kurz vorher entstanden war, unvermerkt, nicht selten in einigen Stunden, die etwas ältere, natürliche Krankheit aber (nach Anwendung noch einiger Gaben derselben, höher potenzirten Arznei, oder, nach sorgfältiger Wahl*,

* Aber dieses mühsame, zuweilen sehr mühsame Aufsuchen und Auswählen des, dem jedesmaligen Krankheits-Zustande in allen Hinsichten homöopathisch angemessensten Heilmittels, ist ein Geschäft, was ungeachtet aller lobwerthen Erleichterungs-Bücher, doch noch immer das Studium der Quellen selbst und zudem vielseitige Umsicht und ernste Erwägung fordert, auch nur vom Bewußtseyn treu erfüllter Pflicht seinen besten Lohn empfängt - wie sollte diese mühsame, sorgfältige, allein die beste Heilung der Krankheiten möglich machende Arbeit den Her-

ren von der neuen Mischlings-Sekte behagen, die mit dem Ehrennamen, Homöopathiker sich brüsten, auch zum Scheine Arznei geben von Form und Ansehn der homöopathischen, doch von ihnen nur so obenhin (QUIDQUID IN BUCCAM VENIT) ergriffen, und die, wenn das ungenaue Mittel nicht sogleich hilft, die Schuld davon nicht auf ihre unverzeihlige Müheschcu und Leichtfertigkeit bei Abfertigung der wichtigsten und bedenklichsten aller Angelegenheiten der Menschen schieben, sondern auf die Homöopathie, der sie große Unvollkommenheit vorwerfen (eigentlich die, daß sie ihnen, ohne eigne Mühe, das angemessenste homöopathische Heilmittel für jeden Krankheits-Zustand, nicht von selbst wie gebratene Tauben in den Mund führe!). Sie wissen sich ja dann doch, wie gewandte Leute, bald über das Nicht-Helfen ihrer kaum halb homöopathischen Mittel zu trösten durch Anbringung der ihnen geläufigern, allöopathischen Scherwenzel, worunter sich ein oder etliche Dutzend Blutigel an die leidende Stelle gesetzt, oder kleine, unschuldige Aderlässe von 8 Unzen u. s. w. recht stattlich ausnehmen, und kömmt der Kranke trotz dem Allen doch davon, so rühmen sie ihre Aderlässe, Blutigel, u. s. w., ohne welche derselbe nicht hätte erhalten werden können und geben nicht undeutlich zu verstehen, daß diese, ohne viel Kopfzerbrechen aus dem verderblichen Schlendrian der alten Schule hervorgelangten Operationen im Grunde das Beste bei der Cur gethan hätten; stirbt aber der Kranke dabei, wie nicht selten, so suchen sie eben damit die trostlosen Angehörigen zu beruhigen, „daß sie selbst Zeuge wären, wie doch nun alles Ersinnliche für den seelig Verstorbnen gethan worden sey." Wer wollte solcher leichtsinnigen, schädlichen Brut, die Ehre anthun, sie nach dem Namen der sehr mühsamen, aber auch heilbringenden Kunst, **homöopathische Aerzte** zu nennen? Ihrer warte der gerechte Lohn, daß sie, einst erkrankt, auf gleiche Art kurirt werden mögen!

einer oder der andern, noch ähnlichern, homöopathischen Arznei) etwas später, mit allen Spuren von Uebelbefinden.

Es erfolgt in unbemerklichen, oft schnellen Uebergängen nichts als Gesundheit, Genesung. Das Lebensprincip fühlt sich wieder frei und fähig, das Leben des Organisms, wie vordem, in Gesundheit fortzuführen und die Kräfte sind wieder da.

§ 149

Die alten (und besonders die complicirten) Siechthume erfordern zur Heilung verhältnißmäßig mehr Zeit. Vorzüglich die, durch allöopathische Unkunst so oft neben der von ihr ungeheilt gelassenen natürlichen Krankheit, erzeugten chronischen Arznei-Siechthume, erfordern bei weitem längere Zeit zur Genesung; oft sind sie sogar unheilbar, wegen des frechen Raubes der Kräfte und Säfte des Kranken, der Blutentziehungen, Purganzen, u. s. w.) und wegen der oft langen fortgesetzten Anwendung großer Gaben heftig wirkender Mittel, nach leeren, falschen Vermuthungen von ihrem angeblichen Nutzen, in ähnlich **scheinenden** Krankheits-Fällen, der Verordnung unpassender Mineralbäder u. s. w. „die allgewöhnlichen Heldenthaten der Allöopathik bei ihren sogenannten Curen.“

Wie stellt Hahnemann grundsätzl. zu äußerl. phys. Anwendungen?

§ 150

Werden dem Arzte ein oder ein paar geringfügige Zufälle geklagt, welche seit Kurzem erst bemerkt worden, so hat er dieß für keine vollständige Krankheit anzusehen, welche ernstlicher, arzneilicher Hülfe bedürfte. Eine kleine Abänderung in der Diät und Lebensordnung reicht gewöhnlich hin diese Unbäßlichkeit zu verwischen.

§ 151

Sind es aber ein paar heftige Beschwerden, über die der Kranke klagt, so findet der forschende Arzt gewöhnlich noch nebenbei mehre, obschon kleinere Zufälle, welche ein vollständiges Bild von der Krankheit geben.

§ 152

Je schlimmer die acute Krankheit ist, aus desto mehren, aus desto auffallendern Symptomen ist sie gewöhnlich zusammengesetzt, um desto gewisser läßt sich aber auch ein passendes Heilmittel für sie auffinden, wenn eine hinreichende Zahl nach ihrer positiven Wirkung gekannter Arzneien, zur Auswahl vorhanden ist. Unter den Symptomenreihen vieler Arzneien läßt sich ohne Schwierigkeit **eine** finden, aus deren einzelnen Krankheits-Elementen sich, dem Symptomen-Inbegriffe der natürlichen Krankheit gegenüber, ein sehr ähnliches Bild von heilender Kunstkrankheit zusammensetzen läßt, und diese Arznei ist das wünschenswerthe Heilmittel.

§ 153

Bei dieser Aufsuchung eines homöopathisch specifischen Heilmittels, das ist, bei dieser Gegeneinanderhaltung des Zeichen-Inbegriffs der natürlichen Krankheit gegen die Symptomenreihen der vorhandnen Arzneien, um unter diesen eine, dem zu heilenden Uebel in Aehnlichkeit entsprechende Kunstkrankheits-Potenz zu finden, sind die **auffallendern, sonderlichen**, ungewöhnlichen und **eigenheitlichen** (charakteristischen) Zeichen und Symptome*

* Um die Aufstellung der charakteristischen Symptome der homöopathischen Arzneien hat sich der Hr. Regierungsrath, Frei-

herr von Bönninghausen durch sein Repertorium verdient gemacht, so wie auch Hr. **G. H. G. Jahr** (in seinem Handbuche der **Haupt-Anzeigen**, jezt zum dritten Male herausgegeben, unter dem Titel: grand Manuel.

des Krankheitsfalles, besonders und fast einzig fest in's Auge zu fassen; denn **vorzüglich diesen, müssen sehr ähnliche, in der Symptomenreihe der gesuchten Arznei entsprechen**, wenn sie die passendste zur Heilung seyn soll. Die allgemeinern und unbestimmtern: Eßlust-Mangel, Kopfweh, Mattigkeit, unruhiger Schlaf, Unbehaglichkeit u. s. w., verdienen in dieser Allgemeinheit und wenn sie nicht näher bezeichnet sind, wenig Aufmerksamkeit, da man so etwas Allgemeines fast bei jeder Krankheit und jeder Arznei sieht.

§ 154

Enthält nun das, aus der Symptomen-Reihe der treffendsten Arznei zusammengesetzte Gegenbild, jene in der zu heilenden Krankheit anzutreffenden, besondern, ungemeinen, eigenheitlich sich auszeichnenden (charakteristischen) Zeichen in der größten Zahl und in der größten Aehnlichkeit, so ist **diese** Arznei für **diesen** Krankheitszustand das passendste, homöopathische, specifische Heilmittel; eine Krankheit von nicht zu langer Dauer wird demnach gewöhnlich durch die erste Gabe desselben ohne bedeutende Beschwerde aufgehoben und ausgelöscht.

§ 155

Ich sage: **ohne bedeutende Beschwerde**. Denn beim Gebrauche dieser passendsten, homöopathischen Arznei sind bloß die, den Krankheits-Symptomen entsprechenden Arznei-Symptome des Heilmittels in Wirksamkeit, indem letztere die Stelle der erstern (schwächern) im Organism, d. i. im Gefühle des Lebensprincips einnehmen und letztere so durch Ueberstimmung vernichten; die oft sehr vielen übrigen Symptome der homöopathischen Arznei aber, welche in dem vorliegenden Krankheitsfalle keine Anwendung finden, schweigen dabei gänzlich. Es läßt sich in dem Befinden des sich stündlich bessernden Kranken fast nichts von ihnen bemerken, weil die, zum homöopathischen Gebrauche nur in so tiefer Verkleinerung nöthige Arznei-Gabe ihre übrigen, nicht zu den homöopathischen gehörenden Symptome, in den von der Krankheit freien Theilen des Körpers zu äußern viel zu schwach ist, und folglich bloß die homöopathischen, auf die von den ähnlichen Krankheitssymptomen schon gereiztesten und aufgeregtesten Theile im Organism wirken lassen kann, um so dem kranken Lebensprincip nur die ähnliche, aber stärkere Arzneikrankheit fühlen zu lassen, wodurch die ursprüngliche Krankheit erlischt.

§ 156

Indessen giebt es selten ein, auch anscheinend passend gewähltes, homöopathisches Arzneimittel, welches, vorzüglich in zu wenig verkleinerter Gabe, nicht **eine**, wenigstens kleine, ungewohnte Beschwerde, ein kleines, neues Symptom während seiner Wirkungsdauer, bei sehr reizbaren und feinfühlenden Kranken, zuwege bringen sollte, weil es fast unmöglich ist, daß Arznei und Krankheit in ihren Symptomen einander so genau decken sollten, wie zwei Triangel von gleichen Winkeln und gleichen Seiten. Aber diese (im guten Falle) unbedeutende Abweichung, wird von der eignen Kraftthätigkeit (Autocratie) des lebenden Organisms leicht verwischt und Kranken von nicht übermäßiger

Zartheit nicht einmal bemerkbar; die Herstellung geht dennoch vorwärts zum Ziele der Genesung, wenn sie nicht durch fremdartig arzneiliche Einflüsse auf den Kranken, durch Fehler in der Lebensordnung, oder durch Leidenschaften gehindert wird.

§ 157

So gewiß es aber auch ist, daß ein homöopathisch gewähltes Heilmittel, seiner Angemessenheit und der Kleinheit der Gabe wegen, ohne Lautwerdung seiner übrigen, unhomöopathischen Symptome, das ist, ohne Erregung neuer, bedeutender Beschwerden, die ihm analoge, **acute** Krankheit ruhig aufhebt und vernichtet, so pflegt es doch (aber ebenfalls nur bei nicht gehörig verkleinerter Gabe) gleich nach der Einnahme - in der ersten, oder den ersten Stunden - eine Art **kleiner** Verschlimmerung zu bewirken (bei etwas zu großen Gaben aber, eine mehre Stunden dauernde), welche so viel Aehnlichkeit mit der ursprünglichen Krankheit hat, daß sie dem Kranken eine Verschlimmerung seines eignen Uebels zu seyn scheint. Sie ist aber in der That nichts anderes, als eine, das ursprüngliche Uebel etwas an Stärke übersteigende, höchst ähnliche **Arzneikrankheit**.

§ 158

Diese kleine **homöopathische Verschlimmerung**, in den ersten Stunden - eine sehr gute Vorbedeutung, daß die **acute** Krankheit meist von der ersten Gabe beendigt seyn wird - ist nicht selten, da die Arzneikrankheit natürlich um etwas stärker seyn muß als das zu heilende Uebel, wenn sie letzteres überstimmen und auslöschen soll; so wie auch eine ähnliche natürliche Krankheit, nur wenn sie stärker als die andre ist, dieselbe aufheben und vernichten kann (§. 43-48.).

§ 159

Je kleiner die Gabe des homöopathischen Mittels, desto kleiner und kürzer ist auch bei Behandlung **acuter** Krankheiten, diese anscheinende Krankheits-Erhöhung in den ersten Stunden.

§ 160

Da sich jedoch die Gabe eines homöopathischen Heilmittels kaum je so klein bereiten läßt, daß sie nicht die ihr analoge, vor nicht langer Zeit entstandne, unverdorbne, natürliche Krankheit bessern, überstimmen, ja völlig heilen und vernichten könnte (§. 249. Anm.), so wird es begreiflich, warum eine nicht kleinstmögliche Gabe passend homöopathischer Arznei immer noch in der ersten Stunde nach der Einnahme, eine merkbare, homöopathische Verschlimmerung dieser Art*

* Diese, einer Verschlimmerung ähnliche Erhöhung der Arzneisymptome über die ihnen analogen Krankheitssymptome, haben auch andre Aerzte, wo ihnen der Zufall ein homöopathisches Mittel in die Hand spielte, beobachtet. Wenn der Krätz-Kranke nach Einnahme des Schwefels über vermehrten Ausschlag klagt, so tröstet ihn der Arzt, der hievon die Ursache nicht weiß, mit der Versicherung, daß die Krätze erst recht herauskommen müsse ehe sie heilen könne; er weiß aber nicht, daß dieß Schwefel-Ausschlag ist, der nur den Schein vermehrter Krätze annimmt.

„Den Gesichts-Ausschlag, den die VIOLA TRICOLOR heilte, hatte sie beim Anfange ihres Gebrauchs verschlimmert," wie LEROY (Heilk. für Mütter, S. 406.) versichert; aber er weiß nicht, daß die scheinbare Verschlimmerung von der allzu großen Gabe des hier einigermaßen homöopathischen Freisam-Veilchens herrührte. LYSONS sagt (Med. Transact. Vol. II. London 1772.): „die Ulmenrinde heile diejenigen Hautausschläge am gewissesten, die sie beim Anfange ihres Gebrauchs vermehre." Hätte er die Rinde nicht in der (wie in der allöopathischen Arzneikunst gewöhnlich ist) ungeheuern, sondern, wie es bei Symptomen-Aehnlichkeit der Arznei, das ist, bei ihrem homöopathischen Gebrauche seyn muß, in ganz kleinen Gaben gereicht, so hätte er geheilt ohne, oder fast ohne diese scheinbare Krankheits-Erhöhung (homöopathische Verschlimmerung) zu sehen.

zuwege bringt.

§ 161

Wenn ich die sogenannte homöopathische Verschlimmerung, oder vielmehr die, die Symptome der ursprünglichen Krankheit in etwas zu erhöhen scheinende Erstwirkung der homöopathischen Arznei, hier auf die erste oder auf die ersten Stunden setze, so ist dieß allerdings bei den mehr acuten, seit Kurzem entstandenen Uebeln der Fall; wo aber Arzneien von langer Wirkungsdauer **ein altes oder sehr altes Siechthum** zu bekämpfen haben, da dürfen keine dergleichen, anscheinende Erhöhungen der ursprünglichen Krankheit, während des Laufes der Cur sich zeigen und zeigen sich auch nicht, wenn die treffend gewählte Arznei in gehörig kleinen, nur allmälig erhöheten Gaben, jedesmal durch neue Dynamisirung (§. 247) um etwas modificirt wird*;

* Sind die Gaben der best dynamisirten (§. 270) Arznei klein genug und war jedesmal die Gabe so aufs Neue durch Schütteln modificirt, dann können selbst Arzneien von langer Wirkungs-Dauer, in kurzen Zeiträumen, auch in chronischen Krankheiten wiederholt werden.

dergleichen Erhöhungen der ursprünglichen Symptome der chronischen Krankheit, können dann nur zu Ende solcher Curen zum Vorscheine kommen, wenn die Heilung fast oder gänzlich vollendet ist.

§ 162

Zuweilen trifft sich's **bei der noch mäßigen Zahl genau nach ihrer wahren, reinen Wirkung gekannter Arzneien**, daß nur **ein Theil** von den Symptomen der zu heilenden Krankheit in der Symptomenreihe der noch am besten passenden Arznei angetroffen wird, folglich diese unvollkommene Arzneikrankheits-Potenz, in Ermangelung einer vollkommnern angewendet werden muß.

§ 163

In diesem Falle läßt sich freilich von dieser Arznei keine vollständige, unbeschwerliche Heilung erwarten; denn es treten alsdann bei ihrem Gebrauche einige Zufälle hervor, welche früher in der Krankheit nicht zu finden waren, Nebensymptome von der nicht vollständig passenden Arznei. Diese hindern zwar nicht, daß ein beträchtlicher Theil des Uebels (die den Arznei-Symptomen ähnlichen Krankheits-Symptome) von dieser Arznei getilgt werde, und dadurch ein ziemlicher Anfang der Heilung entstehe, wiewohl nicht ohne jene Nebenbeschwerden welche jedoch bei gehörig kleiner Arznei-Gabe nur mäßig sind.

§ 164

Die geringe Zahl der, in der bestgewählten Arznei anzutreffenden, homöopathischen Symptome, thut der Heilung jedoch in dem Falle keinen Eintrag, **wenn diese wenigen**

Arznei-Symptome größtentheils nur **von ungemeiner, die Krankheit besonders auszeichnender Art** (charakteristisch) **waren**; die Heilung erfolgt dann doch ohne sonderliche Beschwerde.

§ 165

Ist aber von den auszeichnenden (charakteristischen), sonderlichen, ungemeinen Symptomen des Krankheitsfalles, unter den Symptomen der gewählten Arznei, nichts in genauer Aehnlichkeit vorhanden und entspricht sie der Krankheit nur in den allgemeinen, nicht näher bezeichneten, unbestimmten Zuständen (Uebelkeit, Mattigkeit, Kopfweh u. s. w.) und findet sich unter den gekannten Arzneien keine homöopathisch passendere, so hat der Heilkünstler sich keinen unmittelbar vortheilhaften Erfolg von der Anwendung dieser unhomöopathischen Arznei zu versprechen.

§ 166

Indessen ist dieser Fall bei der in den neuern Zeiten vermehrten Zahl, nach ihren reinen Wirkungen gekannter Arzneien, **sehr selten** und seine Nachtheile, wenn er ja eintreten sollte, mindern sich sobald eine folgende Arznei in treffenderer Aehnlichkeit gewählt werden kann.

§ 167

Entstehen nämlich beim Gebrauche dieser, zuerst angewendeten, unvollkommen homöopathischen Arznei, Nebenbeschwerden von einiger Bedeutung, so läßt man bei acuten Krankheiten diese erste Gabe nicht völlig auswirken und überläßt den Kranken nicht der vollen Wirkungsdauer des Mittels, sondern untersucht den nun geänderten Krankheitszustand auf's Neue und bringt den Rest der ursprünglichen Symptome mit den neu entstandenen in Verbindung, zur Aufzeichnung eines neuen Krankheitsbildes.

§ 168

So wird man leichter ein diesem entsprechendes Analogon aus den gekannten Arzneien ausfinden, dessen selbst nur einmaliger Gebrauch die Krankheit, wo nicht gänzlich vernichten, doch der Heilung um Vieles näher bringen wird. Und so fährt man, wenn auch diese Arznei zur Herstellung der Gesundheit nicht völlig hinreichen sollte, mit abermaliger Untersuchung des noch übrigen Krankheitszustandes und der Wahl einer, dafür möglichst passenden, homöopathischen Arznei fort, bis die Absicht den Kranken in den vollen Besitz der Gesundheit zu setzen, erreicht ist.

§ 169

Wenn man bei der ersten Untersuchung einer Krankheit und der ersten Wahl der Arznei, finden sollte daß der Symptomen-Inbegriff der Krankheit nicht zureichend von den Krankheits-Elementen einer einzigen Arznei gedeckt werde - eben der unzureichenden Zahl gekannter Arzneien wegen, - daß aber zwei Arzneien um den Vorzug ihrer Paßlichkeit streiten, deren eine mehr für den einen, die andere mehr für den andern Theil der Zeichen der Krankheit homöopathisch paßt, so läßt sich nicht anrathen, nach Gebrauch der vorzüglichern unter den beiden Arzneien, unbesehens die andre in Gebrauch zu ziehen*,

* Und noch weit weniger, beide zusammen einzugeben (m. s. § 272. Anm).

weil die, sich als zweit-beste kundgegebne Arznei, bei indeß veränderten Umständen, nicht mehr für den Rest der dann noch übrig gebliebenen Symptome passen würde, in welchem Falle folglich, für den neu aufgenommenen Symptomen-Bestand ein andres, homöopathisch passenderes Arzneimittel an des zweiten Stelle zu wählen ist.

§ 170

Daher muß auch hier, wie überall wo eine Aenderung des Krankheits-Zustandes vorgegangen ist, der gegenwärtig noch übrige Symptomen-Bestand aufs Neue ausgemittelt und (ohne Rücksicht auf die anfänglich als zunächst passend erschienene, zweite Arznei) eine dem neuen, jetzigen Zustande möglichst angemessene, homöopathische Arznei von Neuem ausgewählt werden. Träfe sichs ja, wie nicht oft geschieht, daß die anfänglich als zweit-beste erschienene Arznei, sich auch jezt noch dem übrig gebliebnen Krankheits-Zustande wohl angemessen zeigte, so würde sie um desto mehr das Zutrauen verdienen, vorzugsweise angewendet zu werden.

§ 171

In den unvenerischen, folglich am gewöhnlichsten, aus Psora entstandenen, chronischen Krankheiten, bedarf man zur Heilung oft mehrer, nach einander anzuwendender, antipsorischer Heilmittel, doch so, daß jedes folgende dem Befunde der, nach vollendeter Wirkung des vorgängigen Mittels übrig gebliebenen Symptomen-Gruppe gemäß, homöopathisch gewählt werde.

§ 172

Eine ähnliche **Schwierigkeit** entsteht von **der allzu geringen Zahl der Symptome** einer zu heilenden Krankheit, ein Umstand der unsre sorgfältige Beachtung verdient, da durch seine Beseitigung fast alle Schwierigkeiten dieser vollkommensten aller möglichen Heil-Methoden (wenn man den noch nicht vollständigen Apparat homöopathisch gekannter Arzneien abrechnet) gehoben sind.

§ 173

Bloß diejenigen Krankheiten scheinen nur wenige Symptome zu haben, und deßhalb Heilung schwieriger anzunehmen, welche man **einseitige** nennen kann, weil nur ein oder ein Paar Hauptsymptome hervorstechen, welche fast den ganzen Rest der übrigen Zufälle verdunkeln. Sie gehören größtentheils zu den chronischen.

§ 174

Ihr Hauptsymptom kann entweder ein inneres Leiden (z. B. ein vieljähriges Kopfweh, ein vieljähriger Durchfall, eine alte Cardialgie u. s. w.) oder ein mehr äußeres Leiden seyn. Letztere pflegt man vorzugsweise **Local-Krankheiten** zu nennen.

§ 175

Bei den einseitigen Krankheiten ersterer Art liegt es **oft** bloß an der Unaufmerksamkeit des ärztlichen Beobachters, wenn er die Zufälle, welche zur Vervollständigung des Umrisses der Krankheitsgestalt vorhanden sind, nicht vollständig aufspürt.

§ 176

Indeß giebt es doch einige wenige Uebel dieser Art, welche nach aller anfänglichen (§. 84-98.) Forschung, außer einem Paar starker, heftiger Zufälle, die übrigen nur undeutlich merken lassen.

§ 177

Um nun auch **diesem**, obgleich **sehr seltnen** Falle mit gutem Erfolge zu begegnen, wählt man zuerst, nach Anleitung dieser wenigen Symptome, die hierauf nach bestem Ermessen homöopathisch ausgesuchte Arznei.

§ 178

Es wird sich zwar wohl zuweilen treffen, daß diese, mit sorgfältiger Beobachtung des homöopathischen Gesetzes gewählte Arznei, die passend ähnliche künstliche Krankheit zur Vernichtung des gegenwärtigen Uebels darreiche, welches um desto eher möglich war, wenn diese wenigen Krankheitssymptome sehr auffallend, bestimmt, und von seltner Art oder besonders ausgezeichnet (charakteristisch) sind.

§ 179

Im häufigern Falle aber kann die hier zuerst gewählte Arznei nur zum Theil, das ist, nicht genau passen, da keine Mehrzahl von Symptomen zur treffenden Wahl leitete.

§ 180

Da wird nun die, zwar so gut wie möglich gewählte, aber gedachter Ursache wegen nur unvollkommen homöopathische Arznei, bei ihrer Wirkung gegen die ihr nur zum Theil analoge Krankheit - eben so wie in obigem (§. 162.) Falle, wo die Armuth an homöopathischen Heilmitteln die Wahl allein unvollständig ließ - Nebenbeschwerden erregen, und mehre Zufälle aus ihrer eignen Symptomenreihe in das Befinden des Kranken einmischen, **die aber doch zugleich, obschon bisher noch nicht oder selten gefühlten Beschwerden der Krankheit selbst sind**; es werden Zufälle sich entdecken oder sich in höherm Grade entwickeln, die der Kranke kurz vorher gar nicht oder nicht deutlich wahrgenommen hatte.

§ 181

Man werfe nicht ein, daß die jetzt erschienenen Nebenbeschwerden und neuen Symptome dieser Krankheit auf Rechnung des eben gebrauchten Arzneimittels kämen. Sie kommen von ihm*;

* Wenn nicht ein wichtiger Fehler in der Lebensordnung, eine heftige Leidenschaft, oder eine stürmische Entwickelung im Organismus, Ausbruch oder Abschied des Monatlichen, Empfängniß, Niederkunft u. s. w. davon Ursache war.

es sind aber doch immer nur solche Symptome, zu deren Erscheinung **diese** Krankheit und in **diesem** Körper auch für sich schon fähig war, und welche von der gebrauchten Arznei - als Selbsterzeugerin ähnlicher - bloß hervorgelockt und zu erscheinen bewogen wurden. Man hat mit einem Worte, den ganzen, jetzt sichtbar gewordenen Symptomen-Inbegriff für den, der Krankheit selbst zugehörigen, für den gegenwärtigen wahren Zustand anzunehmen und ihn hienach ferner zu behandeln.

§ 182

So leistet die, wegen allzu geringer Zahl anwesender Symptome hier fast unvermeidlich unvollkommene Wahl des Arzneimittels, dennoch den Dienst einer Vervollständigung des Symptomen-Inhalts der Krankheit und erleichtert auf diese Weise die Auffindung einer zweiten, treffender passenden, homöopathischen Arznei.

§ 183

Es muß also, sobald die Gabe der ersten Arznei nichts Vortheilhaftes mehr bewirkt (wenn die neu entstandnen Beschwerden, ihrer Heftigkeit wegen, nicht eine schleunigere Hülfe heischen - was jedoch bei der Gaben-Kleinheit homöopathischer Arznei und in sehr langwierigen Krankheiten fast nie der Fall ist), wieder ein neuer Befund der Krankheit aufgenommen, es muß der STATUS MORBI, wie er jetzt ist, aufgezeichnet, und nach ihm ein zweites homöopathisches Mittel gewählt werden, was gerade auf den heutigen, auf den jetzigen Zustand paßt, welches um desto angemessener gefunden werden kann, da die Gruppe der Symptome zahlreicher und vollständiger geworden ist*.

* Wo der Kranke (was jedoch höchst selten in chronischen, wohl aber in acuten Krankheiten statt findet) bei ganz geringen Symptomen sich dennoch sehr übel befindet, so daß man diesen Zustand mehr der Betäubtheit der Nerven beimessen kann, welche die Schmerzen und Beschwerden beim Kranken nicht zur deutlichen Wahrnehmung kommen läßt, da tilgt Mohnsaft diese Betäubung des innern Gefühls-Sinnes und die Symptome der Krankheit kommen in der Nachwirkung deutlich zum Vorschein.

§ 184

Und so wird ferner, nach vollendeter Wirkung jeder Arznei, wenn sie nicht mehr passend und hülfreich befunden wird, der Zustand der noch übrigen Krankheit den übrigen Symptomen gemäß jedesmal von Neuem aufgenommen, nach dieser gefundenen Gruppe von Zufällen, eine abermals möglichst passende, homöopathische Arznei ausgesucht und so fort bis zur Genesung.

§ 185

Unter den einseitigen Krankheiten nehmen die sogenannten **Local-Uebel** eine wichtige Stelle ein, worunter man, an den äußern Theilen des Körpers erscheinende Veränderungen und Beschwerden begreift, woran wie man bisher lehrte, diese Theile allein erkrankt seyn sollten, ohne daß der übrige Körper daran Theil nehme - eine theoretische, ungereimte Satzung, die zu der verderblichsten arzneilichen Behandlung verführt hat.

§ 186

Diejenigen sogenannten Local-Uebel, welche erst ganz kürzlich bloß von einer äußern Beschädigung entstanden sind, scheinen noch am ersten den Namen **örtlicher** Uebel zu verdienen. Dann müßte aber auch die Beschädigung sehr geringfügig seyn, und wäre sonach ohne besondre Bedeutung. Denn, von außenher dem Körper zugefügte Uebel, von nur irgend einiger Beträchtlichkeit, ziehen schon den ganzen lebenden Organism in Mitleidenheit; es entstehen Fieber u. s. w. Es beschäftigt sich mit dergleichen die Chirurgie, jedoch mit Recht nur in so fern, als an den leidenden Theilen eine mechanische Hülfe anzubringen ist wodurch die äußern Hindernisse der, durch die Lebenskraft einzig zu erwartenden Heilung, mechanisch vertilgt werden können, z. B. durch Einrenkungen, Wundlippen vereinigende Heft-Nadeln und Binden, mechanische Hemmung und Stillung der Blutflüsse aus geöffneten Arterien, Ausziehung fremder, in die lebenden Theile gedrungener Körper, Oeffnung einer Körperhöhlung, um eine belästigende Substanz herauszunehmen, oder um den Ergießungen ausgetretener oder gesammelter Flüssigkeiten einen Ausgang zu verschaffen, die Aneinanderfügung der Bruch-Enden eines zerbrochenen Knochens und Befestigung ihres Aufeinander-Passens durch schicklichen Verband, u. s. w. Aber wo bei solchen Beschädigungen der ganze lebende Organism, **wie stets**, thätige **dynamische** Hülfe verlangt, um in den Stand gesetzt zu werden, das Werk der Heilung zu vollführen, z. B., wo das stürmische Fieber von großen Quetschungen, zerrissenem Fleische, Flechsen und Gefäßen durch innere Arznei zu beseitigen ist, oder wo der äußere Schmerz verbrannter oder geätzter Theile homöopathisch hinweggenommen werden soll - da tritt das Geschäft des dynamischen Arztes und seine homöopathische Hülfe ein.

§ 187

Ganz auf andre Art aber, entstehen diejenigen, an den äußern Theilen erscheinenden Uebel, Veränderungen und Beschwerden, die keine Beschädigung von außen zur Ursache haben oder nur von kleinen äußern Verletzungen veranlaßt worden sind; diese haben ihre Quelle in einem innern Leiden. Sie für bloß örtliche Uebel auszugeben und bloß oder fast bloß mit örtlichen Auflegungen oder andern ähnlichen Mitteln gleichsam wundärztlich zu behandeln, wie die bisherige Medicin seit allen Jahrhunderten that, war so ungereimt, als von den schädlichsten Folgen.

§ 188

Man hielt diese Uebel für bloß örtliche und nannte sie deßhalb **Local-Uebel**, gleichsam an diesen Theilen ausschließlich stattfindende Erkrankungen, woran der Organism wenig oder keinen Theil nehme, oder Leiden dieser einzelnen, sichtbaren Theile, wovon, so zu sagen, der übrige lebende Organism nichts wisse*.

* Eine von den vielen, verderblichen Hauptthorheiten der alten Schule.

§ 189

Und dennoch ist schon bei geringem Nachdenken einleuchtend, daß kein (ohne sonderliche Beschädigung von außen entstandenes), äußeres Uebel ohne innere Ursachen, ohne Zuthun des ganzen (folglich kranken) Organisms entstehen und auf seiner Stelle verharren, oder wohl gar sich verschlimmern kann. Es könnte gar nicht zum Vorschein kommen, ohne die Zustimmung des ganzen sonstigen Befindens und ohne die Theilnahme des übrigen lebenden Ganzen (d. i. des, in allen andern, empfindenden und reizbaren Theilen des Organisms waltenden Lebensprincips); ja dessen Emporkommen läßt sich, ohne vom ganzen (verstimmten) Leben dazu veranlaßt zu seyn, nicht einmal denken, so innig hängen alle Theile des Organisms zusammen und bilden ein untheilbares Ganze in Gefühlen und Thätigkeit. Keinen Lippen-Ausschlag, kein Nagelgeschwür giebt es, ohne vorgängiges und gleichzeitiges inneres Uebelbefinden des Menschen.

§ 190

Jede ächt ärztliche Behandlung eines, fast ohne Beschädigung von außen, an äußern Theilen des Körpers entstandnen Uebels, muß daher auf das Ganze, auf die Vernichtung und Heilung des allgemeinen Leidens, mittels innerer Heilmittel gerichtet seyn, wenn sie zweckmäßig, sicher, hülfreich und gründlich seyn soll.

§ 191

Unzweideutig wird dieß durch die Erfahrung bestätigt, welche in allen Fällen zeigt, daß jede kräftige, innere Arznei gleich nach ihrer Einnahme bedeutende Veränderungen, so wie in dem übrigen Befinden eines solchen Kranken, so insbesondere im leidenden äußern, der gemeinen Arzneikunst isolirt scheinenden Theile, in einem sogenannten **Local-Uebel** selbst der äußersten Stellen des Körpers verursacht und zwar die heilsamste Veränderung, die Genesung des ganzen Menschen, unter Verschwindung des äußern Uebels (ohne Zuthun irgend eines äußern Mittels), wenn die innere, auf das Ganze gerichtete Arznei passend homöopathisch gewählt war.

§ 192

Dieß geschiehet am zweckmäßigsten, wenn bei Erörterung des Krankheitsfalles, nächst der genauen Beschaffenheit des Local-Leidens, zugleich alle im übrigen Befinden bemerkbaren und vordem, beim Nichtgebrauch von Arzneien bemerkten Veränderungen, Beschwerden und Symptome in Vereinigung gezogen werden, zum Entwurfe eines vollständigen Krankheits-Bildes, ehe man ein, dieser Gesammtheit von Zufällen entsprechendes Heilmittel unter den nach ihren eigenthümlichen Krankheitswirkungen gekannten Arzneien sucht, um darunter eine homöopathische Wahl zu treffen.

§ 193

Durch diese bloß innerlich gegebne Arznei (und wenn das Uebel erst kürzlich entstanden war, oft schon durch die erste Gabe) wird dann der gemeinsame Krankheitszustand des Körpers, mit dem Local-Uebel zugleich aufgehoben, und letzteres mit ersterem zugleich geheilt, zum Beweise, daß das Local-Leiden einzig und allein von einer Krankheit des übrigen Körpers abhing, und nur als ein untrennbarer Theil des Ganzen, als eins der größten und auffallendsten Symptome der Gesammtkrankheit anzusehen war.

§ 194

Weder bei den schnell entstehenden, acuten Local-Leiden, noch bei den schon lange bestandenen örtlichen Uebeln, ist es dienlich, ein äußeres Mittel, und wäre es auch das specifische und, innerlich gebraucht, homöopathisch heilsame, äußerlich an die Stelle einzureiben oder aufzulegen selbst dann nicht, wenn es innerlich zugleich angewendet würde; denn die acuten topischen Uebel (z. B. Entzündungen einzelner Theile, Rothlauf u. s. w.), die nicht durch verhältnißmäßig eben so heftige, äußere Beschädigung, sondern durch dynamische oder innere Ursachen entstanden waren, weichen am sichersten und gewohnlich ganz allein, den, dem gegenwärtigen äußerlich und innerlich wahrnehmbaren Befindens-Zustande homöopathisch angemessnen, innern Mitteln, aus dem allgemeinen Vorrathe geprüfter Arzneien gewählt; weichen sie ihnen nicht völlig, bleibt an der leidenden Stelle und im ganzen Befinden, bei guter Lebensordnung, dennoch ein Rest von Krankheit zurück, den die Lebenskraft zur Normalität wieder zu erheben nicht im Stande ist, so war (wie nicht selten) das acute Local-

Uebel ein Product auflodernder, bisher im Innern schlummernder Psora, welche im Begriff ist, sich zu einer offenbaren, chronischen Krankheit zu entwickeln.

§ 195

In solchen, nicht seltnen Fällen, muß dann, nach erträglicher Beseitigung des acuten Zustandes, gegen die noch übrig gebliebnen Beschwerden und die, dem Leidenden vorher gewöhnlichen, krankhaften Befindens-Zustände zusammen, eine angemessene, antipsorische Behandlung gerichtet werden (wie in dem Buche **von den chronischen Krankheiten** gelehrt worden), um eine gründliche Heilung zu erzielen. Bei chronischen Local-Uebeln, die nicht offenbar venerisch sind, ist ohnehin die antipsorische, innere Heilung vorzugsweise erforderlich.*

* Wie ich dieß in meinem Buche v. d. chron. Krankh. angegeben habe.

§ 196

Es könnte nun zwar scheinen, als ob die Heilung solcher Krankheiten beschleunigt würde, wenn man das, für den ganzen Inbegriff der Symptome als homöopathisch richtig erkannte Arzneimittel nicht nur innerlich anwendete, sondern auch äußerlich auflegte, weil die Wirkung einer, an der Stelle des Local-Uebels selbst angebrachten Arznei, eine schnellere Veränderung darin hervorbringen könnte.

§ 197

Diese Behandlung ist aber nicht nur bei den Local-Symptomen die das Miasm der Psora, sondern auch bei denen, die das Miasm der Syphilis, oder der Sykosis zum Grunde haben, durchaus verwerflich, denn **die neben dem innern Gebrauche gleichzeitige, örtliche Anwendung des Heilmittels, bei Krankheiten welche ein stetiges Local-Uebel zum Hauptsymptome haben**, führt den großen Nachtheil herbei, daß durch eine solche örtliche Auflegung, dieses Hauptsymptom (Local-Uebel)* gewöhnlich früher aus den Augen verschwindet, als die innere Krankheit, vernichtet ist und uns nun mit dem Scheine einer völligen Heilung täuscht, wenigstens uns die Beurtheilung, ob auch die Gesammtkrankheit durch den Beigebrauch der innern Arznei vernichtet sey, durch die vorzeitige Verschwindung dieses örtlichen Symptoms erschwert und in einigen Fällen selbst unmöglich macht.

* Frischer Krätz-Ausschlag, Schanker, Feigwarze.

§ 198

Die **bloß örtliche Anwendung** der von innen heilkräftigen Arznei, auf die Local-Symptome chronisch miasmatischer Krankheiten, ist aus gleichem Grunde durchaus verwerflich; denn ist das Local-Uebel der chronischen Krankheit bloß örtlich und einseitig aufgehoben worden, so bleibt nun die, zur völligen Herstellung der Gesundheit unerläßliche innere Cur, im ungewissen Dunkel; das Haupt-Symptom (das Local-Uebel) ist verschwunden und es sind nur noch die andern, unkenntlichern Symptome übrig, welche weniger stetig und bleibend, als das Local-Leiden und oft von zu weniger Eigenthümlichkeit und zu wenig charakteristisch sind, als daß sie noch ein Bild der Krankheit in deutlichem und vollständigem Umrisse darstellen sollten.

§ 199

Wenn nun vollends das, der Krankheit homöopathisch angemessene Heilmittel, zu der Zeit noch nicht gefunden war*,

* Wie, vor mir, die Heilmittel der Feigwarzen-Krankheit (und die antipsorischen Arzneien).

als das örtliche Symptom durch ein beizendes oder austrocknendes äußeres Mittel oder durch den Schnitt vernichtet ward, so wird der Fall wegen der allzu unbestimmten (uncharakteristischen) und unsteten Erscheinung der noch übrigen Symptome und weit schwieriger, weil, was die Wahl des treffendsten Heilmittels und seine innere Anwendung bis zum Punkte der völligen Vernichtung der Krankheit noch am meisten hätte leiten und bestimmen können, nämlich das äußere Hauptsymptom, unserer Beobachtung entzogen worden ist.

§ 200

Wäre es bei der innern Cur noch da, so würde das homöopathische Heilmittel für die Gesammtkrankheit haben ausgemittelt werden können, und wäre dieses gefunden, so würde bei dessen alleinigem, innerm Gebrauche, die noch bleibende Gegenwart des Local-Uebels zeigen, daß die Heilung noch nicht vollendet sey; heilete es aber auf seiner Stelle, und unangetastet von irgend einem äußern, zurücktreibenden Mittel, so bewiese dieß überzeugend, daß das Uebel bis zur Wurzel ausgerottet und die Genesung von der gesammten Krankheit bis zum erwünschten Ziele gediehen sey. Ein unschätzbarer, unentbehrlicher Vortheil, um zu vollkommner Heilung zu gelangen.

§ 201

Offenbar entschließt sich (instinktartig) die menschliche Lebenskraft, wenn sie mit einer chronischen Krankheit beladen ist die sie nicht durch eigne Kräfte überwältigen kann, zur Bildung eines Local-Uebels an irgend einem äußern Theile, bloß aus der Absicht um, durch Krankmachung und Krankerhaltung dieses zum Leben des Menschen nicht unentbehrlichen äußern Theils, jenes außerdem die Lebensorgane zu vernichten und das Leben zu rauben drohende, innere Uebel zu beschwichtigen und, so zu sagen, auf ein stellvertretendes Local-Uebel überzutragen, es dahin gleichsam abzuleiten. Die Anwesenheit des Local-Uebels, bringt auf diese Art die innere Krankheit vor der Hand zum Schweigen, ohne sie jedoch weder heilen, noch wesentlich vermindern zu können*.

* Die Fontanellen des Arztes alter Schule thun etwas Aehnliches; sie beschwichtigen als künstliche Geschwüre an den äußern Theilen mehre innere chronische Leiden, doch nur für eine sehr kurze Zeit (solange sie noch einen, dem kranken Organism ungewohnten, schmerzhaften Reiz verursachen), ohne sie heilen zu können, schwächen aber auf der andern Seite und verderben den ganzen Befindens-Zustand weit mehr, als die instinktartige Lebenskraft durch die meisten ihrer veranstalteten Metastasen thut.

Indessen bleibt immer das Local-Uebel weiter nichts, als ein Theil der Gesammtkrankheit, aber ein, von der organischen Lebenskraft einseitig vergrößerter Theil derselben, an eine gefahrlosere (äußere) Stelle des Körpers hin verlegt um das innere Leiden zu beschwichtigen. Es wird aber wie gesagt, durch dieses, die innere Krankheit zum Schweigen bringende Local-Symptom, von Seiten der Lebenskraft für die Minderung oder Heilung des Gesammt-Uebels so wenig gewonnen, daß im Gegentheile dabei das innere Leiden dennoch allmälig zunimmt und die Natur genöthigt ist, das Local-Symptom immer mehr zu vergrößern und zu verschlimmern, damit es zur Stellvertretung für das innere vergrößerte Uebel und zu seiner Beschwichtigung noch zureiche. Die alten Schenkelgeschwüre verschlimmern sich, bei ungeheilter, innerer Psora, der Schanker vergrößert sich bei noch ungeheilter, innerer Syphilis und die Feigwarzen vermehren sich und wachsen, so lange die Sykosis nicht geheilt ist, wodurch die leztere immer schwieriger und schwieriger zu heilen wird, so wie die innere Gesammtkrankheit mit der Zeit von selbst wächst.

§ 202

Wird nun von dem Arzte der bisherigen Schule, in der Meinung er heile dadurch die ganze Krankheit, das Local-Symptom durch äußere Mittel örtlich vernichtet, so ersetzt es die Natur durch Erweckung des innern Leidens und der vorher schon neben dem Local-Uebel bestandnen, bisher noch schlummernden übrigen Symptome, das ist, durch Erhöhung der innern Krankheit - in welchem Falle man dann **unrichtig** zu sagen pflegt, das Local-Uebel sey durch die äußern Mittel **zurück** in den Körper oder auf die Nerven **getrieben** worden.

§ 203

Jede äußere Behandlung solcher Local-Symptome, um sie, ohne die innere miasmatische Krankheit geheilt zu haben, von der Oberfläche des Körpers wegzuschaffen, also den Krätz-Ausschlag durch allerlei Salben von der Haut zu vertilgen, den Schanker äußerlich wegzubeizen und die Feigwarze einzig durch Wegschneiden, Abbinden oder glühendes Eisen auf ihrer Stelle zu vernichten; diese bisher so allgewöhnliche, äußere, verderbliche Behandlung ist die allgemeinste Quelle aller der unzähligen, benannten und unbenannten, chronischen Leiden geworden, worüber die Menschheit so allgemein seufzet; sie ist eine der verbrecherischesten Handlungen, deren sich die ärztliche Zunft schuldig machen konnte, und gleichwohl war sie bisher die allgemein eingeführte und wurde von den Kathedern als die alleinige gelehrt*.

* Denn was dabei an Arzneien innerlich gegeben werden sollte, diente bloß zur Verschlimmerung des Uebels, da diese Mittel keine specifische Heilkraft für das Total der Krankheit besaßen, wohl aber den Organism angriffen, ihn schwächten und ihm andre chronische Arzneikrankheiten zur Zugabe beibrachten.

§ 204

Wenn wir alle langwierigen Uebel, Beschwerden und Krankheiten, welche von einer anhaltenden, ungesunden Lebensart abhängen, (§ 77.) so wie jene unzähligen Arznei-Siechthume (s. §. 74.), welche durch unverständige, anhaltende, angreifende und verderbliche Behandlung oft selbst nur kleiner Krankheiten durch Aerzte alter Schule entstanden, wegrechnen, so rühret der größte Theil der übrigen chronischen Leiden, von der Entwickelung genannter drei chronischen Miasmen: der innern Syphilis, der innern Sykosis, vorzüglich aber und in ungleich größerm Verhältnisse, von der innern Psora her. Jedes dieser Miasmen war schon im Besitze des ganzen Organisms, und hatte ihn schon in allen seinen Theilen durchdrungen, ehe dessen primäres, stellvertretendes und den Ausbruch verhütendes Local-Symptom (bei der Psora der Krätz-Ausschlag, bei der Syphilis der Schanker oder die Schooßbeule und bei der

Sykosis die Feigwarze) zum Vorschein kam. Werden nun diesen Miasmen, ihre genannten, stellvertretenden, und das innere Allgemeinleiden beschwichtigenden Lokal-Symptome, durch äußere Mittel geraubt, so müssen unausbleiblich, die vom Urheber der Natur jedem bestimmten, eigenthümlichen Krankheiten bald oder spät zur Entwickelung und zum Ausbruche kommen, und so all das namenlose Elend, die unglaubliche Menge chronischer Krankheiten verbreiten, welche das Menschengeschlecht seit Jahrhunderten und Jahrtausenden quälen, deren keine so häufig zur Existenz gekommen wäre, hätten die Aerzte diese drei Miasmen, ohne ihre äußern Symptome durch topische Mittel anzutasten, bloß durch die innern homöopathischen, für jede derselben gehörigen Arzneien gründlich zu heilen und im Organism auszulöschen sich verständig beeifert. (m. s. Anm. zu §. 282)

§ 205

Der homöopathische Arzt behandelt nie eines dieser Primär-Symptome der chronischen Miasmen, noch eines ihrer secundären, aus ihrer Entwickelung entsprossenen Uebel, durch örtliche (weder durch äußere dynamisch wirkende*

* Ich kann daher z. B. nicht zur örtlichen Ausrottung des sogenannten Lippen- oder Gesichts-Krebses (einer Frucht weit entwickelter Psora? nicht selten mit Syphilis in Vereinigung?) durch das kosmische Arsenik-Mittel rathen, nicht nur weil es äußerst schmerzhaft ist und öfter mißlingt, sondern mehr deßhalb, weil, wenn ja dieses Mittel die Körperstelle von dem bösen Geschwüre örtlich befreiet, das Grund-Uebel doch hiedurch nicht zum kleinsten Theile vermindert wird, die Lebens-Erhaltungs-Kraft also genöthigt ist den Heerd für das innere große Uebel an eine noch edlere Stelle (wie sie bei allen Metastasen

thut) zu versetzen, und Blindheit, Taubheit, Wahnsinn, Erstickungs-Asthma, Wasser-Geschwulst, Schlagfluß u. s. w. folgen zu lassen. Diese zweideutige, örtliche Befreiung der Stelle von dem bösen Geschwüre, durch das topische Arsenik-Mittel, gelingt aber obendrein nur da, wo das Geschwür noch nicht groß und wo es nicht venerischen Usprungs, die Lebenskraft auch noch sehr energisch ist; aber eben in dieser Lage der Sache ist auch die innere, vollständige Heilung des ganzen Ur-Uebels noch ausführbar.

Eine gleiche ist, ohne vorgängige Heilung des inwohnenden Miasms, die Folge des, bloß durch den Schnitt weggenommenen Gesichts- oder Brust-Krebses und der Ausschälung der Balg-Geschwülste; es erfolgt etwas noch Schlimmeres drauf, wenigstens wird der Tod beschleunigt. Dieß ist unzählige Male der Erfolg gewesen; aber die alte Schule fährt doch bei jedem neuen Falle in ihrer Blindheit fort, gleiches Unglück anzurichten.

noch durch mechanische) Mittel, sondern heilet, wo sich die einen oder die andern zeigen, einzig nur das große, ihnen zum Grunde liegende Miasm, wovon dann auch (wenn man einige Fälle von veralteter Sykosis ausnimmt) sein primäres, so wie seine secundären Symptome von selbst mit verschwinden; der homöopathische Arzt hat es aber, da dergleichen vor ihm nicht geschah und er leider meist die Primär-Symptome*

* Krätz-Ausschlag, Schanker (Schooßbeule), Feigwarzen.

von den bisherigen Aerzten schon äußerlich vernichtet findet, jetzt mehr mit den secundären, d. i. den von den Ausbrüchen und der Entwickelung dieser inwohnenden Miasmen herrührenden Uebeln, am meisten aber mit den, aus innerer Psora entfalteten, chronischen Krankheiten zu thun. Ich selbst habe mich beflissen, deren innere Heilung, soviel ein einzelner Arzt nach vieljährigem Nachdenken, Beobachtung und Erfahrung sie an den Tag zu bringen vermochte, in meinem Buche von den chronischen Krankheiten darzulegen, worauf ich hier verweise.

§ 206

Vor dem Beginnen der Cur eines chronischen Uebels, muß nothwendig die sorgfältigste Erkundigung*

* Man lasse sich bei Erkundigungen dieser Art nicht von den öftern Behauptungen der Kranken oder ihrer Angehörigen bethören, welche zur Ursache langwieriger, ja der größten und langwierigsten Krankheiten, entweder eine vor vielen Jahren erlittene Verkältung (Durchnässung, einen kalten Trunk auf Erhitzung), oder einen ehemals gehabten Schreck, ein Verheben, ein Aergerniß (auch wohl eine Behexung) u. s. w. angeben. Diese Veranlassungen sind viel zu klein, um eine langwierige Krankheit **in einem gesunden Körper** zu erzeugen, lange Jahre zu unterhalten und von Jahr zu Jahr zu vergrößern, wie die chronischen Krankheiten von entwickelter Psora alle geartet sind. Ungleich wichtigere Ursachen als jene erinnerlichen Schädlichkeiten müssen dem Anfange und Fortgange eines bedeutenden, hartnäckigen, alten Uebels zum Grunde liegen; jene angeblichen Veranlassungen können nur Hervorlockungs-Momente eines chronischen Miasms abgeben.

vorausgehen, ob der Kranke eine venerische Ansteckung (oder auch eine Ansteckung mit Feigwarzen-Tripper) gehabt hatte; denn dann muß gegen **diese** die Behandlung gerichtet werden und zwar ausschließlich, wenn bloß Zeichen der Lustseuche (oder der, seltnern, Feigwarzen-Krankheit) vorhanden sind, dergleichen aber in neuern Zeiten sehr selten allein angetroffen werden. Rücksicht aber, wenn dergleichen Ansteckung vorangegangen war, muß auf sie auch in dem Falle genommen werden, wo Psora zu heilen, weil dann letztere mit ersterer complicirt ist, wie immer, wenn die Zeichen jener nicht rein sind; denn stets, oder fast stets wird der Arzt, wenn er eine alte, venerische Krankheit vor sich zu haben wähnt eine, vorzüglich mit Psora vergesellschaftete (complicirte) zu behandeln haben, indem das innere Krätz-Siechthum (die Psora) bei weitem **die häufigste Grundursache der chronischen Krankheiten** ist. Er wird auch zuweilen diese beiden Miasmen noch mit Sykosis, in chronisch kranken Körpern komplicirt, zu bekämpfen haben, wenn eingeständig, letztere Ansteckungen einst geschehen waren, oder er findet, wie ungleich öfterer vorkommt, die Psora als alleinige Grund-Ursache aller übrigen chronischen Leiden (sie mögen Namen haben wie sie wollen) die vorher durch allöopathische Unkunst oft noch obendrein verpfuscht und zu Ungeheuern erhöhet und verunstaltet zu werden pflegen.

§ 207

Daher hat, wenn Obiges berichtigt ist, der homöopathische Arzt noch die Erkundigung nöthig: welche allöopathische Curen mit dem langwierig Kranken bis daher vorgenommen worden, welche eingreifende Arzneien vorzüglich und am häufigsten, auch welche mineralische Bäder und mit welchen Erfolgen er sie gebrauchte - um einiger Maßen die Ausartung seines ursprünglichen Zustandes begreifen und wo möglich diese künstlichen Verderbnisse zum Theil wieder bessern, oder doch die schon gemißbrauchten Arzneien vermeiden zu können.

§ 208

Nächstdem muß das Alter des Kranken, seine Lebens-Weise und Diät, es müssen seine Beschäftigungen, seine häusliche Lage, seine bürgerlichen Verhältnisse u. s. w. in Rücksicht genommen werden, ob diese Dinge zur Vermehrung seines Uebels beigetragen, oder in wiefern alles dieß die Cur begünstigen oder hindern könnte. So darf auch seine Gemüths- und Denkungs-Art, ob sie die Cur hindere, oder ob sie psychisch zu leiten, zu begünstigen oder abzuändern sey, nicht aus der Acht gelassen werden.

§ 209

Dann erst sucht der Arzt in mehren Unterredungen, das Krankheits-Bild des Leidenden so vollständig als möglich zu entwerfen, nach obiger Anleitung, um die auffallendsten und sonderbarsten (charakteristischen) Symptome auszeichnen zu können, nach denen er das erste (antipsorische u. s. w.) Arzneimittel nach möglichster Zeichen-Aehnlichkeit, für den Anfang der Cur, u. s. f. auswählt.

§ 210

Der Psora gehört fast alles an, was ich oben einseitige Krankheiten nannte, welche dieser Einseitigkeit wegen, (wo vor dem einzelnen, großen, hervorragenden Symptome alle übrigen Krankheits-Zeichen gleichsam verschwinden) schwieriger heilbar scheinen. Dieser Art sind die sogenannten **Gemüths- und Geistes-Krankheiten**. Sie machen jedoch keine von den übrigen scharf getrennte Classe von Krankheiten aus, indem auch in jeder der übrigen sogenannten Körperkrankheiten, die Gemüths- und Geistes-Verfassung **allemal** geändert ist*,

* Wie oft trifft man nicht, z. B. in den schmerzhaftesten, mehrjährigen Krankheiten, ein mildes, sanftes Gemüth an, so daß der Heilkünstler Achtung und Mitleid gegen den Kranken zu hegen

sich gedrungen fühlt. Besiegt er aber die Krankheit und stellt den Kranken wieder her - wie nach homöopathischer Art nicht selten möglich ist - da erstaunt und erschrickt der Arzt oft über die schauderhafte Veränderung des Gemüths, da sieht er oft Undankbarkeit, Hartherzigkeit, ausgesuchte Bosheit und die die Menschheit entehrendsten und empörendsten Launen hervortreten, welche gerade diesem Kranken in seinen ehemaligen gesunden Tagen eigen gewesen waren.

Die in gesunden Zeiten Geduldigen, findet man oft in Krankheiten störrisch, heftig, hastig, auch wohl unleidlich eigensinnig und wiederum auch wohl ungeduldig oder verzweifelt; die ehedem Züchtigen und Schamhaften findet man nun geil und schamlos. Den hellen Kopf trifft man nicht selten stumpfsinnig, den gewöhnlich Schwachsinnigen hinwiederum gleichsam klüger, sinniger und den, von langsamer Besinnung zuweilen voll Geistesgegenwart und schnellem Entschlusse u. s. w.

und in allen zu heilenden Krankheitsfällen, der Gemüthszustand des Kranken, als eins der vorzüglichsten, mit in den Inbegriff der Symptome aufzunehmen ist, wenn man ein treues Bild von der Krankheit verzeichnen will, um sie hienach mit Erfolg homöopathisch heilen zu können.

§ 211

Dieß geht so weit, daß bei homöopathischer Wahl eines Heilmittels der Gemüthszustand des Kranken oft am meisten den Ausschlag giebt, als Zeichen von bestimmter Eigenheit, welches dem genau beobachtenden Arzte unter allen am wenigsten verborgen bleiben kann.

§ 212

Auf dieses Haupt-Ingrediens aller Krankheiten, auf den veränderten Gemüths- und Geisteszustand, hat auch der

Schöpfer der Heilpotenzen vorzüglich Rücksicht genommen, indem es keinen kräftigen Arzneistoff auf der Welt giebt, welcher nicht den Gemüths- und Geisteszustand des ihn versuchenden, gesunden Menschen, sehr merkbar veränderte, und zwar jede Arznei auf verschiedne Weise.

§ 213

Man wird daher nie naturgemäß, das ist nie homöopathisch heilen, wenn man nicht bei jedem, selbst acutem Krankheitsfalle, zugleich mit auf das Symptom der Geistes- und Gemüths-Veränderungen siehet und nicht zur Hülfe eine solche Krankheits-Potenz unter den Heilmitteln auswählt, welche nächst der Aehnlichkeit ihrer andern Symptome mit denen der Krankheit, auch einen ähnlichen Gemüths- oder Geistes-Zustand **für sich** zu erzeugen fähig ist*.

* So wird bei einem stillen, gleichförmig gelassenen Gemüthe, der Napell-Sturmhut selten oder **nie** eine, weder schnelle noch dauerhafte Heilung bewirken, eben so wenig, als die Krähenaugen bei einem milden, phlegmatischen, die Pulsatille bei einem frohen, heitern und hartnäckigen, oder die Ignazbohne bei einem unwandelbaren, weder zu Schreck, noch zu Aerger geneigten Gemüthszustande.

§ 214

Was ich also über die Heilung der Geistes- und Gemüths-Krankheiten zu lehren habe, wird sich auf Weniges beschränken können, da sie nur auf dieselbe Art und gar nicht anders, als alle übrigen Krankheiten zu heilen sind, das ist, durch ein Heilmittel was eine, dem Krankheitsfalle möglichst ähnliche Krankheits-Potenz in ihren, an Leib und Seele des gesunden Menschen zu Tage gelegten Symptomen darbietet.

§ 215

Fast alle sogenannten Geistes- und Gemüths-Krankheiten sind nichts anderes als Körper-Krankheiten, bei denen das, jeder eigenthümliche Symptom der Geistes- und Gemüths-Verstimmung, sich unter Verminderung der Körper-Symptome (schneller oder langsamer) erhöhet und sich endlich bis zur auffallendsten Einseitigkeit, fast wie ein Local-Uebel in die unsichtbar feinen Geistes- oder Gemüths-Organe versetzt.

§ 216

Die Fälle sind nicht selten, wo eine den Tod drohende, sogenannte Körper-Krankheit - eine Lungenvereiterung, oder die Verderbniß irgend eines andern, edeln Eingeweides, oder eine andere hitzige (acute) Krankheit, z. B. im Kindbette u. s. w., durch schnelles Steigen des bisherigen Gemüths-Symptoms, in einen Wahnsinn, in eine Art Melancholie, oder in eine Raserei ausartet und dadurch alle Todesgefahr der Körper-Symptome verschwinden macht; leztere bessern sich indeß fast bis zur Gesundheit, oder verringern sich vielmehr bis zu dem Grade, daß ihre dunkel fort währende Gegenwart nur von dem beharrlich und fein beobachtenden Arzte noch erkannt werden kann. Sie arten auf diese Weise zur einseitigen Krankheit, gleichsam zu einer Local-Krankheit aus, in welcher das vordem nur gelinde Symptom der Gemüths-Verstimmung zum Haupt-Symptome sich vergrößert, welches dann größtentheils die übrigen (Körper-) Symptome vertritt, und ihre Heftigkeit palliativ beschwichtiget, so daß, mit einem Worte, die Uebel der gröbern Körper-Organe auf die fast geistigen, von keinem Zergliederungs-Messer je erreichten oder erreichbaren Geistes- und Gemüths-Organe gleichsam übergetragen und auf sie abgeleitet werden.

§ 217

Mit Sorgfalt muß bei ihnen die Erforschung des ganzen Zeichen-Inbegriffs unternommen werden, in Absicht der Körper-Symptome sowohl, als auch und zwar vorzüglich in Absicht der genauen Auffassung der bestimmten Eigenheit (des Charakters) seines Hauptsymptoms, des besondern, jedesmal vorwaltenden Geistes- und Gemüths-Zustandes, um zur Auslöschung der Gesammtkrankheit eine homöopathische Arzneikrankheits-Potenz unter den nach ihren reinen Wirkungen gekannten Heilmitteln auszufinden, ein Heilmittel, welches in seinem Symptomen-Inhalte nicht nur die, in diesem Krankheitsfalle gegenwärtigen Körperkrankheits-Symptome, sondern auch vorzüglich diesen Geistes- und Gemüths-Zustand in möglichster Aehnlichkeit darbietet.

§ 218

Zu dieser Symptomen-Schilderung gehört zuerst die genaue Beschreibung der sämmtlichen Zufälle der vormaligen sogenannten Körper-Krankheit, ehe sie zur einseitigen Erhöhung des Geistes-Symptoms, zur Geistes- und Gemüths-Krankheit ausartete. Aus dem Berichte der Angehörigen wird dieses erhellen.

§ 219

Die Vergleichung dieser ehemaligen Körperkrankheits-Symptome mit den davon jetzt noch übrigen, obgleich unscheinbarer gewordenen Spuren (welche auch jetzt noch sich zuweilen hervorthun, wenn ein lichter Zwischenraum und eine überhingehende Minderung der Geistes-Krankheit eintritt) wird zur Bestätigung der fortdauernden verdeckten Gegenwart derselben dienen.

§ 220

Setzt man hiezu noch den, genau von den Angehörigen und dem Arzte selbst beobachteten Geistes- und Gemüths-Zustand,*

* Welcher nicht selten in Perioden abwechselnd erscheint, z. B. auf mehre Tage stürmischen Wahnsinns oder Wuth, folgen andre Tage tiefsinniger, stiller Traurigkeit, u. s. w. auch wohl nur in gewissen Monaten des Jahres wieder kehrend.

so ist das vollständige Krankheitsbild zusammengesetzt, für welches dann eine, treffend ähnliche Symptome und vorzüglich die ähnliche Geistes-Zerrüttung zu erregen fähige Arznei, unter den (antipsorischen u. s. w.) Arznei-Mitteln zur homöopathischen Heilung des Uebels aufgesucht werden kann, wenn die Geistes-Krankheit schon seit einiger Zeit fortgedauert hatte.

§ 221

War jedoch aus dem gewöhnlichen, ruhigen Zustande plötzlich ein Wahnsinn oder eine Raserei (auf Veranlassung von Schreck, Aergerniß, geistigem Getränke u. s. w.) als eine acute Krankheit ausgebrochen, so kann, ob sie gleich fast ohne Ausnahme aus innerer Psora entsprang, (gleichsam als eine von ihr auflodernde Flamme) sie doch in diesem, ihrem acuten Anfange, nicht sogleich mit antipsorischen, sondern muß mit den hier angedeuteten Arzneien, aus der Classe der übrigen geprüften Heilmittel*

* Z. B. Akonit, Belladonne, Stechapfel, Bilsen, Quecksilber u. s. w.

gewählt), in hoch potenzirten, feinen, homöopathischen Gaben erst behandelt werden, um sie so weit zu beseitigen, daß die Psora in ihren vorigen, fast latenten Zustand vor der Hand wieder zurückkehre, in welchem der Kranke genesen erscheint.

§ 222

Doch darf ein solcher, aus einer acuten Geistes- oder Gemüths-Krankheit durch gedachte, apsorische Arzneien Genesener nie als geheilt angesehen werden; im Gegentheile darf man keine Zeit verlieren, um ihn durch eine fortgesetzte, antipsorische, vielleicht auch antisyphilitische Cur von dem chronischen Miasm der, jetzt zwar wieder latenten, aber zu ihrem Wieder-Ausbruche in Anfällen der vorigen Geistes- und Gemüths-Krankheit, von nun an sehr geneigten Psora gänzlich zu befreien*,

* Es ist sehr selten, daß eine schon etwas langwierige Geistes- oder Gemüthskrankheit von selbst nachläßt (indem das innere Siechthum wieder in die gröbern Körper-Organe übergeht); dieß geschieht in den Fällen, wo hie oder da ein bisheriger Bewohner der Irrenhäuser als scheinbar genesen entlassen ward. Außerdem blieben bisher alle Irrenhäuser bis oben angefüllt, so daß die Menge andrer, auf die Aufnahme in diese Häuser harrender Irren, fast nie Platz darin fand, wenn nicht einige der Wahnsinnigen im Hause mit Tode abgingen. **Keiner wird darin durch die alte Schule wirklich und dauerhaft geheilt!** Ein sprechender Beweis (unter vielen andern) von der gänzlichen Nullität der bisherigen Unheilkunst, die von der allöopathischen Prahlerei mit dem Namen **rationelle Heilkunst** lächerlich genug beehrt ward. Wie oft konnte dagegen nicht schon die wahre Heilkunst, (ächte, reine Homöopathik) solche Unglückliche wieder in den Besitz ihrer Geistes- und Körper-Gesundheit setzen und ihren erfreuten Angehörigen und der Welt wieder geben!

da dann kein ähnlicher künftiger Anfall wieder zu befürchten ist, wenn der Kranke der diätetisch geordneten Lebensart treu bleibt.

§ 223

Wird aber die antipsorische, (auch wohl antisyphilitische) Cur unterlassen, so ist bei noch geringerer Veranlassung, als bei der ersten Erscheinung des Wahnsinns statt fand, bald ein neuer und zwar anhaltenderer, größerer Anfall davon, fast mit Sicherheit zu erwarten, während welchem sich die Psora vollends zu entwickeln pflegt und in eine entweder periodische oder anhaltende Geistes-Zerrüttung übergeht, welche dann schwieriger antipsorisch geheilt werden kann.

§ 224

Ist die Geistes-Krankheit noch nicht völlig ausgebildet und es wäre noch einiger Zweifel vorhanden, ob sie wirklich aus Körper-Leiden entstanden sey, oder vielmehr von Erziehungsfehlern, schlimmer Angewöhnung, verderbter Moralität, Vernachlässigung des Geistes, Aberglauben oder Unwissenheit herrühre; da dient als Merkmal, daß durch verständigendes, gutmeinendes Zureden, durch Trostgründe oder durch ernsthafte und vernünftige Vorstellungen dieselbe nachlassen und sich bessern, dagegen aber wahre, auf Körper-Krankheit beruhende Gemüths- oder Geistes-Krankheit schnell dadurch verschlimmert, Melancholie noch niedergeschlagener, klagender, untröstlicher und zurückgezogener, so auch boshafter Wahnsinn dadurch noch mehr erbittert und thörichtes Gewäsch offenbar noch unsinniger wird*.

* Es scheint, als fühle hier die Seele des Kranken mit Unwillen und Betrübniß, die Wahrheit dieser vernünftigen Vorstellungen, und wirke auf den Körper, gleich als wollte sie die verlorne Harmonie wieder herstellen, dieser aber wirke zu stark mittels

seiner Krankheit zurück auf die Geistes- und Gemüths-Organe, und setze sie in desto größern Aufruhr durch erneuertes Uebertragen seiner Leiden auf sie.

§ 225

Es giebt dagegen, wie gesagt, allerdings einige wenige Gemüths-Krankheiten, welche nicht bloß aus Körper-Krankheiten dahin ausgeartet sind, sondern auf umgekehrtem Wege, bei geringer Kränklichkeit, vom Gemüthe aus, Anfang und Fortgang nehmen, durch anhaltenden Kummer, Kränkung, Aergerniß, Beleidigungen und große, häufige Veranlassungen zu Furcht und Schreck. Diese Art von Gemüthskrankheiten verderben dann oft mit der Zeit, auch den körperlichen Gesundheits-Zustand, in hohem Grade.

§ 226

Bloß diese, durch die Seele zuerst angesponnenen und unterhaltenen Gemüths-Krankheiten, lassen sich, **so lange sie noch neu sind und den Körper-Zustand noch nicht allzusehr zerrüttet haben**, durch psychische Heilmittel, Zutraulichkeit, gütliches Zureden, Vernunftgründe, oft aber auch durch eine wohlverdeckte Täuschung, schnell in Wohlbefinden der Seele (und bei angemessener Lebensordnung, auch scheinbar in Wohlbefinden des Leibes) verwandeln.

§ 227

Aber auch bei diesen liegt ein Psora-Miasm zum Grunde, was nur seiner völligen Entwickelung noch nicht ganz nahe war, und es ist der Sicherheit gemäß, damit der Genesende nicht wieder, wie nur gar zu leicht, in eine ähnliche Geistes-

Krankheit verfalle, ihn einer gründlichen, antipsorischen (auch wohl antisyphilitischen) Cur zu unterwerfen.

§ 228

Bei den durch Körper-Krankheit entstandenen Geistes- und Gemüths-Krankheiten, welche einzig durch homöopathische, gegen das innere Miasm gerichtete Arznei, nächst sorgfältig angemessener Lebensordnung zu heilen sind, muß allerdings auch, als beihülfliche Seelen-Diät, ein passendes, psychisches Verhalten von Seiten der Angehörigen und des Arztes gegen den Kranken sorgfältig beobachtet werden. Dem wüthenden Wahnsinn muß man stille Unerschrockenheit und kaltblütigen, festen Willen, - dem peinlich klagenden Jammer, stummes Bedauern in Mienen und Gebehrden, - dem unsinnigen Geschwätze, nicht ganz unaufmerksames Stillschweigen, - einem ekelhaften und gräuelvollen Benehmen und ähnlichem Gerede, völlige Unaufmerksamkeit entgegensetzen. Den Verwüstungen und Beschädigungen der Außendinge beuge man bloß vor, verhüte sie, **ohne dem Kranken Vorwürfe darüber zu machen**, und richte alles so ein, daß durchaus alle körperlichen Züchtigungen und Peinigungen*

* Man muß über die Hartherzigkeit und Unbesonnenheit der Aerzte in mehren Krankenanstalten dieser Art erstaunen; ohne die wahre Heilart solcher Krankheiten auf dem einzig hülfreichen, homöopathisch **arzneilichen** (antipsorischen) Wege zu suchen, begnügen sich diese Grausamen, jene bedauernswürdigsten aller Menschen durch die heftigsten Schläge und andre quaalvolle Martern zu peinigen. Sie erniedrigen sich durch dieß gewissenlose und empörende Verfahren tief unter den Stand der Zuchtmeister in Strafanstalten, denn diese vollführen solche Züchtigungen nur nach Pflicht ihres Amtes und an Verbrechern,

jene aber scheinen ihre Bosheit gegen die voraus gesetzte Unheilbarkeit der Geistes- und Gemüths-Krankheiten, im demüthigenden Gefühle ihrer ärztlichen Nichtigkeit, durch Härte an den bedauernswürdigen, schuldlosen Leidenden selbst auszulassen, da sie zur Hülfe zu unwissend und zu träge zur Annahme eines zweckmäßigen Heilverfahrens sind.

wegfallen. Dieß geht um desto leichter an, da beim Arznei-Einnehmen - dem einzigen Falle, wo noch Zwang als Entschuldigung gerechtfertigt werden könnte - in der homöopathischen Heilart die kleinen Gaben hülfreicher Arznei dem Geschmacke **nie** auffallen, also dem Kranken ganz unbewußt in seinem Getränke gegeben werden können, so daß aller Zwang unnöthig wird.

§ 229

Auf der andern Seite sind Widerspruch, eifrige Verständigungen, heftige Zurechtweisungen und Schmähungen, so wie schwache, furchtsame Nachgiebigkeit bei ihnen ganz am unrechten Orte, sind gleich schädliche Behandlungen ihres Geistes und Gemüths. Am meisten werden sie jedoch durch Hohn, Betrug und ihnen merkliche Täuschungen erbittert und in ihrer Krankheit verschlimmert. **Immer müssen Arzt und Aufseher den Schein annehmen, als ob man ihnen Vernunft zutraue**. Dagegen suche man alle Arten von Störungen ihrer Sinne und ihres Gemüths von außen zu entfernen; es giebt keine Unterhaltungen für ihren umnebelten Geist, keine wohlthätigen Zerstreuungen, keine Belehrungen, keine Besänftigung durch Worte, Bücher oder andre Gegenstände für ihre, in den Fesseln des kranken Körpers schmachtende, oder empörte Seele, keine Erquickung für sie, als die Heilung; erst von ihrem zum Bessern umgestimmten Körper-Befinden strahlet Ruhe und Wohlbehagen auf ihren Geist zurück.*

* Nur in einer, eigens dazu eingerichteten Anstalt, läßt sich die Heilung Wahnsinniger, Wüthender und Melancholischer bewerkstelligen, aber nicht im Kreise der Familie des Kranken.

§ 230

Sind die, für den besondern Fall der jedesmaligen Geistes- oder Gemüths-Krankheit (- sie sind unglaublich verschieden -) gewählten Heilmittel, dem treulich entworfenen Bilde des Krankheits-Zustandes ganz homöopathisch angemessen, welches, wenn nur genug der nach ihren reinen Wirkungen gekannten Arzneien dieser Art zur Wahl vorhanden sind, auch desto leichter bei unermüdlicher Aufsuchung des passendst homöopathischen Heilmittels zu erreichen ist, da der Gemüths- und Geistes-Zustand eines solchen Kranken, als das Hauptsymptom, sich so unverkennbar deutlich an den Tag legt -, so sind oft die kleinstmöglichen Gaben hinreichend, in nicht gar langer Zeit, die auffallendste Besserung hervorzubringen, was durch die größten, öftern Gaben aller übrigen, unpassenden (allöopathischen) Arzneien, bis zum Tode gebraucht, nicht zu erreichen war. Ja, ich kann aus vieler Erfahrung behaupten, daß sich der erhabne Vorzug der homöopathischen Heilkunst vor allen denkbaren Curmethoden, nirgend in einem so triumphirenden Lichte zeigt, als in alten Gemüths- und Geistes-Krankheiten, welche ursprünglich aus Körper-Leiden, oder auch nur gleichzeitig mit denselben, entstanden waren.

§ 231

Eine eigne Betrachtung verdienen noch die **Wechselkrankheiten**, sowohl diejenigen, welche in bestimmten

Zeiten zurückkehren - wie die große Zahl der Wechselfieber und die wechselfieberartig zurückkehrenden, fieberlos scheinenden Beschwerden - als auch die, worin gewisse Krankheitszustände in unbestimmten Zeiten mit Krankheitszuständen andrer Art abwechseln.

§ 232

Diese letztern, die **alternirenden** Krankheiten sind ebenfalls sehr vielfach*,

* Es können zwei- und selbst dreierlei Zustände mit einander abwechseln. Es können z. B. bei zwiefachen Wechselzuständen gewisse Schmerzen unabgesetzt in den Füßen u. s. w. erscheinen, sobald eine Augen-Entzündung sich legt, welche dann wieder empor kommt, sobald der Gliederschmerz vor der Hand vergangen ist - es können Zuckungen und Krämpfe mit irgend einem andern Leiden des Körpers oder eines seiner Theile, unmittelbar abwechseln - es können aber auch bei dreifachen Wechsel-Zuständen, in einer anhaltenden Kränklichkeit, schnell Perioden von scheinbar erhöheter Gesundheit und einer gespannten Erhöhung der Geistes- und Körperkräfte (eine übertriebne Lustigkeit, eine allzu regsame Lebhaftigkeit des Körpers, Ueberfülle von Wohlbehagen, übermäßiger Appetit u. s. w.) eintreten, worauf dann, eben so unerwartet, düstre, melancholische Laune, unerträgliche, hypochondrische Gemüths-Verstimmung mit Störung mehrer Lebens-Verrichtungen in Verdauung, Schlaf u. s. w. erscheint, die dann wiederum, eben so plötzlich, dem gemäßigten Uebelbefinden der gewöhnlichen Zeiten Platz macht, und so mehre andre, mannigfache Wechselzustände. Oft ist keine Spur des vorigen Zustandes mehr zu bemerken, wann der neue eintritt. In andern Fällen sind dann nur noch wenige Spuren des vorhergegangenen Wechsel-Zustandes mehr vorhanden; es bleibt wenig von den Symptomen des ersten Zustandes bei der Entstehung und Fortdauer des zweiten übrig. Zuweilen

sind die krankhaften Wechsel-Zustände, ihrer Natur nach, einander völlig entgegengesetzt, wie z. B. Melancholie mit lustigem Wahnsinn oder Raserei in Perioden abwechselnd.

gehören aber sämmtlich unter die Zahl der chronischen Krankheiten, sind meist ein Erzeugniß bloß entwickelter Psora, und nur zuweilen, wiewohl selten, mit einem syphilitischen Miasm complicirt; sie werden daher im erstern Falle mit antipsorischen Arzneien geheilt, im letztern aber, mit antisyphilitischen abwechselnd, wie im Buche von den chronischen Krankheiten gelehrt wird.

§ 233

Die **typischen Wechselkrankheiten** sind solche, wo in einer ziemlich bestimmten Zeit bei scheinbarem Wohlbefinden, ein sich gleichbleibender, krankhafter Zustand zurückkehrt, und in einer ebenfalls bestimmten Zeit wieder abtritt; man findet dieß sowohl in den anscheinend fieberlosen, aber typisch (zu gewissen Zeiten) kommenden und wieder vergehenden, krankhaften Zuständen, als auch in den fieberhaften - den vielfältigen Wechselfiebern.

§ 234

Die gedachten, bei einem einzelnen Kranken zu bestimmten Zeiten, typisch, wiederkehrenden, fieberlos scheinenden Krankheits-Zustände (- sporadisch oder epidemisch pflegen sie nicht vorzukommen -) gehören jedesmal unter die chronischen, meist rein psorischen, nur selten mit Syphilis complicirten, und erhalten mit Erfolg dieselbe Behandlung; zuweilen ist jedoch der Zwischen-Gebrauch einer sehr kleinen Gabe potenzirter Chinarinde-Auflösung erforderlich, um ihren wechselfieberartigen Typus vollends auszulöschen.

§ 235

Was die sporadisch oder epidemisch herrschenden (nicht in Sumpf-Gegenden endemisch hausenden) **Wechselfieber***

* Die bisherige, noch in der unverständigen Kindheit liegende Pathologie, weiß nur von einem einzigen **Wechselfieber**, was sie auch das **kalte Fieber** nennt, und nimmt keine andere Verschiedenheit an, als nach der Zeit, in welcher die Anfälle wiederkehren, das tägliche, dreitägige, viertägige u. s. w. Es giebt aber außer den Rückkehr-Zeiten der Wechselfieber, noch weit bedeutendere Verschiedenheiten derselben; es giebt dieser Fieber unzählige, deren viele nicht einmal **kalte Fieber** genannt werden können, da ihre Anfälle in bloßer Hitze bestehen; wieder andre, welche bloß Kälte haben, mit oder ohne drauf folgenden Schweiß; wieder andre, welche Kälte über und über, zugleich mit Hitzempfindung oder bei äußerlich fühlbarer Hitze, Frost haben; wieder andre, wo der eine Paroxysm aus bloßem Schüttelfroste, oder bloßer Kälte, mit drauf folgendem Wohlbefinden, der andre aber aus bloßer Hitze besteht, mit oder ohne drauf folgenden Schweiß; wieder andre, wo die Hitze zuerst kommt und Frost erst drauf folgt; wieder andre, wo nach Frost und Hitze Apyrexie eintritt, und dann als zweiter Anfall, oft viele Stunden hernach, bloß Schweiß erfolgt; andre, wo gar kein Schweiß erfolgt, und noch andre, wo der ganze Anfall, ohne Frost oder Hitze, bloß aus Schweiß besteht, oder wo der Schweiß bloß während der Hitze vorhanden ist; - und so zeigen sich noch unglaubliche andre Verschiedenheiten, vorzüglich in Rücksicht der Neben-Symptome, des besondern Kopfwehs, des bösen Geschmacks, der Uebelkeit, des Erbrechens, des Durchlaufs, des fehlenden oder heftigen Durstes, der Leib- oder der Gliederschmerzen besondrer Art, des Schlafs, der Delirien, der Gemüths-Verstimmungen, der Krämpfe u. s. w., - vor, bei oder nach dem Froste, vor, bei oder nach der Hitze, vor, bei oder

nach dem Schweiße, und so noch andre zahllose Abweichungen. Alle diese sind offenbar sehr verschieden geartete Wechselfieber, deren jedes, **ganz natürlich**, seine eigne (homöopathische) Behandlung verlangt. Unterdrückt, das muß man gestehen, können zwar fast alle werden (wie so oft geschieht) durch große, ungeheure Gaben Rinde und ihres pharmaceutischen, schwefelsauern Auszugs, **Chinin** genannt, das ist, ihr periodisches Wiederkehren (ihr Typus) wird von ihr ausgelöscht, aber die Kranken, welche an solchen, nicht für Chinarinde geeigneten Wechselfiebern gelitten hatten (wie alle die, ganze Länder und selbst Gebirge überziehenden, epidemischen Wechselfieber sind) werden durch diese Auslöschung des Typus nicht gesund, nein! sie bleiben nur andersartig krank und kränker, oft weit kränker, als vorher, an eigenartigen, chronischen China-Siechthumen, die, selbst durch ächte Heilkunst, oft kaum in langer Zeit, vielleicht auch wohl nie wieder zur völligen Gesundheit herzustellen sind - und das will man **Heilen** nennen!

anlangt, so treffen wir dabei oft jeden Anfall (Paroxysm) gleichfalls aus zwei sich entgegengesetzten Wechselzuständen (Kälte, Hitze - Hitze, Kälte), öfterer auch aus dreien (Kälte, Hitze, Schweiß) zusammengesetzt an. Deßhalb muß auch das für diese, aus der allgemeinen Classe geprüfter, gewöhnlich nicht antipsorischer Arzneien gewählte Heilmittel, entweder (was das sicherste ist) ebenfalls beide, oder alle drei Wechselzustände ähnlich in gesunden Körpern erregen können, oder doch dem stärksten und sonderlichsten Wechselzustande (entweder dem Zustande des Frostes mit seinen Nebensymptomen, oder dem der Hitze mit ihren Neben-Symptomen, oder auch dem des Schweißes mit seinen Nebenbeschwerden, je nachdem der eine oder der andre Wechselzustand der stärkste und sonderlichste ist) homöopathisch, an Symptomen-Aehnlichkeit, möglichst entsprechen; doch müssen vorzüglich die Symptome des Befindens des Kranken, in der fieberfreien Zeit, zur Wahl des treffendsten, homöopathischen Heilmittels leiten*.

* Zuerst hat der Hr. Regierungsrath, Freiherr von Bönninghausen diesen, so viele Umsicht erfordernden Gegenstand am besten erläutert und die Wahl des, für die verschiednen Fieber-Epidemieen hülfreichen Heilmittels erleichtert durch seine Schrift: Versuch einer homöopathischen Therapie der Wechselfieber, 1833. Münster bei Regensberg.

§ 236

Die Arzneigabe in diesem Falle, wird am zweckmäßigsten und hülfreichsten gleich, oder doch sehr bald nach Beendigung des Anfalls, sobald sich der Kranke einigermaßen davon wieder erholt hat, gegeben; da hat sie Zeit alle ihr möglichen Veränderungen des Organisms zur Gesundheit zu bewirken, ohne Sturm und ohne heftigen Angriff; während die Wirkung einer, gleich vor dem Paroxysm gereichten, auch noch so specifisch angemessenen Arznei, mit der natürlichen Krankheits-Erneuerung zusammentrifft und eine solche Gegenwirkung im Organism, einen so heftigen Widerstreit veranlaßt, daß ein solcher Angriff wenigstens viel Kräfte raubt, wo nicht gar das Leben in Gefahr setzt*.

* Dieß sieht man an den nicht ganz seltnen Todesfällen, wo eine mäßige Gabe Mohnsaft, im Fieber-Froste eingegeben, schnell das Leben raubte.

Giebt man aber die Arznei gleich nach Beendigung des Anfalls, das ist, zu der Zeit, wo die fieberfreieste Zwischenzeit eingetreten ist und ehe, auch nur von weitem, der künftige Paroxysm sich wieder vorbereitet, so ist die Lebenskraft des Organisms in möglichst guter Verfassung, von dem Heilmittel sich ruhig verändern und so in den Gesundheitszustand versetzen zu lassen.

§ 237

Ist aber die fieberfreie Zeit sehr kurz, wie in einigen sehr schlimmen Fiebern, oder von Nachwehen des vorigen Paroxysms entstellt, so muß die homöopathische Arzneigabe schon zu der Zeit, wann der Schweiß sich zu mindern, oder die späteren Zufälle des verfließenden Anfalls sich zu mildern anfangen, gereicht werden.

§ 238

Nicht selten tilgt die angemessene Arznei, mit Einer einzigen, kleinen Gabe mehre Anfälle, bringt auch wohl allein die Gesundheit wieder; in den meisten Fällen aber muß man nach jedem Anfalle eine neue Gabe reichen; im besten Falle, das ist, wenn die Art der Symptomen sich nicht geändert hat, Gaben derselben Arznei, welches nach der neuern Entdeckung der besten Gaben-Wiederholung (s. Anm. zu § 270) unbeschwerlich geschieht mittels Dynamisirens jeder folgenden Gabe (durch 10, 12 Schüttel-Schläge der, die Arznei-Auflösung enthaltenden Flasche). Indessen findet sich dennoch zuweilen, wiewohl selten, nach mehren Tagen Wohlbefindens das Wechselfieber wieder ein. Diese Wiederkunft desselben Fiebers nach einer gesunden Zwischenzeit, ist aber nur dann möglich, wenn die Schädlichkeit die das Wechselfieber zuerst erregte, noch immer wieder auf den Genesenden einwirkte, wie in Sumpf-Gegenden, in welchem Falle eine dauerhafte Wiederherstellung oft nur durch Entfernung dieser Erregungs-Ursache (wie durch Aufenthalt in einer bergigen Gegend, wenn es ein Sumpfwechselfieber war) möglich ist.

§ 239

Da fast jede Arznei in ihrer reinen Wirkung ein eignes, besonderes Fieber und selbst eine Art Wechselfieber mit seinen Wechselzuständen erregt, was von allen den Fiebern, die von andern Arzneien hervorgebracht werden, abweicht, so findet man für die zahlreichen natürlichen Wechselfieber homöopathische Hülfe in dem großen Reiche der Arzneien und schon, für viele solche Fieber, in der mäßigen Zahl der bis jetzt an gesunden Körpern geprüften Arzneien.

§ 240

Wenn aber das, für die damals herrschende Epidemie von Wechselfieber gefundene, homöopathisch specifische Heilmittel bei dem einen oder dem andern Kranken keine vollkommne Heilung bewirkt, so ist stets, wenn nicht Sumpfgegend die Heilung verhindert, das psorische Miasm im Hinterhalte und es müssen dann antipsorische Arzneien bis zur völligen Hülfe angewendet werden.

§ 241

Epidemieen von Wechselfiebern, wo sonst keine endemisch sind, haben die Natur chronischer Krankheiten, aus einzelnen, acuten Anfällen zusammengesetzt; jede einzelne Epidemie ist eines eignen, den erkrankten Individuen gemeinsamen, sich gleichen Charakters, der, wenn er nach dem Inbegriffe der, Allen gemeinsamen Symptome aufgefunden ist, auf das, für die Gesammtheit der Fälle homöopathisch (specifisch) passende Heilmittel hinweist, welches dann auch fast immer hilft, bei Kranken welche vor dieser Epidemie einer erträglichen Gesundheit genossen, das ist, die nicht an entwickelter Psora chronisch krank waren.

§ 242

Hat man aber bei einer solchen Wechselfieber-Epidemie die ersten Anfälle ungeheilt gelassen, oder waren die Kranken durch allöopathische Mißhandlung geschwächt worden, so entwickelt sich die, leider bei so vielen Menschen schon, obgleich schlummernd inwohnende Psora, nimmt hier den Wechselfieber-Typus an und spielt dem Anscheine nach die Rolle des epidemischen Wechselfiebers fort, so daß die Arznei, welche für die anfänglichen Paroxysmen hülfreich gewesen wäre, nun nicht mehr passend ist und nicht mehr helfen kann. Da hat man es vor der Hand bloß mit einem psorischen Wechselfieber zu thun, was dann gewöhnlich durch die feinsten Gaben Schwefel und Schwefelleber in hoher Potenz besiegt wird.

§ 243

Bei denjenigen, oft sehr bösartigen Wechselfiebern, die, außer in den Sumpfgegenden, eine einzelne Person befallen, muß zwar **anfangs** ebenfalls, wie bei den acuten Krankheiten überhaupt, denen sie in Rücksicht ihres psorischen Ursprungs ähneln, zuerst ein aus der Classe der übrigen, geprüften (nicht antipsorischen) Arzneien, homöopathisch für den speciellen Fall gewähltes Heilmittel, einige Tage über angewendet werden, zur möglichsten Hülfe; wenn aber hiebei die Genesung dennoch zögert, so muß man wissen, daß man es mit der ihrer Entwickelung nahen Psora zu thun habe und daß hier bloß antipsorische Arznei gründliche Hülfe schaffen kann.

§ 244

Die in Sumpf-Gegenden und solchen, die den Ueberschwemmungen oft ausgesetzt sind, einheimischen Wechselfieber, machten der bisherigen Arztwelt viel zu schaffen und doch kann auch an Sumpf-Gegenden, ein gesunder Mensch in jungen Jahren sich gewöhnen und gesund bleiben, wenn er eine fehlerfreie Lebensordnung führt und nicht von Mangel, Strapazen oder zerstörenden Leidenschaften niedergedrückt wird. Die, daselbst endemischen Wechselfieber werden ihn höchstens nur als Ankömmling ergreifen; aber eine oder zwei **der kleinsten** Gaben hoch potenzirter Chinarinden-Auflösung, werden ihn bei einer, wie gesagt geordneten Lebensweise, bald davon befreien. Bei Personen aber, die bei gehöriger Leibes-Bewegung und gesunder Geistes- und Körper-Diät, vom Sumpf-Wechselfieber nicht durch eine oder ein Paar solcher kleinen Gaben China-Arznei befreiet werden können - liegt stets eine zur Entwickelung aufstrebende Psora zum Grunde und ihr Wechselfieber kann in der Sumpf-Gegend ohne antipsorische Behandlung nicht geheilt werden*.

* Größere, oft wiederholte Gaben Chinarinde, auch wohl concentrirte China-Mittel, wie das CHININUM SULPHURICUM, können solche Kranke allerdings von dem Typischen des Sumpf-Wechselfiebers befreien, aber die so Getäuschten bleiben wie schon oben bemerkt, andersartig leidend, an einem, zuweilen unheilbaren, China-Siechthume (s. Anm. zu § 276).

Zuweilen erfolgt bei diesen Kranken, wenn sie ohne Verzug die Sumpf-Gegend mit einer trocknen, bergigen vertauschen, anscheinend wieder Genesung, das Fieber verläßt sie, wenn sie noch nicht tief in Krankheit versunken sind, d. i. wenn die Psora noch nicht völlig bei ihnen entwickelt war und daher wieder in ihren latenten Zustand zurückkehren konnte; aber gesund werden sie ohne antipsorische Hülfe doch nie.

§ 245

Nachdem wir nun gesehen haben, welche Rücksicht man bei der homöopathischen Heilung auf die Hauptverschiedenheiten der Krankheiten und auf die besondern Umstände in denselben zu nehmen hat, so gehen wir zu dem über, was **von den Heilmitteln und ihrer Gebrauchsart, so wie von der dabei zu beobachtenden Lebensordnung** zu sagen ist.

§ 246

Jede, in einer Cur merklich fortschreitende und auffallend zunehmende Besserung, ist ein Zustand der, so lange er anhält, jede Wiederholung irgend eines Arznei-Gebrauchs durchgängig ausschließt, weil alles Gute, was die genommene Arznei auszurichten fortfährt, hier seiner Vollendung zueilt. Dieß ist in akuten Krankheiten nicht selten der Fall; bei etwas chronischen Krankheiten hingegen, vollendet zwar auch bei langsam fortgehender Besserung, zuweilen Eine Gabe treffend gewählter, homöopathischer Arznei die Hülfe, die dieses Mittel in solchem Falle seiner Natur nach auszurichten im Stande ist, in einem Zeitraume von 40, 50, 60, 100 Tagen. Aber theils ist dieß sehr selten der Fall, theils muß dem Arzte, so wie dem Kranken viel daran liegen, daß, wäre es möglich, dieser Zeitraum bis zur Hälfte, zum Viertel, ja noch mehr abgekürzt und so weit schnellere Heilung erlangt werden könnte.

Und dieß läßt sich auch, wie neueste, vielfach wiederholte Erfahrungen mich gelehrt haben, recht glücklich ausführen, unter folgenden Bedingungen: erstens, wenn die Arznei mit aller Umsicht recht treffend homöopathisch gewählt war - zweitens, wenn sie hoch potenzirt, in Wasser aufgelöst und in gehörig kleiner Gabe in, von der Erfahrung als die schicklichsten, ausgesprochenen Zeiträumen zur möglichsten Beschleunigung der Cur gereicht wird doch mit der Vorsicht, **daß der Potenz-Grad jeder Gabe von dem der vorgängigen und nachgängigen Gaben um Etwas abweiche**, damit das, zur ähnlichen Arzneikrankheit umzustimmende Lebensprincip, nie zu widrigen Gegenwirkungen sich aufgeregt und empört fühlen könne, wie bei unmodificirt erneuerten Gaben, vorzüglich schnell nach einander wiederholt, stets geschieht.*

* Was ich, um diese widrigen Reaktionen der Lebenskraft zu verhüten, in der fünften Ausgabe des Organons zu diesem Paragraph in einer langen Anmerkung sagte, war alles, was meine damalige Erfahrung mir gestattete; seit den lezten 4, 5 Jahren aber, durch mein, seitdem abgeändertes, neues, vervollkommtes Verfahren, sind alle diese Schwierigkeiten völlig gehoben. Dieselbe wohlgewählte Arznei kann nun täglich und zwar Monate lang, wo nöthig, fortgebraucht werden; und zwar so, daß wenn der niedre Potenz-Grad binnen einer oder zweier Wochen verbraucht ist (denn bei der, nachstehend gelehrten, neuen Dynamisations-Weise, fängt der Gebrauch mit den untersten Graden an), man bei Behandlung chronischer Krankheiten, in gleicher Art zu den höheren Graden übergeht.

§ 247

Ganz die selbe, unabgeänderte*

* Man durfte daher von der, selbst bestens homöopathisch gewählten Arznei, z. B. ein Kügelchen von demselben Potenz-Grade, was zum ersten Male so wohl bekommen war, dem Kranken nicht bald darauf zum zweiten, dritten Male trocken einnehmen lassen, und wenn man von der in Wasser aufgelöseten Arznei, deren erste Gabe so wohl gethan, eine gleiche, selbst

kleinere Gabe zum zweiten, dritten Male aus der **ruhig da stehenden** Flasche genommen und sie dem Kranken eingegeben hatte, selbst nach Zwischenräumen von ein paar Tagen, so bekam ganz dieselbe Arznei dem Kranken doch nicht wieder wohl, man mochte sie nun bei ihrer ursprünglichen Bereitung mit 10 Schüttelschlägen, oder wie ich, um diesen Nachtheil zu vermeiden, später vorschlug, selbst nur mit 2 Schüttelschlägen potenzirt gehabt haben, und zwar bloß aus oben angeführten Gründen. **Aber bei Modificirung jeder Gabe in ihrem Dynamisations-Grade,** wie ich hier lehre, findet kein Anstoß statt, selbst bei öfterer Wiederholung der Gaben, und wäre die Arznei auch noch so hoch mit noch so vielen Schüttel-Schlägen potenzirt worden. Man möchte fast sagen, daß **erst unter mehrern verschiednen Formen angewandt**, auch die best gewählte, homöopathische Arznei dem Lebensprincipe die krankhafte Verstimmung am besten entziehen und bei chronischen Krankheiten in ihm auslöschen könne.

Gabe Arznei, selbst nur einmal, geschweige viele Male nach einander (und, wenn die Cur nicht verzögert werden soll, in kurzen Zeiträumen) zu wiederholen, bleibt ein unausführbares Vorhaben. Das Lebensprincip nimmt solche **ganz gleiche** Gaben nicht ohne Widerstreben an, das ist, nicht ohne andre Symptome der Arznei laut werden zu lassen als die, der zu heilenden Krankheit ähnlichen, weil die vorige Gabe schon die von ihr zu erwartende Umstimmung des Lebensprincips vollführt hatte, eine zweite, an Dynamisation ganz gleiche, unveränderte Gabe derselben Arznei daher ganz dasselbe auf das Lebensprincip nicht mehr auszuführen vorfindet. Nun kann der Kranke durch eine solche **unabgeänderte** Gabe nur noch anders krank, im Grunde nur kränker werden als er schon war, indem jetzt nur diejenigen Symptome derselben Arznei zur Wirkung übrig bleiben, welche für die ursprüngliche Krankheit nicht homöopathisch sind, also kann auch kein Schritt vorwärts zur Heilung, sondern nur wahre Verschlimmerung des Kranken erfolgen. Sobald man aber die folgende Gabe jedesmal in ihrer Potenz um etwas abändert, das ist, etwas höher dynamisirt, (§. 269. 270) so läßt das kranke Lebensprincip sich unbeschwert ferner durch dieselbe Arznei umstimmen (sein Gefühl von der natürlichen Krankheit ferner vermindern) und so der Heilung näher bringen.

§ 248

Zu dieser Absicht wird die Arznei-Auflösung*

* In 40, 30, 20, 15 oder 8 Eßlöffeln Wasser mit Zusatz von etwas Weingeist oder einem Stücke Holzkohle, um die Auflösung unverdorben zu erhalten. Nimmt man Holzkohle, so läßt man sie an einem Faden in der Flasche hängen, und zieht sie jedesmal nur heraus, wenn die Flasche geschüttelt werden soll. Die Auflösung des Arznei-Kügelchens (denn mehr als Ein Kügelchen braucht man von einer gehörig dynamisirten Arznei selten dazu) in einer sehr großen Menge Wassers, kann man dadurch ersetzen, daß man von einer Auflösung, z. B. in nur 7, 8 Eßlöffeln Wassers, **nach vorgängigem, starkem Schütteln der Flasche**, einen Eßlöffel in ein Trinkglas Wasser (von etwa 8, 10 Eßlöffeln Inhalt) gießt, letzteres mehrmals **stark umrührt** und dem Kranken hievon die bestimmte Gabe eingiebt. Wenn der Kranke ungewöhnlich erregbar und empfindlich ist, so nimmt man aus dem, so stark umgerührten Glase, einen Thee- oder Kaffee-Löffel voll, den man in ein zweites Trinkglas Wasser stark einrührt, um davon dem Kranken einen Kaffeelöffel (oder etwas mehr) einzugeben. Es giebt Kranke von so hoher Erregbarkeit, daß man für sie ein drittes oder viertes Trinkglas zu gehöriger Verdünnung der Arznei-Auflösung, auf ähnliche Weise bereitet, anzuwenden nöthig hat. Jeden Tag nach dem Einnehmen, schüttet man das so bereitete Trinkglas (oder die mehrern)

weg, um es jeden Tag von Neuem zu bereiten. Das Streukügelchen in hoher Potenz, wird am besten in einem Pülverchen zerquetscht, was ein paar Gran Milch-Zucker enthält, welches der Kranke dann nur in die, zur Auflösung bestimmte Flasche zu schütten braucht, um es in der bestimmten Menge Wasser aufzulösen.

vor jedem Male Einnehmen (mit etwa 8, 10, 12 Schüttel-Schlägen der Flasche) von Neuem potenzirt, wovon man den Kranken Einen, oder (steigend) mehre Kaffee- oder Thee-Löffelchen einnehmen läßt, in langwierigen Krankheiten täglich, oder jeden zweiten Tag, in akuten aber, alle 6, 4, 3, 2 Stunden, in den dringendsten Fällen, alle Stunden und öfter. So kann in chronischen Krankheiten, jede richtig homöopathisch gewählte Arznei, selbst die, an sich von langer Wirkungsdauer, in täglicher Wiederholung, Monate lang eingenommen werden, mit steigendem Erfolge. Ist aber die Auflösung (in 7, 8, oder in 14, 15 Tagen) verbraucht, so muß zu der folgenden Auflösung derselben Arznei - wenn ihr Gebrauch noch angezeigt ist - ein, oder (obwohl selten) mehre Kügelchen von einem andern (höhern) Potenz-Grade genommen werden, womit man so lange fortfährt, als der Kranke noch immer mehr Besserung davon spürt, ohne eine oder die andre, nie im Leben gehabte bedeutende Beschwerde davon zu erleiden. Denn wenn dieß sich ereignet, wenn der Rest der Krankheit in einer Gruppe **abgeänderter** Symptome erscheint, dann **muß eine andre, jezt mehr homöopathisch angemessene Arznei, an der Stelle der leztern gewählt**, aber auch in eben so wiederholten Gaben angewendet **werden**; doch nur auf gedachte Weise, das ist, nie ohne die Auflösung, bei jedesmaliger Gabe, durch gehörig starkes Schütteln um etwas zu modificiren, - in ihrem Potenz-Grade abzuändern, und so um etwas zu erhöhen. Zeigen sich hingegen bei fast täglicher Wiederholung der völlig homöopathisch passenden Arznei, zu Ende der Cur einer chronischen Krankheit, **sogenannte** (§. 161) **homöopathische Verschlimmerungen**, so daß der Rest der Krankheits-Symptome sich wieder etwas zu erhöhen scheint (indem die, der ursprünglichen Krankheit so ähnliche Arznei-Krankheit, nun fast noch allein laut wird), dann müssen die Gaben entweder noch mehr verkleinert, und auch in längern Zeiträumen wiederholt, oder auch wohl mehre Tage ganz ausgesetzt werden, um zu sehen, ob die Genesung keiner arzneiliche Hülfe mehr bedürfe, wo dann auch diese, bloß vom Ueberfluß der homöopathischen Arznei herrührende Schein-Symptome ebenfalls bald von selbst verschwinden und ungetrübte Gesundheit zurück lassen. Bedient man sich zur Cur bloß eines Fläschgens, (etwa Ein Quentchen verdünnten Weingeists enthaltend, worin ein Kügelchen von der Arznei durch Schütteln aufgelöst sich befindet) worin täglich, oder alle 2, 3, 4 Tage gerochen werden soll, so muß auch dieses vor dem jedesmaligen Riechen 8, 10 Mal stark geschüttelt worden seyn.

§ 249

Jede für den Krankheits-Fall verordnete Arznei, welche im Verlaufe ihrer Wirkung neue, der zu heilenden Krankheit nicht eigenthümliche und zwar beschwerliche Symptome hervorbringt, ist nicht vermögend wahre Besserung zu erzeugen*

* Da nach allen Erfahrungen, fast keine Gabe einer hoch potenzirten, specifisch passenden, homöopathischen Arznei bereitet werden kann, welche zur Hervorbringung einer deutlichen Besserung in der angemessenen Krankheit zu klein wäre (§. 161. 279.), so würde man zweckwidrig und schädlich handeln, wenn

man, wie von der bisherigen Curmethode geschieht, bei Nicht-Besserung, oder kleiner Verschlimmerung, dieselbe Arznei, in dem Wahne, daß sie ihrer geringen Menge (ihrer allzu kleinen Gabe) wegen nicht habe dienlich seyn können, wiederholen oder sie wohl gar noch verstärken wollte. **Jede Verschlimmerung durch neue Symptome** - wenn in der Geistes- und Körper-Diät nichts Böses vorgefallen ist - **beweiset stets nur Unangemessenheit der vorigen Arznei** in diesem Krankheitsfalle, **deutet aber nie auf Schwäche der Gabe**.

und nicht für homöopathisch gewählt zu halten; sie muß daher sobald als möglich, entweder wenn diese Verschlimmerung bedeutend war, erst durch ein Antidot zum Theil ausgelöscht werden*,

* Dem wohl unterrichteten und gewissenhaft behutsamen Arzt, kann nie der Fall vorkommen, daß er nöthig hätte, ein Antidot in seiner Praxis zu geben, wenn er, wie er soll, in der kleinst möglichen Gabe seine wohl gewählte Arznei zu brauchen anfängt; eine eben so kleine Gabe der besser ausgewählten bringt alles wieder in Ordnung.

ehe man das, genauer nach Wirkungs-Aehnlichkeit gewählte, nächste Mittel giebt, oder bei nicht allzu heftigen widrigen Symptomen, muß letzteres sogleich gereicht werden, um die Stelle jenes unrichtig gewählten zu ersetzen.

§ 250

So, wenn dem scharfsichtigen, genau nach dem Krankheitszustande forschenden Heilkünstler, sich in dringenden Fällen schon nach Verfluß von 6, 8, 12 Stunden offenbarte, daß er bei der zuletzt gegebnen Arznei eine Mißwahl gethan, indem der Zustand des Kranken, unter Entstehung neuer Symptome und Beschwerden, sich deutlich von Stunde zu Stunde, obschon nur immer um etwas verschlimmert, ist es ihm nicht nur erlaubt, sondern die Pflicht gebeut es ihm, den begangenen Mißgriff durch Wahl und Reichung eines nicht bloß erträglich passenden, sondern dem gegenwärtigen Krankheits-Zustande möglichst angemessenen homöopathischen Heilmittels wieder gut zu machen (§. 167.).

§ 251

Es giebt einige Arzneien (z. B. Ignazsamen, auch wohl Zaunrebe und Wurzelsumach, zum Theil auch Belladonne), deren Veränderungskraft des Befindens der Menschen, größtentheils in Wechsel-Wirkungen - einer Art sich zum Theil entgegengesetzter Erstwirkungs-Symptome - besteht. Fände da, bei Verordnung einer derselben, nach strenger homöopathischer Wahl, der Heilkünstler dennoch keine Besserung, so wird er (in acuten Krankheiten, schon nach einigen Stunden) durch eine neue, eben so feine Gabe desselben Mittels, in den meisten Fällen, bald seinen Zweck erreichen*.

* Wie ich im Vorworte zum Ignazsamen (im zweiten Theile d. reinen Arzneimittellehre) umständlicher angegeben habe.

§ 252

Fände man aber beim Gebrauche der übrigen Arzneien, daß in der chronischen Krankheit die bestens homöopathisch gewählte Arznei, in der angemessenen (kleinsten) Gabe, die Besserung nicht förderte, so ist dieß ein **gewisses** Zeichen, daß die, die Krankheit unterhaltende Ursache noch fortwährt und daß sich in der Lebensordnung des Kranken, oder in seinen Umgebungen, ein Umstand befindet welcher abgeschafft werden muß, wenn die Heilung dauerhaft zu Stande kommen soll.

§ 253

Unter den Zeichen die in allen, vorzüglich in den schnell entstandnen (acuten) Krankheiten, einen kleinen, nicht jedermann sichtbaren Anfang von Besserung oder Verschlimmerung zeigen, ist der Zustand des Gemüths und des ganzen Benehmens des Kranken, das sicherste und einleuchtendste. Im Falle des, auch noch so kleinen Anfanges von Besserung - eine größere Behaglichkeit, eine zunehmende Gelassenheit, Freiheit des Geistes, erhöhter Muth, eine Art wiederkehrender Natürlichkeit. Im Falle des, auch noch so kleinen Anfangs von Verschlimmerung aber, das Gegentheil - ein befangener, unbehülflicher, mehr Mitleid auf sich ziehender Zustand des Gemüthes, des Geistes, des ganzen Benehmens und aller Stellungen, Lagen und Verrichtungen, was bei genauer Aufmerksamkeit sich leicht sehen oder zeigen, nicht aber in Worten beschreiben läßt*.

* Die Besserungszeichen am Gemüthe und Geiste lassen sich aber nur dann bald nach dem Einnehmen der Arznei erwarten, wenn die Gabe **gehörig** (d. i. möglichst) **klein** war; eine unnöthig größere, selbst der homöopathisch passendsten Arznei, wirkt zu heftig und stört Geist und Gemüth anfänglich allzu sehr und allzu anhaltend, als daß man an dem Kranken die Besserung **bald** gewahr werden könnte; andrer Nachtheile (§ 276) allzu großer Gaben hier zu geschweigen. Hier bemerke ich, daß gegen diese so nöthige Regel, am meisten von dünkelhaften Anfängern in der Homöopathik und von den, aus der alten Schule zur homöopathischen Heilkunst übergehenden Aerzten gesündigt wird. Diese scheuen in solchen Fällen, aus alten Vorurtheilen, die kleinsten Gaben der höhern Dynamisationen der Arzneien und müssen so, die großen Vorzüge und Segnungen jenes, in tausend Erfahrungen heilsamst befundenen Verfahrens entbehren, können nicht leisten was die ächte Homöopathik vermag, und geben sich daher mit Unrecht für deren Schüler aus.

§ 254

Die übrigen neuen, der zu heilenden Krankheit fremden Zufälle, oder im Gegentheile, die Verminderung der ursprünglichen Symptome, ohne Zusatz von neuen, werden dem scharf beobachtenden und forschenden Heilkünstler über die Verschlimmerung oder Besserung vollends bald keinen Zweifel mehr übrig lassen, obgleich es unter den Kranken einige giebt, welche theils die Besserung, theils die Verschlimmerung überhaupt, weder von selbst anzugeben unfähig, noch sie zu gestehen geartet sind.

§ 255

Dennoch wird man auch bei diesen zur Ueberzeugung hierüber gelangen, wenn man jedes, im Krankheitsbilde aufgezeichnete Symptom einzeln mit ihnen durchgeht und sie außer diesen, über keine neuen, vorher ungewöhnlichen Beschwerden klagen können, auch keiner der alten Zufälle sich verschlimmert hat. Dann muß, bei schon beobachteter Besserung des Gemüthes und Geistes, die Arznei auch durchaus wesentliche Minderung der Krankheit hervorgebracht haben, oder, wenn jetzt noch die Zeit dazu zu kurz gewesen wäre, bald hervorbringen. Zögert nun, im Fall der Angemessenheit des Heilmittels, die sichtbare Besserung doch zu lange, so liegt es entweder am unrechten Verhalten des Kranken, oder an andern, die Besserung hindernden Umständen.

§ 256

Auf der andern Seite, wenn der Kranke diese oder jene neu entstandenen Zufälle und Symptome von Erheblichkeit erzählt - Merkmale der nicht homöopathisch passend gewählten Arznei - so mag er noch so gutmüthig versichern: er befinde sich in der Besserung*,

* Dieß ist nicht selten der Fall bei Schwindsüchtigen mit Lungen-Eiterung.

man hat ihm in dieser Versicherung dennoch nicht zu glauben, sondern seinen Zustand als verschlimmert anzusehen, wie es denn ebenfalls der Augenschein bald offenbar lehren wird.

§ 257

Der ächte Heilkünstler wird es zu vermeiden wissen, sich Arzneien vorzugsweise zu Lieblingsmitteln zu machen, deren Gebrauch er, zufälliger Weise, vielleicht öfterer angemessen gefunden und mit gutem Erfolge anzuwenden Gelegenheit gehabt hatte. Dabei werden seltner angewendete, welche homöopathisch passender, folglich hülfreicher wären, oft hintangesetzt.

§ 258

Eben so wird der ächte Heilkünstler auch die, wegen unrichtiger Wahl (also aus eigner Schuld) hie und da mit Nachtheil angewendeten Arzneien nicht aus mißtrauischer Schwäche beim fernern Heilgeschäfte hintansetzen, oder aus andern (unächten) Gründen, als dem weil sie für den Krankheitsfall unhomöopathisch waren, vermeiden, eingedenk der Wahrheit, daß stets bloß diejenige unter den arzneilichen Krankheitspotenzen Achtung und Vorzug verdient, welche, in dem jedesmaligen Krankheitsfalle, der Gesammtheit der charakteristischen Symptome am treffendsten in Aehnlichkeit entspricht und daß keine kleinlichen Leidenschaften sich in diese ernste Wahl mischen dürfen.

§ 259

Bei der so nöthigen als zweckmäßigen Kleinheit der Gaben, im homöopathischen Verfahren, ist es leicht begreiflich, daß in der Cur alles Uebrige aus der **Diät und Lebensordnung** entfernt werden müsse, was nur irgend arzneilich wirken könnte, damit die feine Gabe nicht durch fremdartig arzneilichen Reiz überstimmt und verlöscht, oder auch nur gestört werde*.

* Die sanftesten Flötentöne, die aus der Ferne, in stiller Mitternacht, ein weiches Herz zu überirdischen Gefühlen erheben und in religiöse Begeisterung hinschmelzen würden, werden unhörbar und vergeblich, unter fremdartigem Geschrei und Tags-Getöse.

§ 260

Für chronisch Kranke ist daher die sorgfältige Aufsuchung solcher Hindernisse der Heilung um so nöthiger, da ihre Krankheit durch dergleichen Schädlichkeiten und andre krankhaft wirkende, oft unerkannte Fehler in der Lebensordnung gewöhnlich verschlimmert worden war*.

* Kaffee, feiner chinesischer und andrer Kräuterthee; Biere mit arzneilichen, für den Zustand des Kranken unangemessenen Gewächssubstanzen angemacht, sogenannte feine, mit arzneilichen Gewürzen bereitete Liqueure, alle Arten Punsch, gewürzte Schokolade, Riechwasser und Parfümerieen mancher Art, stark duftende Blumen im Zimmer, aus Arzneien zusammengesetzte Zahnpulver und Zahnspiritus, Riechkißgen, hochgewürzte Speisen und Saucen, gewürztes Backwerk und Gefrornes mit arzneilichen Stoffen, z. B. Kaffee- Vanille- u. s. w. bereitet, rohe, arzneiliche Kräuter auf Suppen, Gemüße von Kräutern, Wurzeln und Keim-Stengeln (wie Spargel mit langen, grünen Spitzen, Hopfenkeime und alle Vegetabilien, welche Arzneikraft besit-

zen, Selerie, Petersilie, Sauerampfer, Dragun, alle Zwiebel-Arten, u. s. w.; alter Käse und Thierspeisen welche faulicht sind, oder (Fleisch und Fett von Schweinen, Enten und Gänsen, oder allzu junges Kalbfleisch und saure Speisen; Salate aller Art) welche arzneiliche Nebenwirkungen haben, sind eben so sehr von Kranken dieser Art zu entfernen als jedes Uebermaß, selbst das des Zuckers und Kochsalzes, so wie geistige, nicht mit viel Wasser verdünnte Getränke; Stubenhitze, schafwollene Haut-Bekleidung, sitzende Lebensart in eingesperrter Stuben-Luft, oder öftere, bloß negative Bewegung (durch Reiten, Fahren, Schaukeln), übermäßiges Kind-Säugen, langer Mittagsschlaf im Liegen (in Betten), Lesen in wagerechter Lage, Nachtleben, Unreinlichkeit, unnatürliche Wohllust, Entnervung durch Lesen schlüpfriger Schriften, Onanism oder, sei es aus Aberglauben, sei es um Kinder-Erzeugung in der Ehe zu verhüten, unvollkommner, oder ganz unterdrückter Beischlaf; Gegenstände des Zornes, des Grames, des Aergernisses, leidenschaftliches Spiel, übertriebne Anstrengung des Geistes und Körpers, vorzüglich gleich nach der Mahlzeit; sumpfige Wohngegend und dumpfe Zimmer; karges Darben, u. s. w. Alle diese Dinge müssen möglichst vermieden oder entfernt werden, wenn die Heilung nicht gehindert oder gar unmöglich gemacht werden soll. Einige meiner Nachahmer scheinen durch Verbieten noch weit mehrer, ziemlich gleichgültiger Dinge, die Diät des Kranken unnöthig zu erschweren, was nicht zu billigen ist.

§ 261

Die, beim Arzneigebrauche in chronischen Krankheiten zweckmäßigste Lebensordnung, beruht auf Entfernung solcher Genesungs-Hindernisse und dem Zusatze des hie und da nöthigen Gegentheils: unschuldige Aufheiterung des Geistes und Gemüths, active Bewegung in freier Luft, fast bei jeder Art von Witterung, (tägliches Spazierengehen, kleine Arbeiten mit den Armen), angemessene, nahrhafte, unarzneiliche Speisen und Getränke u. s. w.

§ 262

In hitzigen Krankheiten hingegen - außer bei Geistesverwirrung - entscheidet der feine, untrügliche, innere Sinn des hier sehr regen, instinktartigen Lebens-Erhaltungs-Triebes, so deutlich und bestimmt, daß der Arzt die Angehörigen und die Krankenwärter bloß zu bedeuten braucht, dieser Stimme der Natur kein Hinderniß in den Weg zu legen, sei es durch Versagung dessen, was der Kranke sehr dringend an Genüssen fordert, oder durch schädliche Anerbietungen und Ueberredungen.

§ 263

Zwar geht das Verlangen des acut Kranken, an Genüssen und Getränken, größtentheils auf palliative Erleichterungsdinge; sie sind aber nicht eigentlich arzneilicher Art und bloß einem derzeitigen Bedürfniß angemessen. Die geringen Hindernisse, welche diese, **in mäßigen Schranken gehaltene** Befriedigung, etwa der gründlichen Entfernung der Krankheit in den Weg legen könnte*,

* Dieß ist jedoch selten. So hat z. B. in reinen Entzündungskrankheiten, wo Akonit so unentbehrlich ist, dessen Wirkung aber durch Gewächssäure-Genuß im Organism aufgehoben werden würde, der Kranke fast stets nur auf reines kaltes Wasser Verlangen.

werden von der Kraft der homöopathisch passenden Arznei und des durch sie entfesselten Lebensprincips, so wie von der durch das sehnlich Verlangte erfolgten Erquickung reichlich wieder gut gemacht, ja überwogen. Eben so muß auch in acuten Krankheiten die Temperatur des Zimmers und die Wärme oder Kühle der Bedeckungen, ganz nach dem Wunsche des Kranken eingerichtet werden. Alle geistige Anstrengungen, so wie alle Gemüths-Erschütterungen, sind von ihm entfernt zu halten.

§ 264

Der wahre Heilkünstler muß die **vollkräftigsten, ächtesten Arzneien** in seiner Hand haben, um sich auf ihre Heilkraft verlassen zu können, er muß sie **selbst** nach ihrer Aechtheit kennen.

§ 265

Es ist Gewissenssache für ihn, in jedem Falle untrüglich überzeugt zu seyn, daß der Kranke jederzeit die rechte Arznei einnehme, und deßhalb muß er die richtig gewählte Arznei dem Kranken **aus seinen eignen Händen** geben, auch sie selbst zubereiten*.

* Um dieses wichtige Grundprincip meiner Lehre aufrecht zu erhalten, habe ich seit dem Beginne ihrer Entdeckung viele Verfolgungen erduldet.

§ 266

Die Substanzen des Thier- und Pflanzen-Reiches, sind in ihrem rohen Zustande am arzneilichsten*.

* Alle rohen Thier- und Pflanzen-Substanzen haben mehr oder weniger Arzneikräfte und können das Befinden der Menschen ändern, jede auf ihre eigne Art. Diejenigen Pflanzen und Thiere, deren die aufgeklärtesten Völker sich zur Speise bedienen, haben den Vorzug eines größern Gehaltes an Nahrungsstoffen, und weichen auch darin von den übrigen ab, daß die Arzneikräfte ihres rohen Zustandes, theils an sich nicht sehr heftig sind, theils vermindert werden durch die Zubereitung in der Küche

und Haushaltung, durch Auspressen des schädlichen Saftes (wie die Cassave-Wurzel in Süd-Amerika), durch Gähren des Getreide-Mehls im Teige zur Brodbereitung, des - ohne Essig bereiteten Sauerkrautes und der Salz-Gurken, durch Räuchern und durch die Gewalt der Hitze (beim Kochen, Schmoren, Rösten, Braten, Backen, der Kartoffeln, durch Gahr-Sieden mittels Wasser-Dampfs), wodurch die Arzneitheile mancher solcher Substanzen, zum Theil zerstört und verflüchtigt werden. Durch Zusatz des Kochsalzes (Einpökeln) und Essigs (Saucen, Salate), verlieren wohl die Thier- und Gewächs-Substanzen viel von ihrer arzneilichen Schädlichkeit, erhalten aber dagegen andre Nachtheile von diesen Zusätzen.

Doch auch die arzneikräftigsten Pflanzen, verlieren ihre Arzneikraft zum Theil oder auch gänzlich, durch solche Behandlungen. Durch völliges Trocknen verlieren alle Wurzeln der Iris-Arten, des Märrettigs, der Aron-Arten und der Päonien, fast alle ihre Arzneikraft. Der Saft der heftigst arzneilich wirkenden Pflanzen, wird durch die Hitze der gewöhnlichen Extract-Bereitung oft zur ganz unkräftigen, pechartigen Masse. Schon durch langes Stehen an der Luft wird der ausgepreßte Saft der an sich tödtlichsten Pflanzen ganz kraftlos; er geht von selbst bei milder Luftwärme schnell in Weingährung über, wodurch er schon viel Arzneikraft verloren hat und unmittelbar darauf in Essig- und Faul-Gährung über, und wird so aller eigenthümlichen Arzneikräfte beraubt; das sich am Boden gesammelte und ausgewaschene Satzmehl, ist dann völlig unschädlich wie jedes andere Stärkemehl. Selbst beim Schwitzen einer Menge über einander liegender, grüner Kräuter, geht der größte Theil ihrer Arzneikräfte verloren.

§ 267

Der Kräfte der einheimischen und frisch zu bekommenden Pflanzen, bemächtigt man sich am vollständigsten und gewissesten, wenn ihr ganz frisch ausgepreßter Saft **unver-**

züglich mit gleichen Theilen Schwamm zündenden Weingeistes wohl gemischt wird. Von dem nach Tag und Nacht in verstopften Gläsern abgesetzten Faser- und Eiweißstoffe wird dann das Helle abgegossen, zum Verwahren für den arzneilichen Gebrauch*.

* BUCHHOLZ (Taschenb. f. Scheidek. u. Apoth. a. d. J. 1815. Weimar, Abth. I. VI.) versichert seine Leser (und sein Recensent in der Leipziger Literaturzeitung 1816. N. 82. widerspricht nicht): diese vorzügliche Arzneibereitung habe man dem Feldzuge in Rußland (1812) zu danken, von woher sie (1813) nach Deutschland gekommen sey. Daß diese Entdeckung und diese Vorschrift, die er **mit meinen eignen Worten** aus der ersten Ausgabe des Organon's der rat. Heilkunde (§. 230. und Anmerk.) anführt, von mir herrühre und daß ich sie in diesem Buche schon zwei Jahre vor dem russischen Feldzuge (1810 erschien das Organon) **zuerst** der Welt mittheilte, das verschweigt er, nach der edeln Sitte vieler Deutschen, gegen das Verdienst ihrer Landsleute ungerecht zu seyn. Aus Asiens Wildnissen her, erdichtet man lieber den Ursprung einer Erfindung, deren Ehre einem Deutschen gebührt. Welche Zeiten! Welche Sitten!

Man hat wohl ehedem auch zuweilen Weingeist zu Pflanzensäften gemischt, z. B. um sie zur Extractbereitung einige Zeit aufheben zu können, aber nie in der Absicht, sie in dieser Gestalt einzugeben.

Von dem zugemischten Weingeiste wird alle Gährung des Pflanzensaftes augenblicklich gehemmt und auch für die Folge unmöglich gemacht, und die ganze Arzneikraft des Pflanzensaftes erhält sich so (vollständig und unverdorben) **auf immer**, in wohl verstopften, an der Mündung mit geschmolzenem Wachse gegen alle Verdünstung des Inhalts wohl verdichteten und vor dem Sonnenlichte verwahrten Gläsern.*

* Obwohl gleiche Theile Weingeist und frisch ausgepreßter Saft, gewöhnlich das angemessenste Verhältniß bilden, um die Absetzung des Faser- und Eiweiß-Stoffes zu bewirken, so hat man doch für Pflanzen, welche viel zähen Schleim (z. B. Beinwellwurzel, Freisam-Veilchen u. s. w.) oder ein Uebermaß an Eiweißstoff enthalten (z. B. Hundsdill-Gleiß, Schwarz-Nachtschatten u. s. w.), gemeiniglich ein doppeltes Verhältniß an Weingeist zu dieser Absicht nöthig. Die sehr saftlosen, wie Oleander, Buchs und Eibenbaum, Porst, Sadebaum u. s. w., müssen zuerst für sich zu einer feuchten, feinen Masse gestoßen, dann aber mit einer doppelten Menge Weingeist zusammengerührt werden, damit sich mit lezterm der Saft vereinige, und so ausgezogen, durchgepreßt werden könne; man kann letztere aber auch getrocknet, (wenn man gehörige Kraft beim Reiben in der Reibeschale anwendet) zur millionfachen Pulver-Verreibung mit Milchzucker bringen, und dann nach Auflösung eines Grans davon, die fernern flüssigen Dynamisationen verfertigen (s. §. 271.).

§ 268

Die übrigen, nicht frisch zu erlangenden, ausländischen Gewächse, Rinden, Samen und Wurzeln, wird der vernünftige Heilkünstler nie in Pulverform auf Treu und Glauben annehmen, sondern sich von ihrer Aechtheit in ihrem rohen, ungepülverten Zustande vorher überzeugen, ehe er die mindeste arzneiliche Anwendung von ihnen macht*.

* Um sie als Pulver zu verwahren, bedarf man einer Vorsicht, die man bisher in Apotheken fast nicht kannte und daher Pulver, von selbst gut getrockneten Thier- und Gewächs-Substanzen, in wohlverstopften Gläsern nicht unverdorben aufheben konnte. Die auch völlig trocknen, ganzen, rohen Gewächs-Substanzen, enthalten doch noch immer als unentbehrliche Bedingung des Zusammenhanges ihres Gewebes, einen gewissen Antheil Feuchtigkeit, welcher zwar die ganze, ungepülverte Drogue

nicht hindert, in einem so trocknen Zustande zu verharren, als zu ihrer Unverderblichkeit gehört, für den Zustand des feinen Pulvers aber bei weitem zuviel wird. Die im ganzen Zustande völlig trockne Thier- und Gewächs-Substanz giebt daher, fein gepülvert, ein einigermaßen feuchtes Pulver, welches, ohne in baldige Verderbniß und Verschimmelung überzugehen, in verstopften Gläsern nicht aufgehoben werden kann, wenn es nicht vorher von dieser überflüssigen Feuchtigkeit befreiet worden war. Dieß geschiehet am besten, wenn das Pulver auf einer flachen Blechschale mit hohem Rande, die in einem Kessel kochenden Wassers schwimmt (d. i. im Wasserbade), ausgebreitet und so weit mittels Umrührens getrocknet wird, daß alle kleinen Theile desselben nicht mehr klümperig zusammenhängen, sondern wie trockner, feiner Sand sich leicht von einander entfernen und leicht verstieben. In diesem trocknen Zustande, lassen sich die feinen Pulver, **auf immer** unverderblich, in wohl verstopften und versiegelten Gläsern aufbewahren, in ihrer ursprünglichen, vollständigen Arzneikraft, **ohne je mietig oder schimmlicht zu werden**; am besten wenn die Gläser vor dem Tageslichte (in verdeckten Büchsen, Kasten, Schachteln) verwahrt werden. In nicht luftdicht verschlossenen Gefäßen und nicht vom Zugange des Sonnen- und Tageslichtes entfernt, verlieren alle Thier- und Gewächs-Substanzen mit der Zeit immer mehr und mehr an ihrer Arzneikraft, selbst im ganzen, weit mehr aber noch im Pulverzustande.

§ 269

Die homöopathische Heilkunst entwickelt zu ihrem besondern Behufe, die innern, geistartigen Arzneikräfte der rohen Substanzen mittels einer ihr eigenthümlichen, bis zu meiner Zeit unversuchten Behandlung, zu einem, früher unerhörten Grade, wodurch sie sämmtlich erst recht sehr, ja unermeßlich-durchdringend wirksam und hülfreich werden*,

* Lange vor dieser meiner Erfindung, waren schon durch die Erfahrung mehre Veränderungen bekannt geworden, welche in verschiednen Natur-Substanzen **durch Reiben** hervorgebracht werden; z. B. Wärme, Hitze, Feuer, Geruchs-Entwickelung in an und für sich geruchlosen Körpern, Magnetisirung des Stahls u. s. w. Doch hatten alle diese, durch Reiben erzeugten Eigenschaften, nur auf das Physische und Leblose Bezug; aber das Natur-Gesetz, nach welchem physiologische und pathogenische, den lebenden Organism in seinem Befinden umändernde Kräfte, in der rohen Materie der Arzneimittel, ja selbst in den, sich noch nie als arzneilich erwiesenen Natur-Substanzen, durch Reiben und Schütteln erzeugt werden doch unter der Bedingung, daß dies mittels Zwischentritts eines unarzneilichen (indifferenten) Mediums in gewissen Verhältnissen geschehe - Dieses wunderbare physische, vorzüglich aber physiologisch-pathogenische Natur-Gesetz, war vor meiner Zeit noch nicht entdeckt worden.

Was Wunder also, wenn die jetzigen Naturkündiger und Aerzte (**hiemit noch unbekannt**) bisher an die zauberische Heilkraft der, nach homöopathischer Lehre bereiteten (dynamisirten) und in so kleiner Gabe angewendeten Arzneimittel, bisher nicht glaubten!

selbst diejenigen unter ihnen, **welche im rohen Zustande nicht die geringste Arzneikraft im menschlichen Körper** äußern. Diese merkwürdige Veränderung in den Eigenschaften der Naturkörper, durch mechanische Einwirkung auf ihre kleinsten Theile, durch Reiben, und Schütteln (**während sie mittels Zwischentritts einer indifferenten Substanz, trockner oder flüssiger Art, von einander getrennt sind**) entwickelt die latenten, vorher unmerklich, wie schlafend*

* So ist auch in der Eisen-Stange und dem Stahl-Stab, eine im Innern derselben schlummernde Spur von latenter Magnet-Kraft nicht zu verkennen, indem beide, wenn sie nach ihrer Verferti-

gung durch Schmieden aufrecht gestanden haben, mit dem untern Ende den Nordpol einer Magnet-Nadel abstoßen und den Südpol anziehn, während ihr oberes Ende sich an der Magnet-Nadel als Südpol erweist. Aber dieß ist nur eine **latente** Kraft; nicht einmal die feinsten Eisen-Späne können von einem der beiden Enden eines solchen Stabes magnetisch angezogen oder festgehalten werden. Nur erst, wenn wir diesen Stahl-Stab **dynamisiren**, ihn mit einer stumpfen Feile stark **nach Einer Richtung hin** reiben, wird er zum wahren, thätigen, kräftigen Magnete, kann Eisen und Stahl an sich ziehn und selbst einem andern Stahl-Stabe, durch bloße Berührung, ja selbst sogar in einiger Entfernung gehalten, magnetische Kraft mittheilen, in desto höherm Grade je mehr man ihn so gerieben hatte; und ebenso entwickelt Reiben der Arznei-Substanz und Schütteln ihrer Auflösung (**Dynamisation, Potenzirung**) die medicinischen, in ihr verborgen liegenden Kräfte und enthüllt sie mehr und mehr, oder vergeistiget vielmehr die Materie selbst, wenn man so sagen darf.

in ihnen verborgen gewesenen, **dynamischen** (§. 11.) Kräfte, welche vorzugsweise auf das Lebensprincip, auf das Befinden des thierischen Lebens Einfluß haben*.

* Sie bezieht sich aus diesem Grunde bloß auf die Erhöhung und stärkere Entwickelung ihrer Macht, Veränderungen, **im Befinden** der Thiere und Menschen hervorzubringen, wenn jene Naturkörper in diesem verbesserten Zustande der lebenden, empfindenden Faser ganz nahe gebracht werden, oder dieselbe berühren (beim Einnehmen, oder Riechen); so wie ein Magnet-Stab, vorzüglich wenn seine magnetische Kraft verstärkt (dynamisirt) worden, in einer, dessen Pol nahe liegenden oder ihn berührenden Stahlnadel, nur magnetische Kraft erzeugt, den Stahl aber in seinen übrigen chemischen und physischen Eigenschaften nicht ändert, auch keine Veränderung in andern Metallen (z. B. im Messing) hervorbringt; eben so wenig, als die dynamisirten Arzneien auf leblose Dinge irgend eine Wirkung ausüben.

Man nennt daher diese Bearbeitung derselben **Dynamisiren, Potenziren** (Arzneikraft-Entwickelung) und die Produkte davon, **Dynamisationen***,

* Man hört noch täglich die homöopathischen Arznei-Potenzen **bloß Verdünnungen** nennen, da sie doch das Gegentheil derselben, d. i. wahre Aufschließung der Natur-Stoffe und zu Tage-Förderung und Offenbarung der in ihrem innern Wesen verborgen gelegenen, specifischen Arzneikräfte sind, durch Reiben und Schütteln bewirkt, wobei ein zu Hülfe genommenes, unarzneiliches Verdünnungs Medium bloß als **Neben-Bedingung** hinzu tritt. Verdünnung allein, z. B. die, der Auflösung eines Grans Kochsalz, wird schier zu bloßem Wasser; der Gran Kochsalz verschwindet in der Verdünnung mit vielem Wasser und wird nie dadurch zur **Kochsalz-Arznei**, die sich doch zur bewundernswürdigsten Stärke, durch unsre wohlbereiteten Dynamisationen erhöhet.

oder Potenzen, in verschiednen Graden.

§ 270

Um nun diese Kraft-Entwickelung am besten zu bewirken, wird ein kleiner Theil der zu dynamisirenden Substanz, etwa Ein Gran, zuerst durch dreistündiges Reiben mit dreimal 100 Gran Milchzucker auf die unten*

* Man trägt den dritten Theil von 100 Gran Milchzucker-Pulver in eine glasirte, porcellanene, am Boden mit feinem, feuchtem Sande mattgeriebene Reibeschaale und thut **dann oben auf** dies Pulver Einen Gran von der zu bearbeitenden, gepülverten Arznei-Substanz. (Einen Tropfen Quecksilbers, Steinöls u. s. w.) Der, zur Dynamisation anzuwendende Milchzucker, muß von jener vorzüglich reinen Gattung sein, welche an Fäden krystallisirt, in Form rundlicher Stangen zu uns kömmt. Einen Augenblick lang mischt man Arznei und Pulver mittelst eines Spatels von Porcellan zusammen und reibt etwa 6, 7 Minuten lang mit

dem unten matt geriebenen, porcellanen Pistill die Mischung ziemlich stark; darauf scharrt man vom Boden der Reibeschaale und unten vom dem ebenfalls unten matt geriebenen Pistill die Masse wohl auf, um sie gleichartig zu machen, binnen etwa 3, 4 Minuten; sechs bis sieben Minuten lang fährt man dann wieder ohne Zusatz, mit der Reibung in gleicher Stärke fort und scharrt während 3, 4 Minuten, vom Boden des Mörsers und unten vom Pistill, das Geriebene auf, worauf man das zweite Drittheil des Milchzuckers hinzuthut, einen Augenblick lang das Ganze mit dem Spatel umrührt, mit gleicher Stärke 6, 7 Minuten lang reibt, darauf etwa 3, 4 Minuten lang wieder aufscharrt, das Reiben 6, 7 Minuten lang ohne Zusatz wiederholt und 3, 4 Minuten lang aufscharrt; ist dies geschehen, so nimmt man das letzte Drittheil Milchzucker, rührt mit dem Spatel um, reibt wieder 6, 7 Minuten lang stark, scharrt während etwa 3, 4 Minuten zusammen und schließt endlich mit der letzten, 6, 7 minütlichen Reibung und sorgfältigsten Einscharrung. Das so bereitete Pulver, wird wird in einem wohl zugepfropften, vor Sonne und Tageslicht geschützten Fläschgen aufbewahrt, welches man mit dem Namen der Substanz und mit der Aufschrift des ersten Products /100, bezeichnet. Um nun dies Product bis zu 10,000 zu erheben, nimmt man Einen Gran des Pulvers /100, trägt ihn mit dem Drittheil von 100 Gran gepülverten Milchzuckers in die Reibeschaale, mischt das Ganze mit dem Spatel zusammen und verfährt dann wie oben angezeigt, indem man jedoch sorgfältig jedes Drittheil zweimal stark verreibt, jedesmal während etwa 6, 7 Minuten und unterdeß während etwa 3, 4 Minuten aufscharrt, bevor man das zweite und letzte Drittheil des Milchzuckers dazuthut. Nach Hinzufügung eines jeden dieser Drittheile, verfährt man auf dieselbe Weise wie zuvor. Wenn alles beendigt ist, thut man das Pulver in ein wohl verpfropftes, mit der Aufschrift /10,000 versehenes Fläschgen. Wenn man nun in derselben Art mit Einem Gran dieses letzten Pulvers verfährt, so erhebt man daßselbe auf I. d. h. auf die Millionste Potenz, dergestalt daß jeder Gran dieses Pulvers den Millionsten Theil eines Grans der ursprünglichen Substanz enthält. Demnach erfordert eine solche

Pulverbereitung für drei Grade sechsmal 6, 7 Minuten zur Verreibung und sechsmal 3, 4 Minuten zum Aufscharren, was folglich **eine Stunde** für jeden Grad bedingt. Dann enthält nach der ersten, einstündigen Reibung das Präparat in jedem Grane 1/100, nach der zweiten jeder Gran 1/10,000 und nach der dritten und letzten in jedem Grane 1/1000,000 der dazu angewendeten Arzneisubstanz.*

* Dies sind die drei Grade der trockenen Pulver-Verreibung, welche wohl vollführt, schon einen guten Anfang zur Kraft-Entwickelung (Dynamisation) der Arzneisubstanz bewirkt haben.

Mörser, Pistill und Spatel müssen wohl gereinigt sein, ehe die Bereitung einer andern Arznei damit unternommen wird. Mit warmem Wasser wohl gewaschen und rein abgetrocknet, werden Mörser, Pistill und Spatel, dann nochmals eine halbe Stunde lang in einem mit Wasser gefüllten Kessel ausgekocht; man müßte denn etwa die Vorsicht so weit treiben wollen, diese Werkzeuge auf Kohlen einer, bis zum Anfang des Glühens gesteigerten Hitze auszusetzen.

angegebne Weise zur millionfachen Pulver-Verdünnung gebracht. Aus Gründen die weiter unten in der Anmerkung (6) angegeben sind, wird zuerst Ein Gran dieses Pulvers in 500 Tropfen eines, aus Einem Theile Branntwein und 4 Theilen destillirtem Wasser bestehenden Gemisches aufgelöst und hievon **ein einziger Tropfen** in ein Fläschgen gethan. Hiezu fügt man 100 Tropfen guten Weingeist*

* Womit das Potenzirungs-Fläschgen zu zwei Dritteln angefüllt wird.

und giebt dann dem, mit seinem Stöpsel zugepfropften Fläschgen, 100 starke Schüttel-Stöße mit der Hand gegen einen harten, aber elastischen Körper*

* Etwa auf ein mit Leder eingebundenes Buch.

geführt. Dieß ist die Arznei im **ersten** Dynamisations-Grade, womit man feine Zucker-Streukügelchen*

* Man läßt sie unter seinen Augen vom Zucker-Bäcker aus Stärke-Mehl und Rohr-Zucker verfertigen, und die so verkleinten Streukügelchen mittels der nöthigen Siebe zuerst von den allzu feinen, staubartigen Theilen befreien, dann aber durch einen Durchschlag gehen, dessen Löcher nur solche Kügelchen durchlassen, wovon 100 Einen Gran wiegen, - die brauchbarste Kleinheit für den Bedarf eines homöopathischen Arztes.

erst wohl befeuchtet*,

* Man hat ein kleines zylindrisches Gefäß von der Form eines Fingerhutes von Glas, Porcelan oder Silber, mit einer feinen Oeffnung am Boden worein man die Streukügelchen thut, welche man arzneilich machen will; hierin befeuchtet man sie mit etwas von dem so dynamisirten arzneilichen Weingeiste, rührt sie um, und klopft dann das kleine (umgekehrte) Gefäß, auf das Fließpapier aus, um sie schnell zu trocknen.

dann schnell auf Fließpapier ausbreitet, trocknet und in einem zugestopften Gläschen aufbewahrt, mit dem Zeichen des ersten (I) Potenz-Grades. Hievon wird nur ein einziges*

* Als noch nach der anfänglichen Vorschrift immer ein voller Tropfen der Flüssigkeit niedrerern Potenz-Grades zu 100 Tropfen Weingeist zum höher Potenziren genommen ward, war dieß Verhältniß des Verdünnungs-Mediums zu der, darin zu dynamisirenden Arznei-Menge, (100. zu 1.) viel zu eng beschränkt, als daß eine Menge solcher Schüttel-Schläge, ohne große Gewalt anzuwenden, die Kräfte der angewendeten Arznei-Substanz gehörig und in hohem Grade hätten entwickeln können, wie mich mühsame Versuche davon überzeugt haben. Nimmt man aber ein einziges solches Streukügelchen, wovon 100 Einen Gran wiegen, um es mit hundert Tropfen (Weingeist) zu dynamisiren, so wird das Verhältniß wie 1 zu 50000, ja größer noch, indem

500 solcher Streukügelchen noch nicht völlig Einen Tropfen zu ihrer Befeuchtung annehmen können. Bei diesem ungleich höherm Verhältnisse zwischen Arzneistoff und Verdünnungs-Medium können **viele** Schüttel-Schläge des mit Weingeist bis zu 2/3 angefüllten Fläschgen eine bei weitem größere Kraft-Entwickelung hervorbringen. Werden aber bei einem so geringen Verdünnungs-Medium, wie 100. zu 1. der Arznei sehr viele Stöße mittels einer kräftigen Maschine gleichsam eingezwungen, so entstehen Arzneien, welche, vorzüglich in den höhern Dynamisations-Graden fast augenblicklich, aber mit stürmischer, ja gefährlicher Heftigkeit, besonders auf den schwächlichen Kranken einwirken, ohne dauernde, gelinde Gegenwirkung des Lebens-Princips zur Folge zu haben. Die von mir angegebne Weise hingegen, erzeugt Arznei von höchster Kraft-Entwickelung und gelindester Wirkung, die aber, wohl gewählt, alle kranken Punkte heilkräftig berührt*.

* Nur in den sehr seltenen Fällen, wo bei schon fast völlig hergestellter Gesundheit und bei guter Lebenskraft dennoch ein altes beschwerliches Localübel unverrückt fortdauert, ist es nicht nur erlaubt, sondern sogar **unumgänglich** nötig, die sich dafür als homöopathisch hilfreich erwiesene Arznei, jedoch mittelst vieler Hand-Schüttelschläge, bis zu einem sehr hohen Grade potenziert, in steigenden Dosen einzugeben, worauf ein solches Localübel oft wunderbarer Weise sehr bald verschwindet.

Von diesen weit vollkommner dynamisirten Arzneibereitungen kann man in akuten Fiebern die kleinen Gaben von den niedrigsten Dynamisations-Graden selbst der Arzneien von langdauernder Wirkung (z. Belladonne) auch in kurzen Zwischenräumen wiederholen, so wie in Behandlung chronischer Krankheiten am besten mit den niedrigsten Dynamisations-Graden den Anfang machen und wo nöthig, zu den höhern Graden übergehen, den immer kräftiger werdenden, obgleich stets nur gelind wirkenden.

Kügelchen zur weitern Dynamisirung genommen, in ein zweites, neues Fläschgen gethan (mit Einem Tropfen Wasser, um es aufzulösen) und dann mit 100 Tropfen guten Weingeistes auf gleiche Weise, mittels 100 starker Schüttel-Stöße dynamisirt. Mit dieser geistigen Arznei-Flüssigkeit werden wiederum Streukügelchen benetzt, schnell auf Fließpapier ausgebreitet, getrocknet, in einem verstopften Glase vor Hitze und Tageslichte verwahrt und mit dem Zeichen des zweiten Potenz-Grades (II) versehn. Und so fährt man fort, bis durch gleiche Behandlung Ein aufgelösetes Kügelchen XXIX mit 100 Tropfen Weingeist, mittels 100 Schüttel-Stößen, eine geistige Arznei-Flüssigkeit gebildet hat, wodurch damit befeuchtete und getrocknete Streukügelchen den Dynamisations-Grad XXX erhalten.

Durch diese Bearbeitung roher Arznei-Substanzen, entstehen Bereitungen, welche hiedurch erst die volle Fähigkeit erlangen, die leidenden Theile im kranken Organism treffend zu berühren und so durch ähnliche, künstliche Krankheits-Affektion, dem in ihnen gegenwärtigen Lebens-Principe das Gefühl der natürlichen Krankheit zu entziehen. Durch diese mechanische Bearbeitung, wenn sie nach obiger Lehre gehörig vollführt worden ist, wird bewirkt, daß die, im rohen Zustande sich uns nur als Materie, zuweilen selbst als unarzneiliche Materie darstellende Arznei-Substanz, mittels solcher höhern und höhern Dynamisationen, sich endlich ganz*

* Man wird diese Behauptung nicht unwahrscheinlich finden, wenn man erwägt, daß bei dieser Dynamisations-Weise, (deren Präparate ich nach vielen mühsamen Versuchen und Gegen-Versuchen als die kräftigsten u zugleich mildest wirkendsten, d. i. als die vollkommensten befunden habe) das Materielle der Arznei sich bei jedem Dynamisationsgrad um 50 000 mal verringert und dennoch unglaublich an Kräftigkeit zunimmt, so daß

die fernere Dynamisation der in 125,000,000,000,000,000,000 erst zur 3. Potenz, zum Kubicinhalt erhobenen Kardinale, (50 000) wenn man letztere mit sich selbst multipliziert und so in stetiger Progression bis zum 30. Grade der Dynamisation fortschreitet, ein Bruchteil gibt, der sich kaum mehr in Zahlen aussprechen lassen würde. Ungemein wahrscheinlich wird es hiedurch, daß die Materie mittels solcher Dynamisationen (Entwickelung ihres wahren inneren arzneilichen Wesens) sich zuletzt gänzlich in ihr individuelles, geistartiges Wesen auflöse und daher in ihrem rohen Zustand, eigentlich nur als aus diesem unentwickelten, geistartigen Wesen bestehend betrachtet werden könne.

zu geistartiger Arznei-Kraft subtilisiret und umwandelt, welche **an sich** zwar nun nicht mehr in unsre Sinne fällt, für welche aber das arzneilich gewordne Streukügelchen, schon trocken, weit mehr jedoch in Wasser aufgelöst, **der Träger** wird und in dieser Verfassung die Heilsamkeit jener unsichtbaren Kraft im kranken Körper beurkundet.

§ 271

Wenn der Arzt seine homöopathischen Arzneien selbst bereitet, wie er zur Menschen-Rettung aus Krankheiten billig immer thun sollte,*

* Bis der Staat dereinst, nach erlangter Einsicht von der Unentbehrlichkeit vollkommen bereiteter homöopathischer Arzneien, dieselben durch eine fähige, unpartheiische Person verfertigen lassen wird, um sie den, in homöopathischen Spitälern im Heilen geübten und praktisch, wie theoretisch geprüften und so legitimirten, homöopathischen Aerzten des Landes unentgeltlich verabfolgen zu lassen, damit der Arzt nicht nur von der Güte dieser göttlichen Werkzeuge zum Heilen überzeugt sei, sondern sie auch seinen Kranken (Reichen und Armen) ohne Bezahlung geben könne.

so kann er, weil dazu wenig roher Stoff nöthig ist, wenn er den ausgepreßten Saft zum Behufe der Heilung nicht etwa nöthig hat, die frische Pflanze selbst anwenden, indem er etwa ein Paar Gran davon in die Reibeschale thut, um sie mit dreimal 100 Gran Milchzucker zur millionfachen Verreibung zu bringen (§ 270.), ehe die weitere Potenzirung eines aufgelöseten, kleinen Theils der leztern, durch Schütteln vorgenommen wird, ein Verfahren, welches man auch mit den übrigen rohen Arzneistoffen trockner und öliger Natur zu beobachten hat.

§ 272

Ein solches Kügelchen*,

* Diese Streukügelchen (m. s. §. 270.) behalten ihre Arzneikraft **viele** Jahre lang, wenn sie gegen Sonnenlicht und Hitze verwahrt bleiben.

trocken auf die Zunge gelegt, ist eine der kleinsten Gaben für einen mäßigen, so eben entstandnen Krankheits-Fall. Hier werden nur wenige Nerven von der Arznei berührt, aber ein gleiches Kügelchen unter etwas Milchzucker zerquetscht, in vielem Wasser (§. 247.) aufgelöset und vor jedem Einnehmen wohl geschüttelt, giebt eine weit stärkere Arznei zum Gebrauche auf viele Tage. Jede noch so kleine Menge hiervon als Gabe gereicht, berührt dagegen sogleich viele Nerven.

§ 273

In keinem Falle von Heilung ist es nöthig, und deßhalb allein schon unzulässig, mehr als eine **einzige, einfache** Arzneisubstanz auf einmal beim Kranken anzuwenden. Es ist nicht einzusehen, wie es nur dem mindesten Zweifel unterworfen seyn könne, ob es naturgemäßer und vernünftiger sey, nur einen **einzelnen**, **einfachen**,*

* Die durch chemische Verwandschaft, in unabänderlichen Verhältnissen zweier einander entgegengesetzter Substanzen, zusammengesetzten Neutral- und Mittelsalze, so wie die im Schooß der Erde entstandnen, geschwefelten Metalle und die, durch Kunst in, sich stets gleich bleibenden Verhältnissen, zusammengesetzten Verbindungen des Schwefels mit Laugensalzen und Erden (z. B. geschwefeltes Natron, geschwefelte Kalkerde), so wie die, aus Weingeist und Säuren durch Destillation verbundenen Aether-Arten, können samt dem Phosphor als **einfache** Arznei-Substanzen vom homöopathischen Arzte angenommen und bei Kranken gebraucht werden. Hingegen sind jene durch Säuren bewirkten Auszüge der sogenannten Alkaloiden aus den Pflanzen großer Verschiedenheit in ihrer Bereitung unterworfen (z. B. Chinin, Strychnin, Morphin) und können daher von dem homöopathischen Arzte nicht als einfache, sich gleichbleibende Arzneien angenommen werden; zumahl da er an den Pflanzen selbst, in ihrer natürlichen Beschaffenheit (Chinarinde, Krähenaugen, Opium) schon alles besitzt, was er zum Heilen von ihnen bedarf. Ueberdieß sind ja die Alkaloïden nicht die einzigen Arznei-Bestandtheile der Pflanzen.

wohl gekannten Arzneistoff auf einmal in einer Krankheit zu verordnen, oder ein Gemisch von mehren, verschiednen. In der einzig wahren und einfachen, der einzig naturgemäßen Heilkunst, in der Homöopathie, ist es durchaus unerlaubt, dem Kranken zwei verschiedne Arzneisubstanzen **auf einmal** einzugeben.

§ 274

Da der wahre Heilkünstler bei ganz einfachen, einzeln und unvermischt angewendeten Arzneien schon findet, was er nur irgend wünschen kann, (künstliche Krankheitspotenzen, welche die natürlichen Krankheiten durch homöopathische Kraft vollständig zu überstimmen, sie für das Gefühl des Lebensprincips auszulöschen und dauerhaft zu heilen vermögen,) so wird es ihm nach dem Weisheitsspruche: „daß es unrecht sei, durch Vielfaches bewirken zu wollen, was durch Einfaches möglich," nie einfallen, je mehr als einen einfachen Arzneistoff als Heilmittel auf einmal ein zu geben, schon deßhalb nicht, weil, gesetzt auch, die einfachen Arzneien wären auf ihre reinen, eigenthümlichen Wirkungen, im ungetrübten, gesunden Zustande des Menschen **völlig ausgeprüft**, es doch unmöglich vorauszusehen ist, **wie** zwei und mehre Arznei-Stoffe in der Zusammensetzung einander in ihren Wirkungen auf den menschlichen Körper hindern und abändern könnten, und weil dagegen ein einfacher Arzneistoff bei seinem Gebrauche in Krankheiten, deren Symptomen-Inbegriff genau bekannt ist, schon vollständig und allein hilft, wenn er homöopathisch gewählt war, und selbst in dem schlimmsten Falle, wo er der Symptomen-Aehnlichkeit nicht ganz angemessen gewählt werden konnte, und also nicht hilft, doch dadurch nützt, daß er die Heilmittel-Kenntniß befördert, indem durch die in solchem Falle von ihm erregten neuen Beschwerden, diejenigen Symptome bestätigt werden, welche dieser Arzneistoff sonst schon in Versuchen am gesunden menschlichen Körper gezeigt hatte; ein Vortheil, der beim Gebrauche aller zusammengesetzten Mittel wegfällt*.

* Bei der treffend homöopathisch für den wohl überdachten Krankheitsfall gewählten und innerlich gegebenen Arznei, nun vollends noch einen, aus andern Arzneistoffen gewählten Thee trinken, ein Kräutersäckchen oder eine Bähung aus mancherlei andern Kräutern auflegen, oder ein andersartiges Klystier ein-

spritzen und diese oder jene Salbe einreiben zu lassen, wird der vernünftige Arzt dem unvernünftigen allöopathischen Schlendrian überlassen.

§ 275

Die Angemessenheit einer Arznei für einen gegebnen Krankheitsfall, beruht nicht allein auf ihrer treffenden homöopathischen Wahl, sondern eben so wohl auf der erforderlichen, richtigen Größe oder vielmehr Kleinheit ihrer Gabe. Giebt man eine **allzu, starke Gabe** von einer, auch für den gegenwärtigen Krankheitszustand völlig homöopathisch gewählten Arznei, so muß sie, ungeachtet der Wohlthätigkeit ihrer Natur an sich, dennoch schon durch ihre Größe und den hier unnöthigen, überstarken Eindruck schaden, welchen sie auf die Lebenskraft und durch diese gerade auf die empfindlichsten und von der natürlichen Krankheit schon am meisten angegriffenen Theile, im Organism, vermöge ihrer homöopathischen Aehnlichkeits-Wirkung macht.

§ 276

Aus diesem Grunde schadet eine Arznei, wenn sie dem Krankheitsfalle auch homöopathisch angemessen war, in jeder allzu großen Gabe und in starken Dosen um so mehr, je homöopathischer und in je höherer Potenz*

* Das in neuern Zeiten von einigen Homöopathikern, den größern Gaben ertheilte Lob beruht darauf, daß sie sich theils niedrige Potenzirungen der zu reichenden, nach bisheriger Art dynamisirten Arznei bedienten (wie etwa ich selbst vor 25 Jahren, in Ermangelung bessern Wissens gethan), theils darauf, daß ihre Arzneien vom Verfertiger sehr unvollkommen bereitet und auch nicht homöopathisch gewählt waren.

sie gewählt war, und zwar weit mehr als jede eben so große Gabe einer unhomöopathischen, für den Krankheitszustand in keiner Beziehung passenden (allöopathischen) Arznei. Allzu große Gaben einer treffend homöopathisch gewählten Arznei und vorzüglich eine öftere Wiederholung derselben, richten in der Regel großes Unglück an. Sie setzen nicht selten den Kranken in Lebensgefahr, oder machen doch seine Krankheit fast unheilbar. Sie löschen freilich die natürliche Krankheit für das Gefühl des Lebensprinzips aus, der Kranke leidet nicht mehr an der ursprünglichen Krankheit von dem Augenblicke an, wo die allzu starke Gabe der homoopathischen Arznei auf ihn wirkt, aber er ist als dann stärker krank von der ganz ähnlichen, nur weit heftigern Arznei-Krankheit, welche höchst schwierig wieder zu tilgen ist.*

* So entstehen fast unheilbare Quecksilber-Siechthume durch anhaltend gebrauchte, angreifende allöopathisch in großen Gaben gegen die Syphilis verordnete Quecksilbermittel, da doch, wenn der Schanker nicht durch äußere Mittel vertrieben worden wäre (wie es durch die Allöopathie immer geschieht), eine oder etliche Gaben eines milden aber wirksamen Quecksilber-Mittels, die ganze venerische Krankheit samt dem Schanker in wenigen Tagen gewiß gründlich geheilt haben würden. Eben so giebt auch der Allöopath die Chinarinde und das Chinin in Wechselfiebern, wo solche richtig homöopathisch angezeigt waren und wo Eine sehr kleine Gabe hochpotenzirter China unfehlbar helfen mußte (in Sumpf-Wechselfiebern und selbst bei Personen, die an keiner offenbaren Psora-Krankheit litten) in sehr großen Gaben, Tag für Tag, und erzeugt dadurch (während zugleich die Psora entwickelt wird), ein chronisches China-Siechthum, welches den Kranken wo nicht allmälig tödet, durch Verderbniß innerer, für's Leben wichtiger Organe, vorzüglich der Milz und der Leber, ihn doch wenigstens Jahre lang in ei-

nem traurigen Gesundheits-Zustande leiden macht. Ein homöopathisches Gegenmittel wider diese Art, durch Uebermaß des Gebrauchs großer Gaben homöopathischer Arzneien erzeugter Uebel, ist kaum denkbar.

§ 277

Aus gleichem Grunde, und da eine wohl dynamisirte Arznei, bei vorausgesetzter, gehöriger Kleinheit ihrer Gabe, um desto heilsamer und fast bis zum Wunder hülfreich wird, je homöopathischer sie ausgesucht war, muß auch eine Arznei, deren Wahl passend homöopathisch getroffen worden, um desto heilsamer seyn, je mehr ihre Gabe zu dem für sanfte Hülfe angemessensten Grade von Kleinheit herabsteigt.

§ 278

Hier entsteht nun die Frage welches dieser, für so gewisse als sanfte Hülfe angemessenste Grad von Kleinheit sey, wie klein also, zum Behufe der besten Heilung die Gabe jeder einzelnen, für einen Krankheitsfall homöopathisch gewählten Arznei seyn müsse? Diese Aufgabe zu lösen, für jede Arznei insbesondre zu bestimmen, welche Gabe derselben zu homöopathischem Heilzwecke genüge und dabei doch so klein sey daß die sanfteste und schnellste Heilung dadurch erreicht werde, ist, wie man leicht einsehen kann, nicht das Werk theoretischer Muthmaßung; grübelnder Verstand, klügelnde Vernünftelei, geben darüber eben so wenig Auskunft als es möglich ist, alle denkbare Fälle im Voraus in einer Tabelle zu verzeichnen. Einzig nur reine Versuche, sorgfältige Beobachtung der Erregbarkeit jedes Kranken und richtige Erfahrung können dieß **in jedem besondern Falle** bestimmen und es wäre thöricht, die großen Gaben unpassender (**allöopathischer**) Arznei der alten Praxis, welche die kranke Seite des Organisms nicht homöopathisch berühren, sondern nur die von der Krankheit unangegriffenen Theile angreifen, gegen dasjenige aufstellen zu wollen, was reine Erfahrung über die nöthige Kleinheit der Gaben, zum Behufe homöopathischer Heilungen ausspricht.

§ 279

Diese reine Erfahrung nun zeigt DURCHGÄNGIG **daß**, wenn der Krankheit nicht offenbar beträchtliche Verderbniß eines wichtigen Eingeweides zum Grunde liegt, (auch wenn sie unter die chronischen und complicirten gehörte) und, selbst wenn bei der Cur alle andern, fremdartig arzneilichen Einwirkungen auf den Kranken entfernt gehalten worden wären - **die Gabe des homöopathisch gewählten hoch potenzirten Heilmittels für den Anfang der Cur einer wichtigen, (vorzüglich chronischen) Krankheit, in der Regel nie so klein bereitet werden kann, daß sie nicht noch stärker als die natürliche Krankheit wäre, daß sie dieselbe nicht, wenigstens zum Theil, zu überstimmen, nicht schon einen Theil derselben im Gefühle des Lebensprincips auszulöschen und so schon einen Anfang der Heilung zu bewirken vermöchte.**

§ 280

Die Gabe der anhaltend dienlichen, keine neuen, beschwerlichen Symptome erzeugenden Arznei wird, **allmälig erhöhet** so lange fortgesetzt, bis der Kranke, **bei allgemeinem Besserbefinden**, anfängt, eine oder mehre seiner alten, ursprünglichen Beschwerden aufs Neue in mäßigem Grade zu spüren. Dieß deutet bei einer so allmäligen Erhöhung der, jedesmal durch Schütteln modificirten (§. 247.), sehr gemäßigten Gaben auf nahe Heilung, nämlich darauf, daß nun das Lebens-Princip fast nicht mehr nöthig habe, durch die ähnliche Arznei-Krankheit afficirt zu werden, um das Gefühl für die natürliche Krankheit zu verlieren (§. 148.), deutet an wie das nun von natürlicher Krankheit freiere Lebens-Princip anfängt, bloß noch etwas an derjenigen homöopathischen Arznei-Krankheit zu leiden, die sonst **homöopathische Verschlimmerung** genannt wird.

§ 281

Um sich hiervon zu überzeugen, läßt man nun den Kranken 8, 10, 15 Tage lang ohne alle Arznei und giebt ihm indeß nur etwas Milchzucker-Pulver. Waren nun die wenigen, lezten Beschwerden, bloß von der Arznei, welche die ehemaligen, ursprünglichen Krankheits-Symptome nachahmte, so vergehen diese Beschwerden binnen wenigen Tagen oder Stunden und zeigt sich dann in diesen, von Arznei freien Tagen, bei fortgesetzter guter Lebensordnung des Kranken, nichts mehr von der ursprünglichen Krankheit, so ist er sehr wahrscheinlich geheilt. Sollten sich aber in den lezten Tagen noch Spuren von den ehemaligen Krankheits-Symptomen zeigen, so sind dieß noch Reste der nicht ganz erloschenen, ursprünglichen Krankheit, welche aufs Neue mit höhern Dynamisations-Graden der Arznei auf angegebne Art behandelt werden. Die ersten kleinsten Gaben müssen dann natürlich auch, wenn Heilung erfolgen soll, wieder allmälig erhöhet werden, doch weit weniger und langsamer, bei Kranken, an denen man eine beträchtliche Erregbarkeit wahrnimmt, als bei Unempfänglichern, bei welchen leztern man schneller mit den Gaben steigen kann. Es giebt Kranke, deren ungemeine Erregbarkeit sich zu der der Unempfänglichsten, wie 1000 zu 1 verhält.

§ 282

Im Fall bei der Cur, vorzüglich der chronischen Krankheiten, die ersten Gaben schon eine sogenannte **homöopathische Verschlimmerung**, d. i. eine merkliche Erhöhung der zuerst erforschten, ursprünglichen Krankheits-Symptome hervorbrächten und gleichwohl jede wiederholte Gabe (nach §. 247) vor dem Einnehmen durch Schütteln etwas modifizirt (höher dynamisirt) worden war, so wäre dieß ein sichres Zeichen, daß die Gaben allzu groß waren.*

* Die Regel, für die chronischen Krankheiten, bei ihrer homöopathischen Behandlung mit den kleinst möglichen Gaben den Anfang zu machen und nur ganz allmälig sie zu verstärken, leidet eine merkliche Ausnahme bei der Heilung der drei großen Miasmen, während sie noch auf der Haut blühen, d. i. bei der unlängst ausgebrochenen **Krätze**, dem unberührt (an den Zeugungstheilen, den Scham- oder Mund-Lippen, u. s. w.) gebliebenen **Schanker** und den **Feigwarzen**. Diese vertragen nicht nur, sondern sie erfordern sogar, gleich Anfangs, große Gaben ihrer specifischen Heilmittel von immer höherem und höherem Dynamisations-Grade, täglich, auch wohl mehrmal täglich eingenommen. Bei ihnen ist, wenn man so verfährt, nicht zu befürchten daß, wie bei Behandlung im Innern verborgner Krankheiten, die allzu große Gabe, während sie die Krankheit ausgelöscht hat, schon durch ihre Uebergröße einen Anfang zur Arznei-Krankheit und beim Fortgebrauche, eine chronische Arznei-Krankheit erzeugen könnte. Bei gedachten, offen da liegenden Blüthen dieser drei Miasmen, ist dieß nicht der Fall; da kann man an den täglichen Fortschritten in ihrer Heilung sichtlich wahrnehmen um wieviel durch die große Gabe, dem Lebensprinzipe das Gefühl von diesen Krankheiten täglich entzogen worden ist; denn keine von diesen dreien kann in Heilung übergegangen seyn, ohne daß der Arzt durch ihr Verschwinden die Ueberzeugung erhalten hätte, daß nun keine dieser Arzneien

mehr nöthig sei. Da die Krankheiten im Allgemeinen, nur dynamische Eingriffe auf das Lebens-Princip sind und ihnen nichts Materielles, keine materia peccans zum Grunde liegt (wie die alte Schule seit Jahrtausenden in ihrem Irrwahne gefabelt und hienach immer zum Ruine der Kranken kurirt hat), so ist auch in diesen Fällen nichts Materielles hinweg zu nehmen, wegzuschmieren, wegzubeitzen, nichts abzubinden, oder abzuschneiden, ohne den Kranken lebenslang unendlich kränker und unheilbarer zu machen (s. chron. Krankh. I Theil), als er es bei der unangetasteten Blüthe dieser drei großen Miasmen war. Das dynamisch-feindlich auf das Lebens-Princip Ausgeübte, ist das Wesentliche dieser äußern Zeichen innern, bösartigen Miasms, was bloß durch Einwirkung einer homöopathischen Arznei auf das Lebens-Princip auszulöschen möglich ist, die dasselbe auf ähnliche Weise, aber stärker afficirt und ihm so das Gefühl des innern und äußern geistartigen Krankheits-Feindes entzieht, dergestalt, daß dieser dann für das Lebens-Princip (für den Organism) nicht mehr existirt und so den Kranken frei vom Uebel und geheilt entläßt.

Doch lehrt die Erfahrung, daß zwar die Krätze samt ihrem Ausschlage, so wie der Schanker mit dem innern, venerischen Miasm, bloß durch die innerlich eingenommene specifischen Arzneien geheilt werden können und müssen, die Feigwarzen aber, wenn sie schon eine Zeit lang unbehandelt dastanden, auch die äußere Auflegung ihrer specifischen, zugleich innerlich angewendeten Arzneien, zur vollkommnen Heilung nöthig haben.

§ 283

Um nun ganz naturgemäß zu verfahren, wird der wahre Heilkünstler seine, für alle Rücksichten bestens gewählte, homöopathische Arznei auch schon deßhalb nur in so kleiner Gabe verordnen, damit wenn ihn ja einmal menschliche Schwäche verleitet hätte, eine unpassendere Arznei anzuwenden, der Nachtheil von ihrer, der Krankheit unangemessenen Beschaffenheit, nur so gering seyn könne daß er durch die eigne Kraft des Lebens und durch alsbaldige Entgegensetzung (§. 249.) des nun, nach Wirkungs-Aehnlichkeit passender gewählten Heilmittels (ebenfalls in kleinster Gabe) schnell wieder ausgelöscht und gut gemacht werden könne.

§ 284

Ausser der Zunge, dem Munde*

* Bewundernswürdig hülfreich ist die Kraft der Arzneien auf den Säugling, durch die Milch welche die Mutter oder die Amme ihm reicht. Jede Krankheit des Kindes weicht der, für das selbe richtig gewählten, homöopathischen von der Amme, in sehr mäßigen Gaben eingenommenen Arznei und wird auf diese Art weit leichter und sichrer bei diesen neuen Erdenbürgern ausgetilgt, als je in späterer Zeit, geschehen könnte. Da den meisten Säuglingen die Psora durch die Milch der Ammen mitgetheilt zu werden pflegt, wenn sie dieselbe nicht schon durch Erbschaft von der Mutter besitzen, so werden sie auf angegebene Art, durch die arzneiliche Milch der Ammen, zugleich antipsorisch dagegen geschützt. Doch ist die Besorgung der Mütter, in ihrer ersten Schwangerschaft durch eine gelinde antipsorische Cur, vorzüglich mittelst der in dieser Ausgabe (§ 270) beschriebenen neuen Dynamisationen des Schwefels unentbehrlich, um die fast stets bei ihnen vorhandene, schon durch Erbschaft ihnen mitgeteilte Psora, Erzeugerin der meisten chronischen Krankheiten, in ihnen und in ihrer Leibesfrucht zu vertilgen, damit ihre Nachkommenschaft im voraus dagegen geschützt sei. Dies ist so wahr, daß die Kinder so behandelter Schwangern gemeiniglich weit gesunder und kräftiger auf die Welt kommen, so daß jedermann darüber erstaunt. Eine neue Bestätigung der großen Wahrheit der von mir aufgefundenen Psora-Theorie.

und dem Magen, die am gewöhnlichsten beim Einnehmen von der Arznei afficirt werden, sind vorzüglich die Nase und die Athmungs-Organe für die Einwirkung der Arzneien in flüssiger Gestalt empfänglich, durch Riechen und Einathmen durch den Mund. Doch ist auch die ganze, übrige, mit ihrem Oberhäutchen umkleidete Haut unsres Körpers, für die Einwirkung der Arznei-Auflösungen geschickt, vorzüglich wenn die Einreibung mit der gleichzeitigen Einnahme verbunden wird.

keine äußerl. Anwendung b. Hautkrankheiten

§ 285

Daher kann die Heilung sehr alter Krankheiten dadurch befördert werden, daß der Arzt dieselbe Arznei-Auflösung, die innerlich eingenommen sich für den Kranken heilsam zeigt, auch äußerlich (an dem Rücken, den Armen, den Ober- und Unterschenkeln) täglich einreiben läßt, doch unter Vermeidung der Theile, welche an Schmerzen, oder Krämpfen oder an Haut-Ausschlägen leiden.*

* Hieraus erklären sich die, obschon seltnen Wunderkuren, wo langwierig verkrüppelte Kranke doch **mit heiler, reiner Haut** in einem mineralischen Bade, dessen arzneiliche Bestandtheile (von ungefähr) dem alten Uebel homöopathisch angemessen waren, schnell und auf immer nach wenigen Bädern genasen. Dagegen richteten die Mineral-Bäder auch **sehr oft**, um so größern Schaden bei Kranken an, denen sie die Hautausschläge vertrieben, worauf gewöhnlich, nach kurzem Wohlseyn, das Lebensprincip das innere, ungeheilte Uebel auf einer andern Stelle des Körpers zum Ausbruch kommen ließ, die weit wichtiger für Leben und Wohlseyn ist, so daß dafür z. B. bisweilen der Seh-Nerve gelähmt ward und Amaurose entstand, bisweilen die Krystallinse sich verdunkelte, das Gehör verschwand, Wahnsinn, oder erstickendes Asthma erfolgte, oder auch eine Apoplexie den Leiden des getäuschten Kranken ein Ende machte. Ein

Haupt-Grundsatz für den homöopathischen Heilkünstler (wodurch er sich vor jedem sogenannten Arzt aller ältern Schulen auszeichnet) ist, daß er bei keinem seiner Kranken irgend ein Arzneimittel anwendet, dessen krankhafte Einwirkungen auf den gesunden Menschen nicht vorher sorgfältig ausgeprüft und ihm bekannt worden wären. (§ 20. 21) Nach bloßer Vermuthung einer etwanigen Heilsamkeit in einer, der vorliegenden ähnlichen Krankheit, oder auf Hören-Sagen, „daß ein Mittel in einer so oder so benannten Krankheit geholfen habe", ein nach seinen positiven Wirkungen auf Menschen-Befinden ungekanntes Mittel dem Kranken verordnen, dieß gewissenlose Wagstück, wird der Menschen liebende Homöopathiker dem gefühllosen Allöopathen überlassen. Ein ächter Arzt und Ausüber unsrer Kunst wird daher **nie** seinen Kranken in eins von den unzähligen mineralischen Bädern schicken, weil sie fast sämtlich nach ihrer genauen positiven Wirkung auf gesundes Menschen-Befinden völlig ungekannt und bei ihrem Misbrauche unter die heftigsten, gefährlichsten Arzneimittel zu zählen sind. Auf diese Art, während aus den berühmtesten solcher Bäder, unter Tausend, vom unwissenden Arzt allöopathisch ungeheilt und so blindlings dort hingeschickten Kranken, Einer oder zwei von ungefähr geheilt, ja oft **nur scheinbar** geheilt zurückkommen und das Wunder ausposaunen, schleichen sich unterdessen mehre Hunderte, mehr oder weniger verschlimmert, in der Stille davon und ein Rest derselben bleibt zurück, um sich dort zur ewigen Ruhestätte anzuschicken; eine Thatsache, wovon so viele, die berühmtesten Bäder umgebenden, angefüllten Todten-Aecker Zeugniß geben*.

* Ein wahrer, homöopathischer Heilkünstler also, der nie ohne richtige Grundsätze handelt, nie das ihm anvertraute Leben seiner Kranken gewissenlos aufs Spiel setzt, auf ein Glücksspiel, dessen Treffer sich wie 1 zu 500 oder 1000 der Nieten verhält, (Nieten, welche in Verschlimmerungen oder Tod bestehen) wird nie irgend einen seiner Kranken einer solchen Gefahr aussetzen und ihn auf gut Glück zur Cur in ein mine-

ralisches Bad schicken, wie so häufig vom Allöopathen geschieht, um den, von ihm oder Andern verderbten Kranken auf eine gute Art endlich los zu werden.

§ 286

Nicht weniger homöopathisch, als die eigentlich so genannten Arzneien, welche durch Einnehmen in den Mund, Einreiben in die Haut oder mittels Riechens Krankheiten aufheben, und nicht weniger mächtig wirkt die dynamische Kraft des mineralischen Magnets, der Elektricität und des Galvanisms auf unser Lebensprincip und es können Krankheiten, vorzüglich der Sensibilität und Irritabilität, Krankheiten abnormen Gefühls und der unwillkürlichen Muskelbewegungen, dadurch geheilet werden. Doch liegt die sichre Art der Anwendung der beiden leztern, so wie der sogenannten elektro-magnetischen Maschine noch viel zu sehr im Dunkeln um von ihnen homöopathische Anwendung zu machen. Wenigstens hat man von Elektricität und Galvanism bisher nur palliative Anwendung, zu großem Schaden der Kranken, gemacht. Die positiven, reinen Wirkungen beider auf den gesunden menschlichen Körper, sind bisher noch wenig ausgeprüft.

§ 287

Der Kräfte des Magnets kann man sich schon sichrer zum Heilen bedienen, nach den in der reinen Arzneimittellehre dargelegten positiven Wirkungen des Nord- und des Süd-Pols eines kräftigen Magnetstabes. Obwohl beide Pole gleich kräftig sind, stehen sie doch in der Art ihrer Wirkung einander gegenüber. Die Gaben lassen sich mäßigen durch die kürzere oder längere Zeit des Anlegens des einen oder des andern Pols, je nachdem mehr die Symptome des Süd- oder die des Nord-Pols angezeigt sind. Als Antidot einer allzu heftigen Wirkung, dient die Auflegung einer Platte blanken Zinks.

§ 288

Hier finde ich noch nöthig, des von der Natur aller übrigen Arzneien abweichenden, sogenannten **thierischen Magnetisms**, oder vielmehr des (dankbarer nach MESMER, seinem ersten Begründer, zu benennenden) **Mesmerisms** Erwähnung zu thun. Diese, oft thörichter Weise während eines ganzen Jahrhunderts geleugnete oder geschmähete Heilkraft, ein wundersames, unschätzbares dem Menschen verliehenes Geschenk Gottes, mittels dessen durch den kräftigen Willen eines gutmeinenden Menschen auf einen Kranken, mittels Berührung und selbst ohne dieselbe, ja selbst in einiger Entfernung die Lebenskraft des gesunden mit dieser Kraft begabten Mesmerirers in einen andern Menschen dynamisch einströmt, wie einer der Pole eines kräftigen Magnet-Stabes in einen Stab rohen Stahls, und in dem Kranken teils die hie und da in seinem Organism mangelnde Lebenskraft ersetzt, theils die in andern Stellen allzu sehr angehäufte und unnennbare Nervenleiden erregende und unterhaltende Lebenskraft ableitet, mindert und gleicher vertheilt und überhaupt die krankhafte Verstimmung des Lebensprincips des Kranken auslöscht und mit der normalen des auf ihn kräftig einwirkenden Mesmerirers ersetzt, z. B. bei alten Geschwüren, bei Amaurose, bei Lähmungen einzelner Glieder u. s. w. Manche schnelle Schein-Cur mit großer Natur-Kraft begabter Zoo-Magnetiker in allen Zeitaltern, gehört hieher. Am glänzendsten aber zeigte sich die Wirkung von mitgetheilter Menschenkraft auf den ganzen Organism, bei Wiederbelebung einiger, geraume Zeit im Scheintode gebliebner Personen, durch den kräftigsten, gemüthlichsten Willen eines, in voller Lebenskraft blühenden Mannes*,

* Vorzüglich eines solchen, wie es deren wenige unter den Menschen giebt, welcher bei großer Gutmüthigkeit und vollständiger Körperkraft, **einen sehr geringen oder gar keinen Begattungs-Trieb** besitzt, bei welchem also alle die, bei allen Menschen, auf Bereitung des Samens zu verwendenden, feinen Lebens-Geister in Menge vorhanden und bereit sind, sich durch Willens kräftige Berührung andern Personen mitzutheilen. Einige dergleichen heilkräftige Mesmerirer, die ich kennen lernte, besaßen **alle** diese besondern Eigenschaften.

eine Art Todten Erweckung wovon die Geschichte mehre, unleugbare Beispiele aufweist. Ist die mesmerirende Person, des einen oder andern Geschlechts, zugleich eines gutmüthigen Enthusiasm's fähig (auch wohl gar seiner Ausartung, der Bigotterie des Fanatisms, des Mysticisms oder menschenliebiger Schwärmerei) so ist sie um desto mehr im Stande, bei dieser philantropischen, sich selbst aufopfernden Verrichtung, nicht nur die Kraft ihrer vorherrschenden Gemüthlichkeit auf den ihrer Hülfe bedürfenden Gegenstand ausschließlich zu richten, sondern auch gleichsam dort zu koncentriren und so zuweilen anscheinende Wunder zu thun.

§ 289

Alle die gedachten Arten von Ausübung des Mesmerisms, beruhen auf einer dynamischen Einströmung von mehr oder weniger Lebenskraft in den Leidenden, und werden daher positiver Mesmerism genannt*.

* Mit Fleiß gedenke ich hier, wo ich von der entschiedenen und sichern Heilkraft des positiven Mesmerisms zu sprechen hatte, nicht jener, höchlich zu mißbilligenden Uebertreibung desselben, wo, vermittelst, während halber, ja oft ganzer Stunden auf einmal wiederholte, selbst täglich fortgesetzte Striche dieser Art bei nervenschwachen Kranken jene ungeheure Umstimmung des ganzen Menschenwesens herbeigeführt ward, die man Somnambulism und Hellsichtigkeit (clairvoyance) nennt, worin der Mensch, der Sinnenwelt entrückt, mehr der Geisterwelt anzugehören scheint - ein höchst unnatürlicher und gefährlicher Zustand, wodurch man nicht selten chronische Krankheiten zu heilen vergeblich versucht hat.

Eine dem entgegengesetzte Ausübung des Mesmerismus aber verdient, da sie das Gegentheil bewirkt, **negativer Mesmerism** genannt zu werden. Hieher gehören die Striche, welche zur Erweckung aus dem Nachtwandlerschlafe gebraucht werden, so wie alle die Handverrichtungen, welche mit den Namen **Calmiren** und **Ventiliren** belegt worden sind. Am sichersten und einfachsten wird diese **Entladung** der, bei ungeschwächten Personen in einem einzelnen Theile übermäßig angehäuften Lebenskraft, durch den negativen Mesmerism bewirkt, mittels einer sehr schnellen Bewegung der flachen, ausgestreckten rechten Hand, etwa parallel, einen Zoll entfernt vom Körper, vom Scheitel herab bis über die Fußspitzen geführt*.

* Daß die, entweder positiv oder negativ zu mesmerirende Person, an keinem Theile mit Seide bekleidet seyn dürfe, ist eine schon bekannte Regel; aber weniger bekannt ist es, daß der Mesmerirer, wenn er selbst auf Seide steht, seine Lebenskraft in vollerem Maße dem Kranken mittheilen kann, als wenn er auf dem bloßen Fußboden steht.

Je schneller dieser Strich vollführt wird, eine desto stärkere Entladung bewirkt er. So wird z. B. beim Scheintode einer vordem gesunden*

* Einer chronisch schwächlichen, lebensarmen Person ist daher ein, vorzüglich sehr schneller Negativstrich, auf jeden Fall, äußerst schädlich.

Frauensperson, wenn ihre dem Ausbruche nahe Menstruation plötzlich durch eine heftige Gemüthserschütterung gehemmt worden war die, wahrscheinlich in den Präcordien angehäufte Lebenskraft, durch einen solchen negativen Schnellstrich entladen und wieder im ganzen Organismus ins Gleichgewicht gesetzt, so daß gewöhnlich die Wiederbelebung alsogleich erfolgt*.

* Ein zehnjähriger, kräftiger Knabe auf dem Lande, ward wegen einer kleinen Unpäßlichkeit, früh von einer sogenannten Streicherin mit beiden Daumenspitzen von der Herzgrube aus, unter den Ribben hin, sehr kräftig, mehrmals gestrichen, und verfiel sogleich mit Todtenblässe in eine solche Unbesinnlichkeit und Bewegungslosigkeit daß man ihn mit aller Mühe nicht erwecken konnte und ihn fast für todt hielt. Da ließ ich ihm von seinem ältesten Bruder einen möglichst schnellen, negativen Strich vom Scheitel bis über die Füße hin geben, und augenblicklich war er wieder bei Besinnung, munter und gesund.

So mildert auch zuweilen ein gelinder, weniger schneller Negativstrich bei sehr reizbaren Personen die zuweilen allzu große Unruhe und ängstliche Schlaflosigkeit welche von einem allzu kräftig gegebnen positiven Striche herrührte u. s. w.

§ 290

Hieher gehört zum Theil auch das sogenannte Massiren, durch eine kräftige, gutmüthige Person, welche dem chronisch krank Gewesenen zwar Geheilten, aber noch in langsamer Erholung begriffenen, und noch an Abmagerung, Schwäche der Verdauung und Schlafmangel Leidenden die Muskeln der Gliedmaßen, der Brust und des Rückens einzeln ergreift, sie mäßig drückt und gleichsam knetet, wodurch das Lebensprincip angeregt wird, in seiner Gegenwirkung den Ton der Muskeln und ihrer Blut- und Lymph-Gefäße wieder herzustellen. Bei dieser Verrichtung, die man bei denen, welche noch an reizbarem Gemüthe leiden, nicht übertreiben darf, ist natürlich die mesmerische Einwirkung die Hauptsache.

§ 291

Die Bäder von reinem Wasser, erweisen sich theils als palliative, theils als homöopathisch dienliche Beihülfs-Mittel, in Herstellung der Gesundheit bei akuten Uebeln, so wie bei der Rekonvalescenz so eben geheilter chronisch Kranken, unter gehöriger Rücksicht auf den Zustand des Genesenden, so wie auf die Temperatur des Bades, die Dauer und die Wiederholung desselben. Sie bringen aber, selbst wohl angewendet, doch nur physisch wohlthätige Veränderungen im kranken Körper hervor, sind also an sich keine eigentliche Arznei. Die lauen Wasserbäder von 25° bis 27° R. dienen zur Erweckung der, bei Scheintodten (Erfrornen, Ertrunkenen, Erstickten) schlummernden Irritabilität der Faser, wodurch das Gefühl der Nerven betäubte war. Obgleich hier nur palliativ, erweisen sich dieselben doch, zumal in Verbindung mit Kaffee-Trank und Reiben mit der Hand, oft hinreichend wirksam und können in Fällen wo die Irritabilität sehr ungleich vertheilt und in einigen Organen allzu sehr angehäuft ist, wie bei einigen hysterischen Krämpfen und Kinder-Convulsionen homöopathische Beihülfe leisten. Eben so erweisen sich die kalten Wasserbäder von 10 bis 6° R. bei der Rekonvalescenz, arzneilich von chronischen Krankheiten hergestellter Personen, bei deren Mangel an Lebens-Wärme, als homöopathische Beihülfe durch augenblickliche und später, bei öfter wiederholten Eintauchungen, als palliative Wiederherstellung des Tons der erschlafften Faser, zu welcher Absicht solche Bäder von mehr als augenblicklicher, selbst minutenlanger Dauer und von immer niedrigerer Temperatur anzuwenden sind; ein Palliativ, welches, weil es nur physisch wirkt, nicht mit dem Nachtheile eines hintendrein zu befürchtenden Gegentheils verbunden ist, wie bei dynamisch arzneilichen Palliativen stattfindet.

Anhang

Vorrede

[zur Herausgabe einer *Abschrift* von Hahnemanns Manuskript zur 6. Auflage des Organons der Heilkunst]*

von Richard Haehl (1921)

Wenn das bekannte Wort des Terentius Maurus „Habent sua fata libelli“ - Bücher haben ihre Schicksale - auf **ein** Buch angewandt werden darf, so trifft dies beim „Organon“ Samuel Hahnemanns zu. Wie dieses Werk, dem sein Verfasser mit allem Vorbedacht den Titel des „Werkzeuges“ eines lebendigen Ganzen gab, zur grundlegenden Bekenntnisschrift einer neuen Heillehre wurde, wie es im Laufe der Zeiten sich dann wandelte und entwickelte, wie mit einem Wort das „Organon“ organisch aus dem Entwicklungsgange seines Schöpfers herausgeboren und teilweise neugestaltet wurde, all das muß im engsten Zusammenhang mit der Darstellung des Lebenswegs Samuel Hahnemanns geschildert werden. Eine solche Lebensbeschreibung behalten wir uns für den Schluß des Vorworts vor. Einleitend soll zunächst nur die **äußere Geschichte des Organons** dargelegt werden, wie wir es heute endlich, nach mehr als acht Jahrzehnten der erneuten Ankündigung, mit den letzten Zusätzen und Veränderungen von der Hand des greisen Meisters versehen, den Freunden der Homöopathie darbieten können.

Im Jahre 1810 erschien bei Arnold in Dresden, als Frucht der ersten längeren Seßhaftigkeit Hahnemanns an **einem**

* Ergänzungen in eckigen Klammern stammen vom jetzigen Herausgeber.

Orte, in Torgau, nach einer über ein Vierteljahrhundert umfassenden rast- und ruhelosen Kreuz- und Querfahrt seines Verfassers durch Mittel- und Norddeutschland, das

„Organon der rationellen Heilkunde“.

„**Organon**“ - der Titel war nicht neu in der wissenschaftlichen Literatur, Hahnemann entlehnte ihn wahrscheinlich, weil er für bedeutsame Werke geprägt worden war; zum ersten Mal durch die Schüler des griechischen Philosophen Aristoteles (384-322 vor Christus) für die Sammlung seiner logisch-propädeutischen Schriften; dann wieder durch den englischen Philosophen Baco von Verulam (1561-1626), der in seinem *Novum Organon* (1620) eine neue Art von Logik, seine Erfahrungswissenschaft verkündigt hatte. Und nun folgte Hahnemann mit **seinem** „Organon“, der logischen Anwendung und Durchbildung seines Heilprinzipes, das **auch** eine Erfahrungswissenschaft zur Voraussetzung hatte.

Und dann: „**rationelle Heilkunde**!“ Schon in der ersten Ausgabe setzte sich Hahnemann entschieden und grundsätzlich mit der damals üblichen und allgemein herrschenden Heilmethode auseinander, der er vorwarf: „Man **kurierte** bisher die Krankheiten der Menschen **nicht rationell**, nicht nach feststehenden Gründen, sondern nach verschiedenen Heilzwecken.“ Demgegenüber stellte er mit aller Absicht seine „**rationelle** Heilkunde“ auf. „Ich rechne mir's zur Ehre, in neuren Zeiten der einzige gewesen zu sein, welcher eine ernstliche Revision der Heilkunst angestellt hat.“ ... „Die Resultate meiner Überzeugungen liegen in diesem Buche. Es wird sich zeigen, ob Ärzte, die es redlich mit ihrem Gewissen und der Menschheit meinen, nun noch ferner dem heillosen Gewebe der Vermutungen und

Willkürlichkeiten anhängen oder der heilbringenden Wahrheit die Augen öffnen können."

Damit war der ganzen Heilwissenschaft der damaligen Zeit der Fehdehandschuh hingeworfen, und es war nicht zu verwundern, daß er aufgenommen wurde. Der Streit war ein zäher und heftiger. Hahnemann stand allein, die Gegner waren zahlreich und im Besitze aller möglichen Machtmittel. Aber Hahnemann stand fest. Allerdings erwiderte er selten **direkt** auf die zahlreichen Angriffe, die gegen ihn gerichtet wurden. Nur gegen die alles Maß übersteigende hämische und abfällige Kritik eines Professors A. F. Hecker in den „Annalen der gesamten Medizin" (Juli 1810) ließ er durch seinen Sohn Friedrich eine „Widerlegung der Anfälle Heckers" (Dresden 1811) veröffentlichen. Daß aber der Vater hier den Sohn inspiriert, ja ihm die Feder geführt hat, ist wohl unbestreitbar.

Ganz ignorierte aber Hahnemann die Anfechtungen und Vorwürfe seiner Gegner nicht. Seine einzige **direkte** Erwiderung erschien, in mehrmaliger Wiederholung, im „Reichsanzeiger" des Jahres 1811, wo - im Satze hervorgehoben - zu lesen war:

> „Sollte man es wohl glauben, daß in diesen erleuchteten Zeiten ein **Erfahrungswerk** wie mein Organon der rationellen Heilkunde, welches bloß aus **Erfahrung** fließt, bloß auf **Erfahrung** hinweist und nie anders als durch **Gegenerfahrungen** und Gegenversuche bestätigt oder widerlegt werden könnte, von mehreren Rezensenten bloß durch leere Worte und Aussprüche der bisherigen Schule abgefertigt wird? So versuchte man auch damals des Kopernicus bewiesene Bewegung der Erde um ihre Achse und um die Sonne mit ptolemäischen Worten und Harveys bewiesenen Blutumlauf mit galenischen Worten zu widerlegen."

Dann aber nahm Hahnemann auf die Angriffe seiner Gegner in den Vorworten der künftigen Auflagen seines Organons bezug, sie zusammenfassend und vom Persönlichen ins Sachliche und Prinzipielle emporhebend. „Die Ärzte sind meine Menschenbrüder; gegen ihre Person habe ich nichts, die Arzneikunst ist mein Gegenstand", schrieb er im Vorwort zur 2. Auflage.

Volle neun Jahre stand es an, bis diese zweite Auflage herausgegeben werden konnte. Der Absatz der ersten, kleinen Ausgabe war also flau und langsam gewesen. Besonders in der Ärzteschaft war das Werk verhältnismäßig wenig verbreitet worden. „Indolenz, Gemächlichkeit und Starrsinn beim Dienste am Altar der Wahrheit" hatten, wie Hahnemann in der ersten Auflage ganz richtig vorausgesagt hatte, das Interesse an der neuen Heillehre nur in wenigen Berufsgenossen geweckt. Weit mehr verbreitet war das Werk in den Kreisen der gebildeten Laien und bei den Patienten Hahnemanns, da er, wie er selbst in Briefen wiederholt aussprach, keinen Kranken zur Behandlung annahm, der nicht, wenn er dazu finanziell und seiner Bildung entsprechend in der Lage war, zuvor das „Organon" gekauft und studiert hatte[1].

Bei der zweiten Auflage 1819 ging dann Hahnemann - rein äußerlich betrachtet - schon auf der Titelseite einen Schritt weiter; er nannte sein Werk schlankweg „**Organon der Heilkunst**". Damit wollte er zum Ausdruck bringen, daß er keine andere Heilkunde anerkenne, als die seinige, und daß nur sie die einzige und wahre **Kunst** sei.

Auch das Motto änderte er. Der ersten Auflage hatte er das Gellertsche Wort mit auf den Weg gegeben:

„Die Wahrheit, die wir alle nötig haben,
die uns als Menschen glücklich macht,
ward von der weisen Hand, die sie uns zugedacht,
nur leicht verdeckt, nicht tief vergraben."

Bei der zweiten Auflage aber setzte er die Worte „Aude sapere" - „wage, zu wissen" oder wie Hahnemann es kurz und treffend selbst einmal verdeutscht hat: „Habe das Herz, Einsicht zu haben" - auf die Titelseite. Damit wollte er seine Fachgenossen aufrütteln und ihnen zurufen: „Fasset nur erst den herzhaften Entschluß, **gewinnt's über euch** und bebet nicht vor den Schwierigkeiten zurück." An diesem Titel und Motto hielt er auch in der 3. Auflage (1824), in der 4. (1829) und in der 5. (1833) fest. Die späteren Auflagen folgten also rascher aufeinander, nachdem einmal das Interesse für die neue Lehre geweckt war.

„Den homöopathischen Heilweg **lehrte** bisher niemand, niemand **führte ihn aus**", betonte Hahnemann ausdrücklich in der vierten Auflage, die Worte „lehrte" und „führte ihn aus" durch Sperrschrift hervorhebend. Am schroffen Gegensatz zur alten „allöopathischen" Heillehre hielt Hahnemann nicht nur fest, sondern er vertiefte ihn womöglich noch mit jeder Neuausgabe seines Werkes, das er durch Zusätze und Erweiterungen mit jeder Auflage vollständiger zu gestalten suchte. Auf diese Weise baute er es - schon rein äußerlich - mehr und mehr aus. Von 271 Paragraphen mit 222 Seiten wächst es auf 292 [291] Paragraphen mit 307 Seiten größeren Formates an. Die „Einleitung", welche Beispiele unwillkürlicher homöopathischer Heilungen von den ältesten Zeiten bis zur Hahnemannschen Gegenwart enthält, wird durch die ungemeine Belesenheit und den Sammeleifer des Verfassers von 48 Seiten auf 104 erweitert. Jede neue Auflage ist so nicht bloß eine stilistische Umarbeitung und Verbesserung, sondern eine Vermehrung und Erweiterung des Werkes.

Mit der 4. Auflage war jedoch der Höhepunkt erreicht. Die fünfte spitzte sich in heftigen Polemiken zu, bei denen nicht nur die Gegner, sondern auch gewisse Anhänger und Freunde der Homöopathie Gegenstand des Angriffes waren. Das Erscheinen der „chronischen Krankheiten“ mit ihrer Psoralehre war (1828) vorausgegangen. Viele Freunde sträubten sich, die neue Entwicklung mitzumachen, andere lehnten seine extremen Forderungen in bezug auf die Gabenlehre ab, die Hahnemann allmählich immer mehr auf die Spitze trieb. Bei der Behandlung chronischer Krankheiten verlangte er nicht nur die ausschließliche Anwendung der 30. Potenz, sondern auch die Beschränkung auf einzelne Gaben, mit oft wochenlanger Nachwirkung. Endlich begnügte er sich sogar mit dem Riechenlassen an mohnsamengroßen Streukügelchen, die mit der 30. Potenz des angezeigten Heilmittels benetzt und wieder getrocknet worden waren. Es ist erklärlich, daß viele seiner wissenschaftlich geschulten Anhänger derartige Übertreibungen nicht mitzumachen gesonnen waren. Diese griff Hahnemann in der 5. Auflage seines Organons als „Halbhomöopathen“ heftig an. Ebenso heftig waren die Erwiderungen, die in den damals führenden homöopathischen Zeitschriften („Allgemeine homöopathische Zeitung“ und „Hygea“) erfolgten. Dieser Federkrieg setzte sich ein ganzes Jahr hindurch fort. Hahnemann griff allerdings nicht persönlich in den Streit ein, er überließ es vielmehr seinen Freunden, den „reinen“, „wahren“ und „echten“ Homöopathen, seinen Standpunkt öffentlich zu vertreten.

Ein weiterer Stein des Anstoßes hatte gerade noch zur rechten Zeit aus der 5. Auflage entfernt werden können.

Von Dr. Aegidi, dem Leibarzt der Prinzessin Friedrich von Preußen, und seinem intimsten Freund, Dr. von Bönninghausen, angeregt, hatte er in besonderen Fällen die **Anwendung von Doppelmitteln** gutgeheißen. Als aber seine Anhänger, die sich in Cöthen am 10. August um ihn versammelt hatten, davon hörten, machten sie ihre Bedenken geltend. Hahnemann ließ sich von der Notwendigkeit, den betreffenden Paragraphen aus der im Druck befindlichen 5. Auflage wieder zu entfernen, um so leichter überzeugen, als er selbst nur wenige Versuche mit Doppelmitteln angestellt und diesen auch nur in besonderen Ausnahmefällen ihre Berechtigung zuerkannt hatte. Die allöopathischen Ärzte, an ihrer Spitze Hufeland, die wahrscheinlich durch den Vertrauensbruch eines Schriftsetzers von der beabsichtigten Empfehlung von Doppelmitteln Kenntnis erhalten hatten, triumphierten bereits: „Hahnemann und die Seinen stehen im Begriff, wieder zur Allöopathie zurückzukehren!“ Darauf strich Hahnemann den schon so viel umstrittenen Paragraphen im Korrekturbogen und fügte noch hinzu, daß die Anwendung von Doppelmitteln von größerem Nachteil sei als einige zweifelhafte Einzelerfolge. Dieses Einlenken Hahnemanns war noch ein Glück, denn es hätte die Lage noch mehr verwirrt und die ohnehin heftigen Angriffe aus den eigenen Reihen noch vermehrt.

Mit seiner extremen Stellungnahme zur Gabenfrage in der 5. Auflage hatte sich Hahnemann auch mit dem Manne entzweit, der zur weitesten Verbreitung seines Werkes beigetragen hatte, nämlich mit Baron Ernst Georg von Brunnow. Dieser hatte im Jahre 1824 das Organon unter dem Titel „Organon de l'art de guérir, traduit de l'original Allemand du Docteur Samuel Hahnemann par Ernest George de Brunnow; Dresde et Leipzic chez Arnold“ ins Französische, der damals unter den Gebildeten Europas am meisten gesprochenen Sprache, übersetzt und dem Werk ein besonderes Vorwort beigegeben, das einen Abriß der Geschichte und die Hauptgrundsätze der Homöopathie enthielt.

Die Förderung der Homöopathie durch diese Übersetzung hatte Hahnemann dadurch geehrt, daß er seine „chronischen Krankheiten“ Ernst von Brunnow widmete. Dieser aber bekannte sich, als im Jahre 1832 eine zweite Auflage des französischen Organons nötig geworden war, in einer ausführlichen Einleitung: „Précis de la méthode curative homoeopathique, considérée sous le rapport historique, dogmatique et critique, par le traducteur de l'Organon“, im Gegensatz zu Hahnemann als Anhänger einer gemäßigten Richtung. Als nun gar noch Ernst von Brunnow diese Vorrede auch als selbständiges Werkchen vertreiben ließ und dem Verlangen Hahnemanns nach Widerruf nicht nachkam, war der Bruch zwischen Verfasser und Übersetzer fertig.

Diese französischen Übersetzungen, so verdienstvoll sie waren und so sehr sie auch eine allgemeine Verbreitung der Homöopathie förderten, hatten insofern doch auch eine hemmende Wirkung, als infolgedessen Übersetzungen in andere Landessprachen erst später und allmählich bewerkstelligt wurden. So erschien 1827 eine holländische, 1830 eine ungarische und 1835 eine englische Übersetzung. Außerdem wurde das Organon noch in die russische, polnische, schwedische, dänische, italienische und spanische Sprache übertragen. Es darf deshalb mit Recht gesagt werden, daß es aus jener Zeit wohl kaum ein zweites medizinisches Werk geben dürfte, das eine solche weite Verbreitung (mit nahezu 60 Auflagen) erreicht hat, wie das Hahnemannsche Organon.

Die im Jahre 1833 erschienene 5. Auflage, die in den Reihen der Homöopathen eine so heftige Gegnerschaft erregt hatte, daß außer den zahlreichen Aufsätzen und Gegenschriften sogar eine Versammlung des homöopathischen Centralvereins Deutschlands, nach einem Vorschlag Dr. Wolfs, durch Aufstellung von 18 Thesen ihre abweichenden Meinungen kundgegeben hatte, war nahezu ausverkauft. Nur noch vereinzelte Exemplare konnten durch Buchhändler und Antiquare geliefert werden. Darum unterzog sich der Meister noch in seinem 86. Lebensjahr der Vorbereitung einer **neuen, 6. Auflage**. Ihre Geschichte geht vom Jahre 1841 bis auf den Tag der Herausgabe dieses Buches; sie umfaßt also, unter wechselvollen und teilweise stürmischen Zwischenfällen, acht Jahrzehnte.

Es ist bewundernswert, daß der greise Hahnemann neben seiner großen und umfassenden Praxis in Paris, die er - im Gegensatz zu den früheren Gepflogenheiten in Deutschland - sogar in häufigen Krankenbesuchen ausübte, noch Zeit und Kraft hatte, sein Organon für einen Neudruck vorzubereiten. Achtzehn Monate arbeitete er, nach seinen eigenen Worten, daran. Ende Februar 1842 war das Ganze druckfertig, wie aus folgendem Briefe Hahnemanns an seinen Verleger Schaub in Düsseldorf hervorgeht[2]:

„Lieber Herr Schaub!

Soeben habe ich, nach 18monatlicher Arbeit, die sechste Edition meines Organons vollendet, welches nun die möglichst vollkommene geworden ist. Sie wird nach dem bisherigen Drucke des Organon 20 bis 22 Bogen betragen, jetzt aber nach liberalerem Drucke, wie ich wünsche, wenigstens 24. Das weißeste Papier und die neuesten Lettern wünsche ich zu ihrer Ausstattung, da sie wahrscheinlich meine letzte sein wird.

Ist es Ihnen gefällig, eine solche schöne Herausgabe zu übernehmen, so bestimmen Sie selbst das Honorar entweder überhaupt oder nach Bogenzahl, wie Sie wollen - **nur daß wir Ehre damit einlegen**.

Da Herr **Arnold** ein Bild von mir jeder Ausgabe vorsetzen ließ, was wenig oder keine Ähnlichkeit von mir hatte, so werde ich dafür sorgen, daß Sie wenigstens eine genaue Zeichnung von meinem Gesichte erhalten sollen, die Sie in Düsseldorf gravieren lassen, damit die Nachwelt sich doch einigen Begriff von meinen Gesichtszügen machen könne.

Ich bitte mir [nur] 10 Freiexemplare aus. Ist Ihnen dies gefällig, so schreiben Sie mit [mir] umgehender Post

Ihrem ergebensten Sam. Hahnemann.

Paris, Rue de Milan Nr. 1,
den 20. Februar 1842."

An Dr. Stapf schreibt Hahnemann ein halbes Jahr später:

„Lieber Herr Kollege!

Verzeihen Sie, daß ich nie wieder, seit ich aus Deutschland bin, ein einziges Wort gegen meine deutschen Schmäher und Verhudler unserer Kunst in Deutschland verlieren werde, sowie ich ihrer auch gar nicht in meiner nächsten Ausgabe (der **sechsten**) **meines Organons** gedenke, **welche nächstens erscheinen** wird.

Gott erhalte Sie! Ich bitte mich in Ihrem guten Andenken zu erhalten

Ihren Sam. Hahnemann.

Paris, den 13. August 1842."

Es könnte nun auffallend erscheinen, daß Hahnemann plötzlich seinen Verleger wechseln wollte. Aber auch hierauf gibt der nun im Besitze des Herausgebers dieses Buches sich befindliche Briefwechsel Hahnemanns mit seinem intimsten Freunde, Dr. von Bönninghausen, Auskunft. Am 18. September 1836 hatte er diesem schon geschrieben:

„Ich habe nur einen Wunsch noch, den ich hier (Paris) nicht wohl erfüllt sehen kann - die Herausgabe der übrigen Teile meiner „chronischen Krankheiten“, nachdem mein Verleger seit 25 Jahren, Arnold in Dresden, durch seine Schuld **bankerott** geworden ist und nur die beiden ersten Teile hat herausgeben können.“

Nun scheint aber doch der um die 6. Auflage des Organons angegangene Schaub Bedenken gehabt zu haben, oder hat Arnold seine älteren Rechte geltend gemacht, was aus folgenden weiteren Briefen Hahnemanns an Bönninghausen geschlossen werden kann[3]:

„Paris, den 24. September 1842.

Mein Organon in der 6. Ausgabe hat noch nicht erscheinen können, weil die französische Bearbeitung anfangs nicht in guten Händen war und der deutsche Text kann (**wegen Ursachen**) nicht vorher erscheinen.

Meine liebe Gattin, die für mein Wohl Tag und Nacht sorgt, vereinigt sich mit mir, um Ihnen - .. Wohlergehen zu wünschen

ganz der Ihrige“

etc.

„Paris, den 24. März 1843 [4].

Ich mache Sie auf meine, so Gott will, bald, wenigstens in Französisch erscheinende sechste Ausgabe meines Organons aufmerksam, die Sie in jeder Hinsicht zufriedenstellen wird. Deutsch kann sie, wenigstens bei Arnold[,] ihrem alten Verleger, schwerlich erscheinen, wegen meines Todfeindes Trinks, welcher Arnolden befiehlt, wie er mich quälen soll (vide Vorwort zum dritten Bande der 2. Auflage meiner chronischen Krankheiten). Auch macht er Miene, auf Trinks' Befehl zu **verhindern**, daß das Buch deutsch **bei einem andern deutschen Buchhändler** erscheine. Und das tut Trinks, um mich zu belohnen für die Wiederherstellung seiner von einer Wahnsinn ähnlichen Hypochondrie, ehe er in Dresden als Arzt auftreten konnte

... Ich habe einen wahren Thersites an ihm, alles was er nur ersinnen kann, mir weh zu tun, das sucht er auf ..."

Nach diesem **letzten** Briefe Hahnemanns hätte Arnold - nach Hahnemanns Auffassung - sein Vorrecht auf Herausgabe der neuen Organon-Ausgaben geltend gemacht, dann aber, auf Trinks' Betreiben, die Herausgabe verweigert. Mag dem sein, wie ihm wolle: Die von Hahnemann völlig druckreif ausgearbeitete und angekündigte 6. Auflage des Organons ist zu seinen Lebzeiten nicht mehr erschienen. Mitte April 1843 erkrankte der greise Meister und am 2. Juli desselben Jahres ist er an den Folgen eines Bronchialkatarrhes verschieden. Vom „Organon" aber war nicht mehr die Rede bis zum Jahre 1856.

Frau Melanie Hahnemann, die zweite Gattin, die überlebende Witwe und Universalerbin des Meisters, war im Juni des Jahres 1856 fünf Tage lang Gast bei Dr. von Bönninghausen in Münster in Westfalen, der der Schwiegervater von Frau Hahnemanns Adoptivtochter geworden war. Auf dessen wiederholte und dringende Mahnungen, die schriftlichen Hinterlassenschaften ihres Mannes im Interesse der Wissenschaft frei zu geben, sagte sie ihm u. a. die Herausgabe der 6. Auflage des Organons in kürzester Frist, womöglich noch im Herbste des genannten Jahres, zu, so daß Dr. von Bönninghausen diese Freudenbotschaft auf der nächsten Tagung des Vereins der homöopathischen Ärzte des Rheinlands und Westfalens am 30. Juli 1856 mitzuteilen sich veranlaßt sah. Aber Frau Melanie hielt ihr Versprechen nicht, die zugesagte Herausgabe unterblieb.

Fast ein Jahrzehnt ging vorüber und vom „Organon" war wiederum in der Öffentlichkeit keine Rede mehr gewesen. Da ließ Dr. Arthur Lutze in Köthen im Jahre 1865 eine von ihm herausgegebene 6. Auflage des Organons erscheinen, in der er unter heftigen Angriffen und Beifügung zweier Briefe Hahnemanns an Dr. Aegidi einen besonderen Paragraphen über den Gebrauch von „Doppelmitteln" aufnahm. „Dies ist der von unserem Meister für die fünfte Auflage des Organon verheißene, durch Unverstand anderer aber geraubte Paragraph, den ich das Glück hatte, aufzufinden und es für meine Schuldigkeit halte[,] ihn der Welt an diesem Orte wieder zu geben." Das waren Lutzes einleitende Worte.

Wie wenig er aber zur Anpreisung dieses Paragraphen berechtigt war, zeigt der Schluß von § 273 der vorliegenden Ausgabe, in dem Hahnemann die Anwendung von Doppelmitteln ausdrücklich als durchaus unerlaubt verwirft. Schon einige Jahre vorher (September 1836) schrieb er an Dr. von Bönninghausen[5]:

> „Ist es wahr, was mich Dr. Foißac eben jetzt versichert, Sie hätten ihm geschrieben, daß Sie jetzt zwei Arzneien zusammengemischt mit viel Erfolg gäben? Hat denn nach reiflicher Besonnenheit nicht selbst Dr. Aegidi solch greuliche Ketzereien wieder verlassen, die der wahren Homöopathik den Todesstoß versetzt und sie zu der blinden Allöopathie wieder zurückwirft?
>
> Selbst das Doversche Pulver kann nie gleichförmig bereitet werden, auch dann nicht, wenn Opium und Ipecacuanha immer in denselben Verhältnissen zusammenkämen, da das eine nur eine verlegenere Ware als das andere zu sein braucht, um ein ganz abweichendes Mittel zu werden.
>
> Die Schwefellebern und Neutralsalze, die immer gleiche Verhältnisse ihrer Bestandteile nach chemischen Naturgesetzen enthalten, sind keiner Abweichung in den Verhältnissen und der Güte ihrer Bestandteile unterworfen und ewig dieselben, und daher als Simplicia zu verbrauchen suo jure und geben keinen Vorwand zu jener gefährlichen Ketzerei und Mischerei."

Also weder hier, noch in der 6. Auflage seines Organons hat Hahnemann irgendwelchem Zweifel über seine Stellungnahme zu Doppelmitteln Raum gelassen.

Das Erscheinen einer sogenannten 6. Auflage des Organon durch Dr. Lutze in Köthen, und dessen willkürliche Abänderungen des Textes rief unter den Anhängern der Homöopathie des In- und Auslandes eine Empörung ohnegleichen hervor: Einer Gegenerklärung folgte die andere. Zuerst wiesen die Redakteure der damals führenden homöopathischen Zeitschriften Deutschlands das eigenmächtige Vorgehen Dr. Lutze's einmütig und entrüstet zurück. Dann schlossen sich die von Dr. Lutze angerufenen Dr. Aegidi und Dr. von Bönninghausen an. Die homöopathischen Vereinigungen Deutschlands folgten und mit ihnen protestierte die gesamte homöopathische Ärzteschaft. Keine einzige deutsche Stimme kam Dr. Lutze zu Hilfe.

Noch verwickelter und kritischer wurde aber der Streit um das Organon durch die öffentliche Erklärung einer Berliner Verlagsanstalt: Der Enkel Hahnemanns, Dr. **Leopold Süß-Hahnemann** in London, werde in Bälde eine 6. Auflage des Organons erscheinen lassen.

Nun trat die Witwe Hahnemann's auf den Plan, indem sie in einer öffentlichen Erklärung ihr ausschließliches Recht der Herausgabe der 6. Auflage des Organons betonte:

> „Ich allein besitze das von der eigenen Hand meines Mannes geschriebene Manuskript dieses wichtigen Werkes, nur mir einzig und allein sind die Verbesserungen anvertraut worden."

Dr. Leopold Süß-Hahnemann antwortete mit längeren peinlichen Enthüllungen über das Verhältnis seiner Stiefgroßmutter zu seinem Großvater, aber er unterließ die Herausgabe der angekündigten 6. Auflage des Organon. Die Lutzesche Ausgabe war ohnehin durch die Erklärungen aller maßgebenden Organisationen und Personen innerhalb der Homöopathie erledigt und Dr. Lutze selbst konnte noch froh sein, daß er ohne Strafe aus der ganzen Angelegenheit herauszukommen vermochte, aus dem rein formalen Grunde, weil zwischen Frankreich und Anhalt-Köthen kein Staatsvertrag bestand, der das Autorenrecht schützte.

Frau Melanie Hahnemann aber hatte versprochen: „Jetzt, wo man Neues zu wissen vorgibt, wo man von unserem heiligen Organon gleichsam einen Roman machen möchte, jetzt ist es Zeit, das ächte und wahre Organon herauszugeben und ich werde es dem Druck übergeben." Und sie trat wegen der Herausgabe der neuen Auflage in Unterhandlung mit der Verlagsbuchhandlung Reichardt und Zander in Berlin, um ihnen das Verlagsrecht zu übertragen. Beifolgender Brief der Frau Melanie, dessen Original sich im Besitze des Herausgebers befindet, gibt uns einen Einblick in die von ihr angebahnten Verhandlungen:

„Paris, den 3. August 1865.

Geehrteste Herren Reichardt und Zander!

Wegen meiner Abwesenheit von Paris war es mir unmöglich, Ihren letzten Brief eher zu beantworten, aus dem ich übrigens mit Vergnügen eine baldige und leichte Vereinbarung zwischen uns ersehen habe.

In folgendem gebe ich Ihnen nochmals meine Ansicht über die Bedingungen, in denen wir nicht übereinstimmen.

1. Das Verlagsrecht würden Sie auf vier Jahre erhalten; aber zu einer Verlängerung desselben über diese Zeit hinaus kann ich mich unmöglich schon jetzt verpflichten, da ich hiedurch den Besitz meines freien Eigentumes illusorisch machen würde; wie ich schon in meinem letzten Briefe gesagt habe, sehe ich gar keinen Grund, warum ich Ihnen nicht nach Verlauf dieser vier

Jahre bei gegenseitiger Zufriedenheit von neuem das Verlagsrecht auf eine bestimmte Anzahl von Jahren verlängern sollte; aber ich will frei sein, es zu tun, so wie Sie frei wären, es anzunehmen.

2. Wegen des an sich schon geringen Umfanges des Organons wünsche ich nicht, daß es so gedruckt wird, wie Sie mir damals ein Muster zugeschickt haben; die Form, Größe etc. der fünften Auflage scheinen mir auch für diese sechste die passendste zu sein. Unter keiner Bedingung kann ich meine Zustimmung dazu geben, daß es mit dem Süßschen Organon amalgamiert wird, da sich auf jeder Seite meines Organons wichtige, teils längere, teils kürzere Veränderungen finden.

3. In jeder möglichen Weise, die Sie mir nur irgend anzeigen können, werde ich Sie zur Verhinderung des Verkaufes des Lutzeschen Organons ermächtigen; den Minister des Innern in Dessau habe ich selbst schriftlich schon ersucht, dem Dr. Lutze den Verkauf seines Organons zu verbieten, worauf ich vor kurzem die Antwort erhielt, daß diese Angelegenheit der Polizei übergeben sei; das Weitere muß ich abwarten.

4. In der Leipziger Zeitung kündigte damals Dr. Lutze sein Organon zu dem Preise von einem Thlr. an; auch mein Organon wünsche ich zu diesem Preise verkauft zu sehen. Da es gewiß nicht in meiner Absicht liegt, mit dieser sechsten Auflage des Organons ein Geschäft zu machen, so würde ich mich lieber mit dem Preise von 800 francs begnügen, vorausgesetzt, daß jedes **Exemplar des Organons nur zu Einem Thlr. verkauft wird**.

5. Was die amerikanische Ausgabe dieser sechsten Auflage des Organons anbetrifft, so habe ich vor einiger Zeit von den Herren Dr. Constantin Hering etc. etc. aus Philadelphia ein Kollektivschreiben erhalten, worin ich ersucht werde, ihnen die Übersetzung ins Englische zu übertragen, was ich natürlich in Anbetracht einer hohen Achtung für diese Herren Ärzte und wegen der großen Wichtigkeit einer schönen und durchaus getreuen Übersetzung tun werde; jedoch würde der Verkauf dieser in Amerika besorgten Übersetzung nur für Amerika gültig sein;

den Verlag für England und für die übrigen Englisch redenden Länder werde ich mir vorbehalten; sobald deshalb die Übersetzung fertig ist, steht es Ihnen frei, mit mir über diese englische Übersetzung für England etc. in Unterhandlung zu treten. Diese neue englische Ausgabe wird von um so größerer Wichtigkeit sein, teils weil sie von Ärzten besorgt wird, die der deutschen und englischen Sprache gleich mächtig sind, teils weil alle früheren Auflagen des Organons **ohne Ausnahme** höchst schlecht und unvollständig ins Englische übersetzt sind.

Es ist mir unmöglich, Ihnen den Zeitpunkt anzugeben, wann mit dem Drucke dieser sechsten Auflage begonnen werden kann; ich kann Ihnen nur versichern, daß unter meiner Aufsicht fleißig an der Abschrift gearbeitet wird.

Achtungsvoll

M. Hahnemann.

P. S. Ich ersuche Sie, mir in ihrem nächsten Schreiben Ihren Vornamen, Hausnamen, Ihre Firma etc. überhaupt alles was zur Abfassung einer Vollmacht zur gerichtlichen Verfolgung des Hr. Lutze nötig ist, mitzuteilen, ob diese Vollmacht bloß unter dem Namen Reichardt oder unter dem Namen „Reichardt und Zander" gemacht werden muß etc. etc.

54, rue de faub. St. Honoré."

Erschienen ist aber das Organon auch jetzt nicht. Die Verhandlungen mit der Berliner Firma scheinen sich zerschlagen zu haben. Der größte Stein des Anstoßes wird wohl der gewesen sein, daß Madame Hahnemann dem Verleger das Buch nur auf etliche Jahre in Verlag geben wollte. Eine solche Zumutung konnte sich ein vernünftiger Geschäftsmann unmöglich machen lassen. Vielleicht ist aber auch Madame Melanie aus irgendeinem Grund von ihrem Entschluß wieder zurückgetreten, wie es neun Jahre zuvor auch der Fall gewesen ist.

Noch im selben Jahre erhielt sie ein Gesuch vom **homöopathischen College in Philadelphia**, das sie in einem Brief an Dr. Constantin Hering, der Mitbegründer des betreffenden Lehrinstitutes war, am 25. Sept. 1865, ziemlich ausweichend beantwortet.

Das Schreiben lautete:

„Herrn Dr. Constantin Hering in Philadelphia.

Sehr verehrter Herr Doktor, teuerster Freund!

Ich habe den von Ihnen und den übrigen Herren unterzeichneten Brief erhalten, in dem Sie mich um Überlassung des in meinem Besitze befindlichen Manuskriptes zur sechsten Auflage des Organon, zum Zweck einer Übersetzung in die englische Sprache ersuchen.

Ich bin sehr froh, daß Sie selbst gesonnen sind, diese Übersetzung zu besorgen, denn dann bin ich sicher, daß dies mit größter Treue und Genauigkeit geschieht. Es ist sicher keine Gleichgültigkeit, daß ich Ihnen heute erst mitteile, wie sehr ich mit Ihrem Vorschlag einverstanden bin. Die Verzögerung in meinem Schreiben wurde veranlaßt, weil ich Ihnen gerne hätte mitteilen mögen, daß mit dem Druck des Buches nunmehr begonnen worden sei, und daß ich Ihnen sofort ein Exemplar davon übersenden werde.

Eine Abschrift vom Original erwies sich leider als derart fehlerhaft und unzuverlässig - obwohl sie in meinem Hause gemacht wurde - daß es einfach unmöglich war, irgend etwas damit anzufangen. Sowenig wie Sie würde ich gestatten, daß auch nur ein einziges Wort im ursprünglichen Texte geändert würde. Ich war infolgedessen gezwungen, eine neue Abschrift anfertigen zu lassen und zwar diesesmal in meiner Gegenwart und unter meiner Aufsicht. Diese Arbeit wird in den Stunden, in denen ich Zeit zur Beaufsichtigung habe, besorgt, und dadurch wird die Beendigung derselben etwas in die Länge gezogen. Sobald die Abschrift beendigt ist und der Druck begonnen hat, werde ich Ihnen die Druckbogen einzeln zugehen lassen, wie sie aus der Presse kommen. Mein Freund, Mr. Bigelow, Ihr Gesandter in Paris, wird die Zusendung übernehmen ....

Ich bedaure, daß Sie meine früheren Briefe nicht erhalten haben, dieselben enthielten einige Mitteilungen über bisher nicht veröffentlichte Arzneimittel, die Sie gewiß interessiert hätten.

Sind Sie so freundlich, und grüßen Sie die Herren, die mit Ihnen unterzeichnet haben, und sagen Sie ihnen, daß ich sie hochschätze und verehre, weil sie als treue Schüler die wahren Lehren ihres Meisters so verbreiten und vertreten, wie er sie begründet und ausgebaut hat.

Ihre ergebene

M. Hahnemann.“

Die von Madame Hahnemann erwähnte handschriftliche Kopie des ganzen Buches, einschließlich aller Änderungen, die Hahnemann daran vorgenommen hatte, befand sich tatsächlich unter ihren hinterlassenen Papieren. Diese Abschrift hat nun endlich ihren Zweck erfüllt, indem sie als Text für die Herausgabe der vorliegenden 6. Auflage des Organons Verwendung fand, nachdem durch sorgfältigen Vergleich mit der Urschrift Hahnemanns die wortgetreue Übereinstimmung festgestellt worden war.

Constantin Hering und seine Mitunterzeichneten vom homöopathischen College in Philadelphia warteten vergeblich auf das in Aussicht gestellte Manuskript. Dabei hätte Madame Hahnemann hinreichend Gründe gehabt, sich Dr. Hering gegenüber gefällig und erkenntlich zu zeigen, hatte er ihr doch seinerzeit auf ihr und ihres Mannes wiederholtes Drängen zu dem so heiß ersehnten Doktortitel verholfen.

Eine weitere öffentliche Mahnung und Aufforderung, die zwei Jahre später in der „Allgemeinen homöopathischen Zeitung“ die Witwe Hahnemanns an ihr gegebenes Versprechen erinnerte, blieb in Paris wiederum unbeachtet.

So kam denn das Jahr 1870 heran. Frau Hahnemanns Schwiegersohn, Dr. Karl von Bönninghausen, der seit seiner Verheiratung als homöopathischer Arzt in Paris praktiziert hatte, mußte mit seiner jungen Gattin fliehen, um der Gefangennahme beim Kriegsausbruch zu entgehen. Frau Hahnemann selbst scheint es - wohl mit Rücksicht auf ihren deutschen Namen - ebenfalls für angezeigt erachtet zu haben, Paris für einige Zeit zu verlassen. Sie verlegte ihren Aufenthalt den Winter über nach Münster in Westfalen. Die literarischen Hinterlassenschaften Hahnemanns waren, in Kisten wohlverpackt, nach Deutschland und auf das der Familie von Bönninghausen gehörige Gut Darup in Westfalen geschafft worden, wo sie die folgenden Jahrzehnte hindurch fast unbeachtet lagerten.

Wiederholte Versuche, das Manuskript des Organons zu erhalten, scheiterten stets an der **Geldfrage**. Im Jahre 1877 hatte beispielsweise Dr. Bayes im Auftrag der Londoner Schule für Homöopathie die Bitte, um Überlassung von Hahnemanns hinterlassenen Schriften zum Zweck der Veröffentlichung, an Madame Hahnemann gerichtet. Ihre Forderung wurde aber von den englischen Ärzten als undiskutierbar abgelehnt. Sie verlangte nicht nur, daß die Herausgabe der 6. Auflage des Organon **von ihr selbst** besorgt werde, sondern auch, daß die englischen Ärzte und ihre Patienten eine Geldsammlung in die Wege leiten sollten, um eine Summe aufzubringen, deren Zinsenerträgnis dem Einkommen aus ihrer Praxis gleichkäme, damit sie diese dann aufgeben und sich ganz der Herausgabe des Organons usw. widmen könne.

Noch zwei weitere Versuche, und zwar von amerikanischen Homöopathen, das Manuskript der 6. Auflage des Organons zu erhalten, scheiterten. Frau Hahnemann war in

Geldfragen eine sehr entschlossene Dame. Sie wußte, daß das in ihrem Besitze befindliche Manuskript in der ganzen homöopathischen Welt begehrt wurde, und so hoffte sie eines Tages doch noch - von England oder von Amerika - die wiederholt geforderte Summe dafür zu erhalten. Mittlerweile kam aber auch für sie das Lebensende (1878) herbei und ihre Rechtsnachfolger verloren mehr oder weniger den Sinn für die Bedeutung der Hinterlassenschaft des Meisters.

Doch fehlte es auch in den folgenden Jahrzehnten nicht an Bemühungen, besonders auch von seiten des jetzigen Herausgebers des Organons, in den Besitz der Hahnemannschen Manuskripte zu gelangen, um sie der Öffentlichkeit zugänglich zu machen. Lange scheiterten sie und zwar immer wieder an der Geldfrage. Nach einem Briefwechsel mit der Familie von Bönninghausen, der sich mit kürzerer oder längerer Unterbrechung über einen Zeitraum von nahezu 25 Jahren erstreckte, und nach zwei ergebnislos gebliebenen Besuchen in Darup, gelang es dem Unterzeichneten endlich im Frühjahr 1920, mit finanzieller Unterstützung seines amerikanischen Freundes Professor Dr. William Boericke in San Francisco, in den Besitz der gesamten literarischen Nachlassenschaft Hahnemanns zu gelangen.

Unter den umfangreichen hinterlassenen Folianten, Briefen und sonstigen Papieren aus der Hand des Meisters befand sich auch das **von ihm bearbeitete Exemplar der 6. Auflage des Organons**, nebst einer schönen genauen Abschrift des ganzen Buches, wie eine gewissenhafte Vergleichung von Zeile zu Zeile ergab.

Dieser von Hahnemann selbst für den Druck vorbereiteten 6. Auflage ist ein Exemplar der fünften zugrunde gelegt, in der die Änderungen, Streichungen und Erweiterungen in Hahnemanns charakteristischer kleiner, zierlicher, aber doch so bestimmter Handschrift angebracht sind. Wer sich auch nur vorübergehend mit Briefen oder anderen handschriftlichen Dokumenten Hahnemanns beschäftigt hat, für den ist jeder Zweifel an der Echtheit der angebrachten Änderungen und Verbesserungen ausgeschlossen. Längere Zusätze und Erweiterungen sind auf besonderem Schreibpapier angebracht und in das Buch an der betreffenden Stelle eingeklebt. Die Neubearbeitung zeigt eine fleißige Durcharbeitung des ganzen Werkes, von der ersten bis zur letzten Seite.

An verschiedenen Stellen des Buches sind ganze Druckseiten gestrichen und handschriftlich durch neuverfaßte Paragraphen ersetzt worden. Aber auch dort, wo keine erheblichen Streichungen vorgenommen und keine größeren Zusätze beigefügt wurden, ist an der Ausmerzung mancher Ausdrücke Seite für Seite die verbessernde Hand des Meisters erkennbar. Die „Einleitung" z.B., die in der vorangehenden Auflage 76 Druckseiten umfaßt, unterscheidet sich in der 6. Auflage inhaltlich wenig von der fünften. Aber auch hier zeigt fast jede einzelne Seite die genaue Durchsicht und fleißige stilistische Ausfeilung durch den alten Meister.

Daß sich der Verfasser bei der Neubearbeitung seines Organons keineswegs auf stilistische Verbesserungen und Umstellungen beschränkt hat, mag ein **kurzer Vergleich des Inhaltes zwischen der vorliegenden sechsten und der vorangehenden fünften Auflage** zeigen:

In einer Anmerkung zu § 11, der ohnehin verschiedene stilistische Änderungen erfahren hat, wird in Form einer längeren Fußnote die wichtige Frage erhoben und beantwortet:

„Was ist dynamischer Einfluß, dynamische Kraft?"

Eine erweiterte Fußnote zu § 22 nimmt Stellung zu den damals gebräuchlichsten Hilfsmitteln in der Heilkunde, wie Brech- und Abführkuren, schweißtreibende Mittel, Aderlaß u. dgl. und spricht sich ausführlicher über die „Lebenskraft" aus, die nach seiner Auffassung ihre Verstimmung durch Störung des guten Lebensganges im gesunden Organismus und durch Leidensgefühle auszudrücken vermöge, womit sie den verständigen Arzt um Hilfe anrufe, die aber zum Heilen wenig nachahmungswerte Fähigkeiten besitze. - Derselbe Gedanke wird dann auch in § 29 in einer teilweise neuen Formulierung weiter ausgeführt.

Eine vollständige Umgestaltung haben vor allem die §§ 52-56 erfahren, in denen die homöopathische und allöopathische Heilart einander gegenübergestellt werden, worauf dann, wie in der 5. Auflage, in §§ 56 und 57 die palliative Behandlung einzelner Symptome gesondert besprochen wird.

In § 60 und § 74 setzt sich Hahnemann in längeren Fußnoten mit dem damals weitverbreiteten Kurverfahren Broussais' auseinander.

§ 148 ist nahezu neu; in ihm vertritt Hahnemann den Standpunkt, daß natürliche Krankheiten nie durch schädliche Materie, sondern stets durch eine geistartige, feindliche Potenz erzeugt werden, und daß es daher Aufgabe des Arztes sei, eine dem Lebensprinzip ähnlichst krankhaft zu verstimmen fähige künstliche Potenz (homöopathische Arznei) entgegenzustellen.

Von größter Bedeutung vom homöopathischen Gesichtspunkt aus sind die §§ 246-248, auf die schon § 161 in seiner Neufassung hinweist. Hahnemann verläßt die früher mit so großer Entschiedenheit vertretene Vorschrift, in chronischen Krankheiten womöglich nur **eine** Gabe des gutgewählten Arzneimittels zu verabreichen, um sie dann wochen- und sogar monatelang nachwirken zu lassen. Seine Erfahrungen seit der Herausgabe der 5. Auflage des Organons lehrten ihn, daß die gutgewählte Arznei auch in chronischen Krankheiten täglich, und zwar monatelang, **fortgebraucht** werden kann, wenn man bei Anwendung desselben Mittels von niederen Potenzgraden allmählich zu höheren übergeht. Ja, es hat sich erwiesen, daß chronische Krankheiten unter dem Einfluß verschiedener Potenzstufen rascher weichen, als wenn das Mittel im selben Verdünnungsgrade wiederholt wird.

(Daß Hahnemann seine chronisch Kranken während seiner Pariser Tätigkeit tatsächlich nach diesen Gesichtspunkten behandelt hat, zeigt die aus seinem Nachlaß stammende große Hausapotheke[6], aus der er seine Kranken selbst mit Arznei zu versorgen pflegte, und in der jedes einzelne Mittel in zehn verschiedenen Potenzstufen vorhanden ist.)

In § 248 gibt Hahnemann sodann Anweisungen, **wie** die einzelnen Arzneigaben zum täglichen Gebrauch bei langwierigen Krankheiten, mit Wasser verdünnt, anzuwenden sind.

§ 265 fordert vom homöopathischen Arzt nicht allein, daß er seine Arznei selbst an die Kranken abgebe, sondern daß er sie auch selbst zubereite.

Eine lange Fußnote zu § 269 sucht die Dynamisation oder Potenzierung der hochverdünnten Arzneistoffe unter Hinweis auf andere Vorgänge im Naturreich zu erklären.

§ 270 ist stark erweitert und befaßt sich eingehend mit der technischen Herstellung von Verreibungen, flüssigen Potenzen und Streukügelchen nach dem Zentesimalsystem. Auch in § 271 und 272 ist noch die Rede von der Herstellung potenzierter homöopathischer Heilmittel.

Am Schluß von § 273 wird die Anwendung von Doppelmitteln ausdrücklich als durchaus unerlaubt verworfen.

Eine erhebliche Erweiterung hat der § 276 erfahren, in dem von der Gefährlichkeit allzu großer oder allzu häufig wiederholter Arzneigaben die Rede ist.

Die §§ 280, 281 und 282 enthalten eine weitere Ausgestaltung des § 247.

Völlig neu ist seine in einer Fußnote zu § 282 aufgestellte Forderung großer Arzneigaben bei der Behandlung der drei großen Grundursachen chronischer Krankheiten: „Krätze", „Schanker" und „Feigwarzen". Hier weicht seine Behandlungsart wesentlich von der früheren ab. Er verlangt gleich anfangs große Gaben ihrer spezifischen Heilmittel, täglich und nötigenfalls sogar mehrmals täglich einzunehmen und zu immer höheren und höheren Dynamisationsgraden aufsteigend.

In einer Fußnote zu § 284, der früher § 290 war, wird der Wert der homöopathischen Arznei bei schwangeren Müttern oder während der Stillperiode, zur Verhütung chronischer Krankheiten durch Vererbung oder durch Übertragung von Ammen auf den Säugling, hervorgehoben.

Zum erstenmal wird endlich in § 295 [§ 285] die gleichzeitig äußerliche und innerliche Anwendung von Arzneimitteln empfohlen und in einer Fußnote hierzu vom Gebrauch der Mineralbäder abgeraten und die oft verblüffend gefährliche Wirkung solcher Mineralkuren zu erklären versucht; wogegen in § 291 die Behandlung mit Bädern von gewöhnlichem Wasser, insbesondere zur Herstellung der Gesundheit bei akuten Übeln, sowie bei der Rekonvaleszenz von chronischen Krankheiten, angeraten wird.

Daß Hahnemann an mehreren Stellen in so scharfen Worten gegen die damals üblichen Behandlungsweisen, namentlich gegen den geradezu himmelschreienden Mißbrauch des Aderlasses Stellung nimmt, ist leicht verständlich, wenn man berücksichtigt, daß der Hauptvertreter des Aderlasses, der berühmte Franzose Broussais, zu gleicher Zeit in Paris praktizierte, wie Hahnemann. Broussais erwartete alles Heil vom Aderlaß, so daß einer seiner Zeitgenossen meinte, es sei schwer zu sagen, wer von den beiden Männern ein größeres Blutvergießen unter der Menschheit angerichtet habe, Napoleon I. oder Broussais. -

Ist nun aber das, was Hahnemanns Schülern und Zeitgenossen einst so begehrenswert und wichtig erschien, auch jetzt noch am Platze, nachdem nahezu acht Jahrzehnte verstrichen sind, seit Hahnemann seinen Namen unter das druckfertige Manuskript der 6. Auflage seines Organons gesetzt hatte? **Ist die Neuausgabe eines medizinischen Werkes jener Zeit überhaupt noch berechtigt und notwendig**, nach einem Zeitraum, der bekanntlich ungeahnte Fortschritte auf allen Gebieten menschlichen Wissens in sich schließt, nicht zuletzt auch in den verschiedensten Zweigen der ärztlichen Wissenschaft? Und war das, was der hochbetagte Greis in seinem 86. Lebensjahr schrieb und lehrte, tatsächlich auch noch zuverlässig und beachtenswert?

Diese wichtigen Fragen hat der Herausgeber lange und ernstlich erwogen, ehe er sich dazu entschließen konnte, das Manuskript Hahnemanns einer Verlagsfirma zur Veröffentlichung zu übergeben.

Wäre Hahnemann in den letzten Jahren seines Wirkens nur „ein Opfer der Illusionen“ gewesen, wie Dr. Theodor von Bakody, Professor der Homöopathie in Budapest, einmal offen aussprach, oder hätte er tatsächlich - was bei seinem ungewöhnlichen Alter doch nicht unmöglich gewesen wäre - an „Altersschwachsinn“ gelitten, wie der englische homöopathische Arzt Dr. Richard Hughes von ihm behauptete, so hätte ich es für meine Pflicht gehalten, auf die Veröffentlichung des Manuskriptes zu verzichten. Die Durchsicht von Hahnemanns literarischer Hinterlassenschaft und die Kenntnisnahme vom Inhalt zahlreicher Briefe aus seinem Pariser Aufenthalt, bis kurz vor seinem Tode, drängten mir aber die Überzeugung auf, daß Hahnemann bis kurz vor seinem Tode geistig frisch gewesen und vom Alter völlig unberührt geblieben sein muß. Damit stimmen auch die Urteile seiner hinterbliebenen Witwe und jener Zeitgenossen überein, die im Hahnemannschen Hause ein- und ausgingen.

Dr. H. V. Malan, ein persönlicher Schüler Hahnemanns, der 1841/42 in der Nähe von Paris wohnte und 1 1/2 Jahre lang regelmäßig im Hahnemannschen Hause verkehrte, schreibt in der Zeitschrift „Organon“ (Band I, Seite 287):

> „Ich möchte ausdrücklich hervorheben, daß Hahnemanns intellektuelle Kräfte keine Spur von Senilität zeigten. Im Gegenteil! Ich habe manche bemerkenswerte Heilung miterlebt, die ihm,

dem hochbetagten Arzte gelungen war. Seine Lehre pflegte er mit wunderbarer Exaktheit und großer Gelehrsamkeit vorzutragen. Bei all dem legte er jene wohltuende Bescheidenheit an den Tag, die ihm von jeher eigen war."

Ist aber nicht der ganze Inhalt des Buches samt allen Zusätzen und Erweiterungen durch Hahnemann inzwischen längst überholt und völlig veraltet? Diese Frage hat Medizinalrat Dr. Trinks, der einst als homöopathischer Arzt in Dresden tätig war, schon im Jahre 1865, während des bekannten Organonstreites, angeschnitten und in einem Aufsatz in der „Allgemeinen homöopathischen Zeitung" dahin beantwortet:

„Die Wissenschaft hat in zwei Dezennien (seit dem Tode des Meisters) eine große Umgestaltung erfahren ... Ein Organon, dessen Ausgabe Hahnemann noch vor seinem Ableben besorgt hat, genügt weder der Wissenschaft noch der Kunst auf ihrem jetzigen Standpunkt und kann ihr nicht mehr genügen; es hätte ein solches höchstens nur einen historischen Wert."

Dr. Trinks schlägt dann die Abfassung eines neuen Organons vor, das vor allem die Grundzüge und Hauptlehrsätze der homöopathischen Heilkunst enthalten müßte, wie sie von **Hahnemann** aufgefunden und durch die nachfolgenden Jahre der Beobachtung und Erfahrung bestätigt und erhärtet befunden worden seien. Ausgeschlossen und ausgeschieden müßte aber werden, was nicht durch die Wissenschaft und Erfahrung fest erwiesen und begründet worden sei. Dazu gehöre vor allem auch die Psoratheorie Hahnemanns. Ferner müßten alle Erwerbungen und Bereicherungen, die seit Hahnemanns Zeiten gemacht worden seien, eingefügt werden, wodurch ansehnliche Lücken ausgefüllt und der Wirkungskreis der Kunst erweitert würde. Freilich, fügt er hinzu, die Schaffung eines solchen Organons würde die „Kräfte eines einzelnen Menschen übersteigen und es müßte eine Teilung der Arbeit eintreten".

Was Trinks hier vorschlägt ist gewiß der Beachtung wert, und die Herausgabe eines Buches, wie er es im Auge hatte, erscheint uns auch heute noch ein dringendes Bedürfnis. Ob man aber dabei in solch rigoroser Weise zu Werke gehen dürfte, wie Trinks es fordert, ob man z. B. die Psoratheorie u. dgl. einfach als überlebt und veraltet hinauszuwerfen berechtigt wäre, ist eine andere Frage. Die Entwicklung der Wissenschaft geht ihre eigenen Wege und oft genug erweist sich das, was heute für eine unerschütterliche wissenschaftliche Tatsache hingenommen wird, später als Trugschluß, während umgekehrt Theorien, die jahrzehntelang bekämpft und bekrittelt wurden, sich später oft noch wissenschaftlicher Anerkennung erfreuen durften. Auch rein subjektiv genommen ist das, was wir als Wissenschaft bezeichnen, kein einheitlicher, fest umrissener Begriff. Was dem einen heute noch als strittiges, schwankendes Gebiet erscheint, ist für den andern bereits ein fest gefügtes, tragfähiges Fundament, das bei ihm keine Zweifel und keine Bedenken mehr aufkommen läßt.

Aber selbst wenn es den vereinten Kräften mehrerer homöopathischer Ärzte gelänge, ein Lehrbuch der Homöopathie zu verfassen, das alle Fehler und Mängel des jetzigen Organons ausschließen und alle Fortschritte berücksichtigen würde, die sich zu Gunsten der wissenschaftlichen Begründung der Homöopathie aus den letzten Jahrzehnten anführen ließen, so könnte ein solches Buch, so wertvoll es auch an und für sich wäre, niemals das Hahnemannsche Organon ersetzen, aus dem einfachen Grunde, **weil das letztere die Grundbekenntnisschrift der Homöopathie durch ihren Urheber und Entdecker ist**.

Zu dieser Ansicht hat sich auch mit zwingender Logik und unwiderleglicher Bestimmtheit, schon im Jahre 1893, der langjährige Schriftleiter der „Allgemeinen homöopathischen Zeitung", Dr. **Lorbacher**, Leipzig bekannt, indem er in einem heute noch lesenswerten Aufsatz schreibt (Allgem. homöop. Zeitung, Band 126, Nr. 23):

„Auf den im Organon vorgetragenen Lehren und Grundsätzen ruht das ganze Gebäude der Homöopathie." Deshalb komme ihm der homöopathische Arzt, der das Organon nicht kenne, so vor, „als wenn sich einer einen Christen nennt und noch nie in der Bibel gelesen hat". Es sei keine unberechtigte Forderung, daß jeder homöopathische Arzt mit den im Organon vorgetragenen Lehren und Grundsätzen sich bekannt mache und in ihr Verständnis einzudringen versuche. „Ich meine" - heißt es dann wörtlich -, „daß es für jeden, der sich ernstlich mit der Homöopathie zu beschäftigen entschlossen hat, von Interesse sein muß, sich selbst davon zu überzeugen, was Hahnemann in seinem Grundwerke zur Begründung und Verteidigung seiner Lehre vorbringt. Es ist jedenfalls am besten, aus der Quelle zu schöpfen, wenn man es irgend haben kann. Selbst die best ausgeführte Kopie wird niemals das Original vollständig erreichen. Es fehlt ihr eben die Originalität, die im Werke selbst sich offenbarende Eigenart des Künstlers, auf welcher die hervorgebrachte Wirkung beruht. So auch mit dem Organon. Man lernt Hahnemann erst recht verstehen, wenn man seinen Auseinandersetzungen in demselben mit Aufmerksamkeit gefolgt ist."

Wir haben den Worten Lorbachers nichts hinzuzufügen und wir gehen auch einig mit ihm, wenn er weiter ausführt, daß zwar manche Einzelheiten und Deutungen bei Hahnemann nicht mehr zutreffend erscheinen, daß aber auf der andern Seite „manche Entdeckungen der Neuzeit auf medizinischem Gebiete bewiesen haben, daß Hahnemann doch auf dem rechten Wege war", so daß manches, was bis jetzt in Widerspruch mit den in der ärztlichen „Wissenschaft unserer Tage geltenden Ansichten stehe, im Laufe der Zeit zur Geltung gelange". Als Endergebnis seiner Betrachtungen kommt Dr. Lorbacher dann zu dem Schluß: „Ich bin überzeugt, daß niemand das Organon aus der Hand legen wird, ohne im Verständnis der Homöopathie gefördert, in seiner Überzeugung von der Wahrheit desselben befestigt zu sein und für die Praxis manches gelernt zu haben."

Bestehen die Worte Dr. Lorbachers auch heute noch zu Recht, so bedarf die Herausgabe der 6. Auflage von Hahnemanns Organon keiner Entschuldigung, zumal sie die letzten Ansichten, Willensäußerungen und Erfahrungen des Begründers der Homöopathie, die letzte Ausgestaltung seines Heilsystems, enthält.

Zum richtigen Verständnis des Organons sind gewisse Kenntnisse in der Geschichte der Medizin eine notwendige Voraussetzung. Wer sich durch besondere geschichtliche Vorstudien mit den Zeitverhältnissen und dem bejammernswerten Zustand, in dem sich die Heilkunde bei Hahnemanns Auftreten befand, vertraut gemacht hat, wer Hahnemanns Kampf gegen Unverstand und Aberglauben, gegen sinnlose Arzneigemische und ellenlange Rezepte, gegen Brech- und Abführkuren, gegen Aderlaß und Zwangsjacke im Geiste mit durchlebt hat, der wird Hahnemanns Worte ganz anders zu bewerten und zu würdigen wissen und vor allem auch die nötige Zeit und Geduld aufwenden, die das Studium dieses eigenartigen Buches erheischt. Denn - offen gestanden - die **Sprache** des Organons ist nicht die leichte und flüssige Sprache der früheren Schriften Hahnemanns. Es enthält zahlreiche Satzgebilde, durch die man sich oft erst mühsam durchwinden muß, bis man die Meinung des Verfassers vollkommen erfaßt hat.

Der Inhalt des Organons ist streng logisch aufgebaut, ein Paragraph entwickelt sich aus dem andern. Es ist daher dringend zu empfehlen, mit der Einleitung zu beginnen, und das Studium der Reihenfolge seiner Paragraphen nach fortzusetzen, nicht aber einzelne Teile des Buches aus ihrem Zusammenhang herausgerissen zu betrachten, ehe man nicht den ganzen Inhalt des Buches mindestens einmal durchgearbeitet hat. Das Studium des Organons erfordert angestrengte Aufmerksamkeit. Aus diesem Grunde sollte man täglich nur wenige Abschnitte durchgehen, diese aber um so gründlicher in sich aufnehmen und darüber nachdenken. Hast und Eile führen hier zu keinem Ziel, Ruhe und Geduld müssen die Oberhand behalten!

* * *

Das Organon ist, wie schon erwähnt, Hahnemanns Bekenntnisschrift und der Inhalt des Buches ist nichts anderes als ein Niederschlag der inneren Entwicklung des Verfassers. Zur richtigen Beurteilung und wahren Würdigung des Werkes ist daher die Kenntnis vom

Lebensgang Samuel Hahnemanns,

mit besonderer Berücksichtigung der entwicklungsgeschichtlichen Seite unentbehrlich. Der Raum verbietet es, hier mehr als einen Abriß von seinem vielgestaltigen Leben und Wirken wiederzugeben. Für ein eingehenderes Studium mache ich auf das demnächst erscheinende größere Quellenwerk aufmerksam, das ich in Gemeinschaft mit Chefredakteur K. Schmidt herausgebe:

„**Samuel Hahnemann, sein Leben und Schaffen**,
auf Grund von neu aufgefundenen Urkunden, Dokumenten, Briefen, hinterlassenen Schriften und unter Mitbenützung der gesamten in- und ausländischen Literatur.“ -

Aus einer Künstlerfamilie entstammt Samuel Hahnemann, und Künstler ist auch er geworden, wenn auch auf einem anderen Gebiete als Großvater, Vater und Onkel. Diese drei waren Maler. Samuel Hahnemann wurde mehr: er wurde ein Künstler in der Behandlung kranker Menschen - ein erfolgreicher Arzt, Entdecker und Bahnbrecher einer neuen Heillehre.

In **Meißen**, im Kurfürstentum Sachsen, wurde dem Maler an der dortigen Porzellanfabrik, Christian Gottfried Hahnemann und seiner Ehefrau Christine geb. Spieß, am 10. (11.) April 1755 das dritte Kind geboren. Der Eintrag im Kirchenbuch der Frauenkirche zu Meißen nennt ausdrücklich Freitag, den 11. April als Geburtstag. Da aber in der Familie, wie später von Samuel Hahnemann selbst, der 10. April als Geburtstag gefeiert wurde, entstand ein bis heute bestehender Unterschied in der Angabe des Geburtstages. Das Kind wurde schon am Sonntag darauf auf den Namen „Christian Friedrich **Samuel**“ getauft.

Aus der Jugendzeit Samuels liegen nur spärliche Nachrichten vor, die uns in Form einer fragmentarischen Selbstbiographie überliefert wurden.

Der Vater war nicht mit irdischen Gütern gesegnet. Aber auf eine gute Erziehung und Schulung seines Sohnes legte er den größten Wert: „Beim Lernen und Hören nie der leidende Teil zu sein", „handeln und sein ohne zu scheinen", „die erhabenen Begriffe von dem Urwesen der Schöpfung, der Würde der Menschheit und ihrer herzerhebenden Bestimmung nie in Widerspruch zur Behandlungsweise zu bringen" - das waren des Vaters „Begriffe von dem, was gut und des Menschen würdig genannt werden kann." So bezeugt der Sohn vom Vater, der anfänglich sein Lehrer war, ohne daß dieser je Wissenschaften getrieben hatte. Darauf besuchte Samuel die Stadt- und anschließend daran die Fürstenschule **St. Afra** in Meißen bis 1775. Dann bezog er - zwanzig Taler in der Tasche - die Universität **Leipzig**, um Medizin zu studieren, nachdem ein Versuch, den Jüngling Kaufmann werden zu lassen, am Widerstand des lernbegierigen jungen Mannes gescheitert war.

In Leipzig mußte sich der junge Student der Medizin durch Erteilung von Stunden und Übersetzung von Büchern selbst den Lebensunterhalt verdienen. Seine ungewöhnlichen Sprachkenntnisse kamen ihm dabei sehr zu statten. Nach zweijährigem eifrigem Studium wanderte er, im Frühjahr 1777, nach **Wien**, da die Universität Leipzig damals noch über keine eigene Klinik verfügte und die praktische Ausbildung der Medizinstudierenden darunter notleiden mußte.

In Wien stand das Spital der barmherzigen Brüder in der Leopoldstadt unter der Leitung des bekannten Professors Quarin, der sechsmal Rektor der Universität war und unter dem später auch ein allgemeines Krankenhaus gebaut wurde, das als das hervorragendste Hospital Europas angesehen war. Quarin nahm sich des eifrigen, wißbegierigen jungen Sachsen besonders an, und so wurde dieser hier von einem der vortrefflichsten und erfahrensten Ärzte in die praktische Heilkunde eingeführt.

Im Herbst 1777 waren Hahnemanns kleine Ersparnisse, die er sich in Leipzig durch Stundengeben und Übersetzen zurückgelegt hatte, aufgebraucht. Er folgte daher gerne einer Aufforderung des Barons von Bruckenthal, des damaligen Statthalters von Siebenbürgen, mit ihm nach **Hermannstadt** zu gehen. Hier ordnete er dessen Bibliothek und Münzensammlung und konnte zugleich seine ärztlichen Kenntnisse und Fähigkeiten erweitern und vermehren.

Nach sieben Vierteljahren, im Frühjahr 1779, schied er aus dem ihm lieb gewordenen Land der Sachsen an der Grenze von Halbasien, um in **Erlangen** seine medizinischen Studien abzuschließen und sich hier (August 1779) die Doktorwürde zu holen, mit seiner Dissertation: „Conspectus affectuum spasmodicorum aetiologicus et therapeuticus" (eine Betrachtung der Ursachen und Behandlung von krampfartigen Affektionen).

Und nun begann eine seltsame, unruhevolle **Wander-** und **Drangperiode**, in der der junge Doktor bald als Arzt praktizierte, bald die ärztliche Tätigkeit wieder aufgab und ausschließlich von der Schriftstellerei lebte, wobei er wichtige französische, englische und italienische Werke seinem deutschen Volke zugänglich machte oder selbständige Werke schuf und zwar nicht bloß auf dem ihm am nächsten stehenden Gebiet, der Heilkunde, sondern auch auf den Nachbargebieten, der Chemie und Pharmazie, der Gesundheitspflege und der Erziehung. Dabei mußte er oft durch tiefe, schwere Not hindurchgehen. Selbst als er sich im Jahre 1782 mit Johanna Leopoldine Henriette Küchler, der Tochter eines Apothekers in Dessau verheiratet hatte und seine Familie in rascher Entwicklung bis auf zehn Köpfe anwuchs, hatten er und die Seinen immer wieder Zeiten herbster Entbehrung durchzumachen. Vom Thüringenschen bis an die Wasserkante und wieder zurück in die sächsischen Lande gingen - ein Vierteljahrhundert lang bis 1805 - diese unruhevollen, scheinbar ziel- und planlosen Wanderzüge über Hettstädt im Mansfeldschen, Dessau, Gommern (wo er sich verheiratete), Dresden, Leipzig, Stötteritz, Gotha, Georgental, Molschleben bei Gotha, Göttingen, Pyrmont, Wolfenbüttel, Braunschweig, Königslutter, Hamburg, Altona, Mölln im Lauenburgschen, Machern und Eilenburg bei Leipzig, Dessau (zweiter Aufenthalt) und Torgau (Ende 1804) - eine geradezu abenteuerlich anmutende Wanderschaft eines reisenden Arztes, Gelehrten und Schriftstellers, die wir erst heute in ihrer lückenlosen und zuverlässigen Vollständigkeit durch die Auffindung und Erwerbung der schriftlichen Hinterlassenschaften Hahnemanns festzustellen vermochten.

Aber nutz- und ergebnislos waren diese Wanderfahrten nicht. Es waren die Jahre des Durchringens neuer Gedanken, des Werdens und Wissens der neuen Heillehre. Schritt für Schritt kann man heute verfolgen, wie Samuel Hahnemann aus dem Unbefriedigtsein mit dem Zustande des Heilwesens seiner Zeit sich immer mehr loslöste vom alt Hergebrachten, wie er in der Ratlosigkeit und Verzweiflung sich ganz von seinem ärztlichen Berufe abwandte, wie er durch seine unerschrockene, rückhaltlose Kritik an dem alten System sich fortgesetzt Feinde und Gegner schuf und sich dadurch den Aufenthalt an vielen Orten erschwerte und unmöglich machte. Dazu kam noch seine Forderung, daß der Arzt seine Arzneien selbst bereite und an die Kranken abgebe, wodurch er sich nicht nur die Ärzte, sondern auch die Apotheker zu Feinden machte. Schließlich erregten auch die glücklichen Kuren, die ihm nach Entdeckung seines neuen Heilprinzips gelangen und die seinen Ruf als erfolgreichen Arzt in immer weitere Kreise trugen, den Neid seiner weniger beschäftigten Kollegen. Diese Summe von Gründen gaben den Anlaß zu seinen unruhevollen Streifzügen und zu seiner verzweiflungsvollen Seelenstimmung, der er in seinem „Brief an einen Arzt von hohem Range über die höchst nötige Wiedergeburt der Heilkunde" - gemeint war unter dem Adressaten Hahnemanns berühmter Zeit- und Fachgenosse Hufeland - mit geradezu erschütternder Aufrichtigkeit und Eindringlichkeit Ausdruck verlieh. Ein Auszug dieses Briefes ist allerdings erst 1808 erschienen, aber sein Inhalt bezieht sich auf die eben besprochene Zeitperiode, über die er sich in einem Aufruf an die Berufsgenossen schon 1801 im Reichsanzeiger: „Ansicht der ärztlich kollegialen Humanität am Anfange des neuen Jahrhunderts" und in seiner 1805 veröffentlichten Schrift „Aesculap auf der Wagschale" mit geradezu herzerfrischender, mutiger Offenheit ausgesprochen hatte.

Zeigte Hahnemann schon in diesen Veröffentlichungen, daß er, abseits der großen Heerstraße, seine eigenen Wege gehen wollte und mußte, so ging dies noch mehr aus seinen Schriften und Handlungen hervor, die mit der praktischen Ausübung seines ärztlichen Berufes zusammenhingen. In Georgental (1792) behandelte er - ganz im Gegensatz zu der rohen, gewalttätigen Behandlungsart der damaligen Zeit - zum erstenmal Geisteskranke auf vernunftgemäße, humane Weise und erbrachte damit den Beweis, daß auch der Irrsinn heilbar sei, vorausgesetzt, daß dem Kranken die nötige Rücksicht und Aufmerksamkeit von Seiten des Arztes und die erforderliche Geduld und Hingabe bei der Pflege zuteil werde. Im „**Freund der Gesundheit**" (1792 und 1795), im „**Handbuch für Mütter**" (1796) wie in seiner Schrift „**Der Kaffee in seinen Wirkungen**" offenbarte sich sodann schon der Arzt, der die Gesundheitspflege, die Lebensweise und Ernährung des Kranken **über** die Arzneibehandlung stellte, und der konsequent auch in seinen Krankenbriefen in erster Linie eine vernunftgemäße Lebensweise von seinen Kranken verlangte. Reichlicher Aufenthalt in frischer Luft, tägliche Bewegung im Freien, Reinlichkeit und Abhärtung durch Abwaschungen und Bäder, Mäßigkeit im Essen und Trinken, Vermeidung des Kaffee- und Teegenusses, sowie starker Weine und Gewürze aller Art sind Ratschläge, auf die er, je nach Art und Ursache des Leidens, bei der brieflichen Beratung seiner Kranken den größten Nachdruck legte.

Hatte sich Hahnemann im ersten Teil seines „Freund der Gesundheit" (1792) hauptsächlich mit der **persönlichen** Gesundheitspflege befaßt, so beschäftig[t]e er sich im zweiten Teil (1795) mehr mit der **öffentlichen** Hygiene. Seine Vorschläge zur Verhütung von Epidemien, besonders in größeren Städten, und seine Forderungen in bezug auf Einrichtung von Gefängnissen und Seuchenhäusern setzen uns förmlich in Erstaunen. Sie sind heute, nach mehr als 125 Jahren, zum größten Teil noch brauchbar und beherzigenswert. Kein Wunder, wenn ihn seine Zeit- und Fachgenossen nicht verstanden, nicht verstehen konnten; er war in diesen Dingen seiner Zeit um ein Jahrhundert vorausgeeilt!

Hahnemann hatte nicht nur einen offenen Blick für die Mängel und Schäden der damaligen Heilkunde, sondern er fand auch den Mut, sie aufzudecken und erbarmungslos zu kritisieren. Neben der Verwerfung der damals üblichen **Brech-** und **Abführkuren** trug ihm besonders sein energischer Kampf gegen den **Aderlaß**, der zu seinen Zeiten in geradezu handwerksmäßiger Häufigkeit und Ausdehnung angewandt wurde, den Haß zahlreicher Professoren und

Ärzte ein. Schon in seiner **Übersetzung von Cullens „Abhandlung über die Materia Medica“** (1790) verwarf er in einer eigenen Anmerkung dieses beliebte Rüstzeug der damaligen Heilkunde: „Aderlassen, Temperiermittel, laue Bäder, verdünnende Getränke, ermattende Diät, Blutreinigungen und ewige Laxanzen und Klistiere sind der Zirkel, worin sich der Mittelschlag der deutschen Ärzte unablässig herumdreht.“ Anfangs des Jahres 1792 ging Hahnemann, aus Anlaß des Ablebens Kaiser Leopold II. von Österreich, offen im Reichsanzeiger zu einer scharfen Kritik des Verhaltens der Leibärzte über, die den Monarchen durch Aderlässe zu Tode kuriert hatten:

> „Die Kunst fragt, nach welchen Grundsätzen man mit Fug einen zweiten Aderlaß verordnen könne, wenn ein erster keine Erleichterung verschaffte? Wie man ein drittes, Himmel! und wie man ein viertes Mal Blut lassen dürfe, wenn bei keinem vorigen Male Erleichterung entstanden? - einem abgemagerten, durch Anstrengung des Geistes und langwierigen Durchlauf entkräfteten Manne viermal binnen 24 Stunden den **Lebenssaft** abzapfen dürfe, immer und immer ohne Erleichterung. Die Kunst erblaßt.“

Diese Kritik entfesselte einen heftigen Streit, der sich lange hinzog; aber Hahnemann blieb allen Anstürmen gegenüber fest auf seinem Standpunkt: nicht schwächen darf man die Lebenskraft durch Abzapfen des Blutes, sondern stärken muß man sie, damit sie, unterstützt durch geeignete, nicht heftig wirkende Arzneimittel, die Krankheit überwindet. Das Blut aber ist der Lebenssaft, der erhalten bleiben und nur verbessert werden muß durch eine geordnete Lebensweise und geeignete Ernährung. Diese Gedanken gehen schon durch die Schriften und Aufsätze der oben besprochenen Zeitperiode.

Auch die ersten Ansätze zu seinem neuen Heilsystem fallen in diesen Zeitabschnitt. Er will nicht bloß kritisieren, sondern Positives schaffen. So zeigt er bereits in seiner obengenannten Übersetzung von Cullens Materia Medica (1790) einen neuen Weg, wie man durch Versuche an sich selbst die Wirkung von Arzneimitteln kennen lernen könne. Die Chinarinde erzeugt wechselfieberähnliche Beschwerden, wie Hahnemann an sich selbst nachwies und: „Substanzen, welche eine **Art von Fieber** erregen, **löschen die Typen des Wechselfiebers aus**." Hier haben wir die erste Andeutung des neuen Heilsystems, das allerdings Hahnemann nur ahnungsweise aufdämmert.

Aber schon sechs Jahre später (1796) ging er in seinem „**Versuch über ein neues Prinzip zur Auffindung der Heilkräfte der Arzneisubstanzen, nebst einigen Blicken auf die bisherigen**" einen bedeutsamen Schritt weiter: „Ich bitte meine Mitbrüder, diesen bisherigen Weg (‚Contraria contrariis') zu verlassen; er ist der unrichtige, ein Holzweg im dunkeln Haine, der sich in Abgründen verliert", sagt Hahnemann an einer Stelle der eben erwähnten Abhandlung. Und dann fordert er seine Kollegen auf, die Wirksamkeit der Arzneistoffe an sich selbst zu prüfen, da man sich auf die Chemie ebensowenig verlassen könne, wie auf Tierversuche. Die genaue Kenntnis von der Wirkung unserer Heilmittel sei aber das erste Erfordernis für den praktischen Arzt, denn um richtig heilen zu können, „solle man so wenig wie möglich sich auf den Zufall verlassen, sondern so rationell und geflissentlich zu Werke gehen als nur möglich". Dabei stellte Hahnemann schon damals den Grundsatz auf:

„Jedes wirksame Arzneimittel erregt im menschlichen Körper eine Art von eigner Krankheit. Man ahme die Natur nach, welche zuweilen eine chronische Krankheit durch eine andere hinzukommende heilt, und wende in der zu heilenden (vorzüglich chronischen Krankheit) dasjenige Arzneimittel an, welches eine andere, möglichst ähnliche künstliche Krankheit zu erregen imstande ist und jene wird geheilet werden; Similia similibus.“

Hier finden wir also **zum erstenmal genau formuliert den Fundamentalsatz der Homöopathie: „Similia similibus“** ausgesprochen, dem Hahnemann anschließend eine ganze Anzahl von Einzelheiten folgen läßt.

Bald darauf folgte der weitere Schritt Hahnemanns: Übergang zu kleinen Arzneigaben. Anschließend an seine Empfehlung von Belladonna als Vorbeugungsmittel gegen Scharlach verteidigte er 1801 in Hufelands Journal der Heilkunde in einem Aufsatz „Die Kraft kleiner Gaben der Arznei“.

So weit war Hahnemann schon in der Periode seiner Wanderzüge in die Erkenntnis seines neuentdeckten Heilsystems eingedrungen. Ganz besonders fruchtbar war aber sein längerer, ruhiger Aufenthalt in **Torgau**, der von 1805 bis zum Sommer 1811 dauerte. Es ist die Zeit der Reife.

Was er in seinem „Versuche über ein neues Prinzip“ von seinen Berufsgenossen gefordert hatte, das vollführte er selbst in dem 1805 erschienenen Werke: **„Fragmenta de viribus medicamentorum [positivis] sive in sano corpore humano observatis**“, der ersten homöopathischen Arzneimittellehre, in der 27 Arzneimittel nach meist eigenen Beobachtungen genau beschrieben sind. Daß Hahnemann die Unvollständigkeit dieser überaus fleißigen und gewissenhaften Arbeit, die zusammen mit dem Repertorium rund 740 Seiten umfaßt, selbst erkannt hatte, drückte er im Titel „Fragmenta“ und in der Vorrede aus. Aber der Anfang zu einer eigenen homöopathischen Arzneimittellehre war damit gemacht und zugleich ein Vorbild für die Nachfolge aufgestellt.

In einem 1806 erschienenen Aufsatz „**Heilkunde der Erfahrung**" (Separatabdruck bei Wittich, Berlin) baut Hahnemann dann seine Gedanken weiter aus, indem er schreibt: „Zur Begründung der Heilung gehört ein treues Bild der Krankheit und ihren Zeichen und nächstdem, wo sie aufzufinden ist, die Kenntnis ihrer Veranlassung und Entstehungsursache" ... „Der Kranke klagt den Vorgang seiner Beschwerden, die Angehörigen erzählen sein Benehmen, der Arzt sieht, hört, fühlt usw., was verändert und ungewöhnlich an ihm ist und zeichnet sich alles in der Ordnung auf, um sich das Bild der Krankheit vorzustellen."

Hier haben wir kurz gefaßt die Beschreibung des zur Verordnung homöopathischer Arzneimittel erforderlichen Krankenexamens. Dann fährt Hahnemann fort:

> „Um heilen zu können, werden wir in gegebenen Fällen bloß nötig haben, dem vorhandenen Reize der Krankheit eine passende **Arznei**, das ist eine andere Potenz von **sehr ähnlicher Wirkung**, als die Krankheit äußert, entgegenzusetzen."

Also auch hier wieder der Grundsatz: „Similia similibus!" Dann erhebt Hahnemann weiterhin die Forderung der Anwendung von **einfachen, unvermischten** Arzneien:

„Eine Arznei, welche **allein** und **unvermischt**, in gehörig großer Gabe, einem gesunden Menschen eingegeben, eine bestimmte Wirkung, eine bestimmte Reihe eigener Symptome zuwege bringt, behält die Tendenz, dergleichen zu erregen, auch in der **kleinsten** Gabe ... Am meisten zeigen die Arzneimittel die Natur ihrer krankmachenden Potenz und ihre absolute wahre Wirkung am gesunden menschlichen Körper, wenn man jedes **allein** und **unvermischt** nehmen läßt." Daraus zieht Hahnemann dann den Schluß: „Die wohltätigsten Wirkungen hervorzubringen, ist **stets ein einziges, einfaches Mittel** geeignet, ganz ohne Zusatz, wenn es nur das best gewählte, das passendste in der rechten Gabe ist. **Nie ist es nötig, ihrer zwei zusammen zu setzen** ... Wenn wir klar sehen wollen, was das Heilmittel in einer Krankheit wirkt und was noch zu tun sei, so können wir nur ein **einziges einfaches Mittel auf einmal** geben. Jeder Zusatz eines zweiten oder dritten verrückt uns den Gesichtspunkt."

Auf diesen Fundamenten und Grundpfeilern baute dann Hahnemann sein im Jahre 1810 erstmal erschienenes „**Organon der rationellen Heilkunde**" auf, eine logische Ausgestaltung seiner neuen Heillehre, die er als **homöopathische Heilkunst** in Gegensatz zur seitherigen allöopathischen Heilmethode brachte.

Noch eine weitere Frucht brachte die Torgauer Zeit hervor: Die „Reine **Arzneimittellehre**" (1811), durch die der Aufbau des homöopathischen Heilgebäudes erheblich gefördert wurde. Sechs Teile erschienen bis zum Jahre 1821 (1816 II. und III. Teil, 1818 IV. Teil, 1819 V. Teil und 1821 VI. Teil). Dem zweiten Teil fügte Hahnemann als Vorrede den Aufsatz bei: **„Geist der neuen Heillehre"**, der im Jahre 1813 im Allgemeinen Anzeiger der Deutschen erschienen war. Der Inhalt lehnt sich an die im „Organon" aufgestellten Grundsätze an, und gibt - wie nicht anders zu erwarten ist - der homöopathischen Krankenbehandlung den unbestreitbaren Vorrang. Im übrigen verteidigt der Aufsatz das Organon, für das er im Reichsanzeiger die Aufmerksamkeit der gebildeten Stände zu wecken sucht.

Inzwischen war Hahnemann wieder von Torgau aufgebrochen. Die Stadt sollte auf Befehl Napoleons zu einer starken Festung ausgebaut werden. Da entfloh der Meister Aesculaps dem „Mars constructor" und zog zum drittenmal nach **Leipzig**.

Die Grundzüge seiner neuen Heillehre waren in seinem Organon niedergelegt; mit der Veröffentlichung der „Reinen Arzneimittellehre" hatte er die Zahl der sechs Jahre zuvor in seinem Werke „Fragmenta de viribus" empfohlenen, am Gesunden geprüften Arzneimittel, erheblich vermehrt und erweitert. Nun galt es, vor allem das neue Heilsystem praktisch weiter zu erproben und durch geeignete Vorträge möglichst viele Ärzte dafür zu gewinnen. Diese Absichten glaubte er am besten in Leipzig, dem sächsischen Athen, verwirklichen zu können. Nachdem der Versuch, ein Seminar für praktische Ärzte zu errichten, erfolglos geblieben war, faßte Hahnemann den Entschluß, sich als Lehrer an die heranwachsende Jugend zu wenden. Nach einer geschichtlichen Inauguraldissertation über **Helleborismus veterum**, deren Gelehrsamkeit selbst seine Gegner in Erstaunen setzte, las er vom Sommer 1811 bis Frühjahr 1821 in wöchentlich zwei Vorlesungen über sein „Organon". Der Zuhörerkreis, zuerst durch Neugierige und Sensationslustige über Erwarten groß, schrumpfte bald zusammen. Damit wurde aber der Zusammenhalt und die Zusammenarbeit der Treugebliebenen desto fruchtbarer. Denn Lehrer und Schüler fanden sich bald zu einer eifrigen Arbeitsgemeinschaft, zur **Prüfung der Arzneimittel** an sich selbst zusammen. Das gab dann wiederum die Grundlagen zur Erweiterung der homöopathischen Arzneimittellehre.

Hahnemann griff in seinen Vorlesungen die ältere Schule und die ihr angehörigen allöopathischen Ärzte aufs heftigste an. Damit hatte er sich und seiner Lehre nicht wenig geschadet, denn von Anfang an klaffte zwischen ihm und dem übrigen medizinischen Lehrkörper der Universität eine unüberbrückbare Kluft. Nicht weniger feindselig waren ihm die Ärzte Leipzigs gesinnt, und ihre Gegnerschaft wurde durch die unleugbaren Heilerfolge Hahnemanns nicht vermindert.

Seine erfolgreiche Behandlung, namentlich von Kranken, die mit langwierigen Leiden behaftet waren, machte seinen Namen nach außen immer bekannter und angesehener. Es war daher nicht zu verwundern, daß sogar der österreichische Generalfeldmarschall **Fürst von Schwarzenberg** Heilung bei Hahnemann suchte, nachdem sie allöopathischen Ärzten nicht gelungen war. Da der berühmte Arzt nicht zu dem Fürsten und Feldherrn kam, mußte dieser mit seinem Gefolge sich nach Leipzig in die Kur Hahnemanns begeben. Anfangs zeigte sich eine erhebliche Besserung, die aber, nicht zuletzt durch die Schuld des Kranken, der auf seine gewohnten starken Weine nicht verzichten wollte, wieder umschlug und mit dem Tode des Fürsten (15. Oktober 1820) endete. Nun brach das Unheil von allen Seiten über Hahnemann herein, den man sich gescheut hatte, anzutasten, solange er den Fürsten in Behandlung hatte. Schon im Sektionsbefund wurde er - natürlich völlig grundlos und unberechtigt - wegen des Todes des Generalfeldmarschalls angegriffen. Dann erfolgte am 30. November das bis dahin zurückgehaltene Kgl. Reskript wegen Selbstdispensierens der Arzneien.

Schon am 16. Dezember 1819 hatten die Leipziger **Apothekenbesitzer** eine **Klage** hierüber beim Rate zu Leipzig eingereicht und am 15. März 1820 war nach einer lebhaften Verteidigung des Angeschuldigten das erstinstanzliche Urteil ergangen, Hahnemann habe sich des Aufgebens und der Dispensation aller und jeder Arzneimittel an jedermann, wer es auch sei, bei 20 Taler Strafe zu enthalten und zu schärferen Maßregeln keinen Anlaß zu geben. Das Urteil wurde der Landesregierung zur Bestätigung vorgelegt. Sie hatte sich bis nach dem Tode Schwarzenbergs Zeit gelassen. Dann erst wurde das erstinstanzliche Urteil bestätigt und Hahnemann das Selbstabgeben von Arzneien „nur bei seiner Anwesenheit auf dem Lande“, wo keine Apotheken sind usw. gestattet - ein Zugeständnis, das für Hahnemann völlig belanglos und zugleich ohnehin schon geltendes Recht war.

Aber auch die **Ärzte** Leipzigs wollten mit ihren Angriffen auf Hahnemann nun nicht mehr länger zurückbleiben. Am 23. Januar 1821 veröffentlichten **dreizehn Leipziger Ärzte** in der Leipziger Zeitung vom 5. Februar einen heftigen Angriff auf Hahnemann wegen seines Schutzmittels gegen Scharlach. In seiner Erwiderung, die in ziemlich scharfem Ton gehalten war und in der er die Kollegen des Neides anklagte, heißt es unter anderem: „Der bessere, und ich kann es rühmen, der größere Teil des unterrichteten, gerechten, teilnehmenden Publikums weiß recht gut, bei wem es die ärztliche Glaubwürdigkeit finden kann.“ - Die Feindseligkeit war schließlich so weit gediehen, daß Apotheker und Ärzte zusammen die Entfernung Hahnemanns aus Leipzig, **sogar mit Anwendung von Gewalt** forderten, wogegen dann Professor Dr. Lindner mit 40 angesehenen Bürgern Leipzigs eine „Protestation beim Appellationsgericht“ in Dresden einbrachte.

Hahnemann war unterdessen freiwillig aus Leipzig fortgezogen. Fürst Ferdinand von Anhalt-Köthen hatte ihm in seiner **Residenz Köthen** eine Freistatt gesichert, in der er der ungehinderten Ausübung seiner Praxis, mit dem Rechte der Selbstabgabe der Arzneien an Kranke, nachgehen konnte. Schon im Juni 1821 siedelte Hahnemann nach Köthen über und damit begann eine weitere, scharf abgegrenzte Periode in seinem Leben. Hier zog er sich in der Hauptsache auf die Ausübung seiner sich immer mehr ausdehnenden Privatpraxis zurück. Die kleine Residenz- und Landstadt wurde allmählich das Mekka vieler Leidenden aus ganz Europa. Trotz der damals noch so außerordentlich erschwerten Reiseverhältnisse kamen die Kranken scharenweise aus allen Himmelsrichtungen nach Köthen geströmt, um sich von dem berühmten Entdecker der Homöopathie beraten zu lassen. Viele von ihnen blieben sogar wochen- und monatelang dort, um unter der persönlichen Aufsicht Hahnemanns sich einer Kur zu unterziehen. Daneben nahmen die brieflichen Beratungen einen Umfang an, der kaum zu bewältigen war. Der Meister, der unter dieser drückenden Arbeitslast fast zusammenbrach, sah sich schließlich wohl oder übel genötigt, in der Person Dr. Lehmanns einen Assistenzarzt zu halten, nachdem sein eigener Schwiegersohn, Dr. Mossdorf, nur kurze Zeit unter ihm tätig gewesen, dann aber spurlos verschwunden war.

Mit der Außenwelt hatte Hahnemann - seine Patienten abgerechnet - in dieser ganzen Zeitperiode wenig Fühlung und Verbindung mehr: er war zum „Einsiedler von Köthen" geworden. Auch gegenüber den eigenen Schülern und Kollegen war der persönliche Verkehr auf eine engbegrenzte Gruppe beschränkt, die ihn zuweilen in Köthen besuchten und mit denen er einen lebhaften Briefwechsel unterhielt. Die Vereinsbestrebungen der homöopathischen Ärzte, denen er überhaupt mißtrauisch, oft sogar ablehnend gegenüberstand, unterstützte und förderte er durch nichts. Auch die wissenschaftliche und schriftstellerische Tätigkeit trat mehr und mehr in den Hintergrund. Nur auf zwei, völlig voneinander unabhängigen Gebieten flackerte sie noch einmal auf: zuerst 1828-1830 durch die Herausgabe der „**chronischen Krankheiten, ihre eigentümliche Natur und homöopathische Heilung**“ und dann anfangs der dreißiger Jahre in der Cholerazeit.

Durch die Veröffentlichung der „chronischen Krankheiten“ (Dresden bei Arnold I., II. und III. Teil 1828, IV. Teil 1830) wurde die Entfremdung Hahnemanns gegenüber einem namhaften Teil der homöopathischen Ärzte seiner Zeit zur offenen Gegnerschaft. Daß Hahnemann allen chronischen Krankheiten nur drei Miasmen zugrunde legen wollte: Syphilis, Sycosis (Feigwarzenkrankheit) und Psora (Krätze), wovon die letztere die allgemeinste und verderblichste Krankheit sei, die seit vielen Jahrtausenden sich von Geschlecht zu Geschlecht verpflanzt habe, fand ebenso entschiedene Ablehnung seitens vieler homöopathischer Ärzte, wie die von Hahnemann zur Bekämpfung der chronischen Krankheiten empfohlenen „antipsorischen“ Mittel. Bei seinen Verordnungen war er zu immer höheren Verdünnungsgraden übergegangen, bis er schließlich die 30. Zentesimalpotenz für die wirksamste erklärte. Hiervon ließ er meist nur mohnsamengroße Streukügelchen nehmen; er wartete dann 30, 40, 50 und mehr Tage die Nachwirkung ab, „denn so lange hält ihre gute Wirkung in den angezeigten Gaben an und sie darf durch kein neues Mittel gestört und aufgehoben werden“.

Die wissenschaftlich-kritische Richtung innerhalb der Homöopathie lehnte sowohl die psorische Krankheitserregung, als auch die hohen Potenzen mit der langen Wirkungsdauer rundweg ab, und warf den „reinen Homöopathen" ein gedankenloses Schwören auf des Meisters Worte vor. Hahnemann dagegen pflegte die der wissenschaftlich-kritischen Richtung angehörenden Jünger der Homöopathie als „Halbhomöopathen" zu bezeichnen, die er für viel gefährlichere Feinde seiner Lehre hielt, als die offenen Gegner derselben. Der langwierige, heftig tobende Streit zwischen Hahnemannianern und Halbhomöopathen wurde schließlich durch einen scharfen Angriffsartikel im Leipziger Tageblatt („Köthen, 23. Oktober 1832") von Hahnemann selbst in die Öffentlichkeit getragen. Ein Jahr darauf fand dann anläßlich der Jahresversammlung des homöopathischen Zentralvereins in Köthen (10. August 1833) - wenigstens äußerlich - ein Ausgleich und Friedensschluß zwischen beiden Parteigruppen statt, ohne daß aber die Spannung und gegenseitige Befehdung ganz aufhörte.

Die erste schwere Folge dieser Zwietracht traf dann das von Hahnemann so heiß ersehnte **Leipziger homöopathische Krankenhaus**. In Köthen hätte man es gerne gesehen, daß Dr. Schweikert, ein Vertreter der „reinen Homöopathie", leitender Arzt am neuen Krankenhause geworden wäre. Die Leipziger Ärzte dagegen stimmten für Dr. Moritz Müller, der ohne Zweifel der geistig hervorragendste unter ihnen war, der aber der wissenschaftlich-kritischen Richtung angehörte, und deshalb Hahnemanns Gunst nicht besaß. So wurde die homöopathische Heil- und Lehranstalt, die für die Homöopathie so segensreich hätte werden können, von Anfang an in den Strudel der Parteikämpfe mit hineingezogen. Und daran krankte sie auch später noch, als Schweikert die Direktorstelle übernahm und Hahnemann - freilich nur auf kurze Zeit - der Protektor der Anstalt wurde. Im Jahre 1842 mußte das Krankenhaus, von dem sich Hahnemann so viel versprochen hatte, geschlossen werden.

So hemmend und schädigend dieser Streit im eigenen Lager war, ebenso kräftig wurde die Homöopathie in ihrer Ausbreitung durch das Auftreten der **Cholera** in den Jahren 1830 und 1831 gefördert. In der allgemeinen Ratlosigkeit der Ärzte, die entweder eine lähmende Panik oder eine stumpfsinnige Gleichgültigkeit bei der Bevölkerung zur Folge hatte, griff der fünfundsiebzigjährige Hahnemann mit einer bewundernswerten Frische und Tatkraft ein. In verschiedenen „Aufrufen", „Sendschreiben" und sonstigen Aufsätzen, in denen er neben hygienisch-diätetischen Maßregeln die wirksamsten homöopathischen Heil- und Vorbeugungsmittel gegen Cholera empfahl, wandte er sich an die Bevölkerung und an den König von Preußen. Dabei hatte er die große Genugtuung, daß seine Stimme nicht vergeblich verhallte und seine Ratschläge nicht nur von zahlreichen Kranken, sondern auch von vielen Ärzten treulich befolgt wurden. Die unleugbaren, oft ans Wunderbare grenzenden Heilerfolge bei der so sehr gefürchteten Cholera hatten der Homöopathie, besonders auch in den höheren Kreisen, zahlreiche neue Anhänger zugeführt und ihr zu einer unerwartet raschen Ausbreitung im In- und Auslande verholfen.

Die Cholera hatte Hahnemann zum letztenmal Anlaß gegeben, öffentlich hervorzutreten. Drei Jahre später, am 18. Januar 1835, ging der achtzigjährige Hahnemann eine romantische **zweite Ehe** ein, mit der damals 35jährigen Französin, Mademoiselle Melanie d'Hervilly, die nach Köthen gereist war, um den berühmten Meister der Heilkunst für ihre Beschwerden zu Rate zu ziehen. Mit dieser Wiedervermählung war Hahnemann für sein Vaterland verloren. Ein neuer Abschnitt seines Lebens begann seinen Anfang zu nehmen. Seiner von Jugend auf an Glanz und Reichtum, an

Abwechslung und Unterhaltung gewöhnten Gattin war der Aufenthalt in dem kleinen Köthen auf die Dauer unerträglich. Sie drängte ihren Mann, mit ihr nach Paris zu gehen, wo sie angeblich ihre Vermögensangelegenheiten in Ordnung bringen wollte. Allein Hahnemann kehrte nicht wieder nach Deutschland zurück. Er, der sich so sehr nach Ruhe gesehnt hatte, der mehr als einmal die Absicht aussprach, von der Berufsarbeit zurückzutreten, stand bald nach seiner Ankunft in Paris einer ärztlichen Praxis vor, die, was Zeit und Kraftaufwand anbetrifft, seine strengste Köthener Tätigkeit fast noch übertraf. Was der 70jährige Mann in Köthen mit wenigen Ausnahmen abzulehnen pflegte, nämlich Besuche im Hause des Kranken zu machen, das führte der mehr als 80jährige jugendfrische Greis in Paris durch, und zwar mit einem Eifer und einer Ausdauer, die uns heute noch in Bewunderung und Erstaunen versetzt. Zu wissenschaftlich-literarischen Arbeiten blieb ihm auf diese Weise allerdings fast keine Zeit mehr übrig. So lebhaft und begeistert die homöopathischen Ärzte Frankreichs den deutschen Meister in der Hauptstadt ihres Heimatlandes begrüßt hatten - auf die Weiterentwicklung und die Weiterausbreitung der Homöopathie konnte der Greis, der ganz im Erwerb und in der täglichen Praxis aufging, keine bestimmte Einwirkung mehr ausüben, zumal er nur wenig Verbindung mit den homöopathischen Führern Frankreichs unterhielt. Nur eine zweite vermehrte Auflage seiner „chronischen Krankheiten“ (bei Schaub in Düsseldorf 1835 [1837] 1838 und 1839) arbeitete er in Paris aus, sowie die vorliegende 6. Auflage seines Organons.

Am 2. Juli 1843 schloß der 88jährige nimmermüde Greis seine Augen für immer, und am 11. Juli wurde er in einer provisorischen Gruft auf dem Friedhof Montmartre bei zwei anderen Toten, die seiner Frau früher nahe gestanden hatten, beigesetzt. Ohne Grabstein und ohne Inschrift ruhten hier die sterblichen Überreste des Stifters der Homöopathie, vergessen und verschollen, bis nach mehr als einem halben Jahrhundert, durch Freunde der Homöopathie aus Amerika, das Grab Hahnemanns auf Montmartre wieder aufgefunden und festgestellt wurde. Im Jahre 1898 wurden dann die letzten Überreste des Meisters nach dem Friedhof Père Lachaise überführt, wo sie ihre bleibende Ruhestätte fanden. Über dem Grabe erhebt sich ein würdiges Denkmal, das mit Hilfe einer internationalen Sammlung errichtet wurde und auf dem in schlichten Worten verkündet wird, an diesem Orte ruht: „**Hahnemann, Gründer der Homöopathie**.“

* * *

Fast ein Vierteljahrhundert ist seitdem vorübergegangen, und nahezu acht Jahrzehnte sind verflossen, seit Hahnemann die letzten Federstriche an der Neubearbeitung seines Hauptwerkes, dem Organon, machte, das er vor einhundertundelf Jahren zum erstenmal in die Welt hinausgesandt hat, um seine Heillehre in systematischer Darstellung zu vertreten und weiter zu verbreiten. Wenn trotz dieser langen Zeiträume noch immer das Bedürfnis für das Neuerscheinen dieses Werkes vorliegt und sich kundgibt, so ist dafür wohl kaum ein anderer Grund denkbar, als daß eben die darin enthaltenen Lehren **auf Wahrheit** beruhen und daß selbst die gewaltigen Fortschritte und die an Umwälzung grenzenden Neuerungen, die sich auf dem Gebiete der ärztlichen Wissenschaft im Laufe des letzten Jahrhunderts ereignet haben, die grundlegenden Gedanken der im Organon enthaltenen Heillehre nicht zu erschüttern vermochten.

Gewiß sind zahlreiche Äußerungen Hahnemanns durch die fortschreitende Erkenntnis, Erfahrung und Forschung längst überholt, und viele seiner Ansichten und Meinungen, wie z. B. seine Erklärungsversuche von der Wirkung homöopathischer Arzneimittel, können heute nicht mehr als stichhaltig gelten. Manches Neue trat an die Stelle des Alten, denn die Wissenschaft steht nie still, sondern trägt in sich selbst den Trieb der Entwicklung, sonst ist sie keine lebensfähige Wissenschaft mehr. Es liegt auch keineswegs in unserer Absicht, den Inhalt von Hahnemanns Organon Wort für Wort zu verteidigen, als wäre er auf eine göttliche Eingebung zurückzuführen. Hahnemann war ein Mensch und daher nicht unfehlbar. Wissenschaftliche Irrtümer und menschliche Schwächen hafteten auch ihm und seinen Werken an, denen nicht nur durch Stil und Schreibweise, sondern teilweise auch durch die Art der Auffassung, Erklärung und Darstellung der Geist und Stempel seiner Zeit aufgedrückt ist. Aber die grundlegenden Lehren des Organons, die Erforschung der Arzneikräfte durch Prüfungen an Gesunden, die Verordnung der Heilmittel auf Grund des Ähnlichkeitsprinzipes und die Notwendigkeit kleiner Arzneigaben, sind weder durch die Fortschritte der ärztlichen Wissenschaft, noch durch die vielen Angriffe der Gegner im geringsten ins Wanken geraten. Im Gegenteil, zahlreiche Wandlungen und Entdeckungen in der Physik, in der Chemie, und in den verschiedensten Zweigen der ärztlichen Wissenschaft selbst haben unabsichtlich und unfreiwillig Zeugnis für die Wahrheit der Homöopathie abgelegt. Diese sich täglich mehrenden Beweise für ihre Richtigkeit haben während der letzten Jahre zahlreiche Ärzte zu praktischen Versuchen am Krankenbett und dadurch zum Übertritt zur Homöopathie bewogen. Der glänzendste Beweis für ihren praktischen Wert ist aber ihre heute schon nach Millionen zählende Anhängerschaft, die diesseits und jenseits des Ozeans andauernd im Zunehmen begriffen ist.

Die stetig wachsende Neigung zur Homöopathie, namentlich unter den jüngeren Ärzten, hat ihren Hauptgrund darin, daß viele Anschauungen und Lehren Hahnemanns dem Arzte von heute vernünftiger und faßbarer erscheinen, als dies für seine Zeitgenossen der Fall sein konnte. Hahnemann hatte zweifellos eine stark intuitive Begabung und manche seiner Äußerungen, die noch vor wenigen Jahrzehnten fremdartig, vielleicht sogar absurd anmuteten, erscheinen heute dem medizinisch-biologisch denkenden Arzte als durchaus vernünftig und rationell. Selbst der so viel verpönte „Dynamismus", die „Verstimmung der Lebenskraft", mit der Hahnemann einfach zum Ausdruck bringen wollte, daß für ihn Krankheit nicht einfach Organerkrankung, sondern eine Beteiligung des gesamten Organismus infolge Störung von Leib und Seele des ganzen Menschen sei, hat im Laufe der letzten Jahre durch beachtenswerte Veröffentlichungen in angesehenen schulärztlichen Zeitschriften neue, unerwartete Bestätigungen gefunden. Wir erinnern nur z. B. an die Abhandlung von Dr. Charles Widmer-Zofingen, im Novemberheft 1915 in der von Geh. Medizinalrat Professor Klemperer herausgegebenen Zeitschrift „Therapie der Gegenwart": „**Vom Rhythmus der Gesundheit und vom Standort des Menschen**." Zahlreiche Äußerungen des Verfassers erinnern hier unwillkürlich an Hahnemanns dynamische Auffassung, nach der Erkrankungen nicht nur einzelne Organe und Gewebsarten, sondern Körper und Seele des ganzen Menschen beherrschen. Auch die Betriebspathologie Rosenbachs bedeutet eine starke Annäherung an die Anschauungen Hahnemanns.

Hahnemanns Stellungnahme zu den **Gemütssymptomen**, die er bekanntlich bei der Wahl des Arzneimittels ganz besonders berücksichtigt wissen will, haben viele seiner Zeitgenossen für die Ausgeburt einer krankhaften Phantasie gehalten. Heute sind es Männer von klangvollem Namen, Gelehrte von bestem Rufe, wie Professor Krehl in Heidelberg oder Professor Karl Ludwig Schleich in Berlin, die gerade dem **Seelischen** im Rahmen der Gesundheit und Krankheit weitgehende Beachtung zuteil werden lassen (siehe Krehl „Pathologische Physiologie", 9. Aufl. 1918, und Schleich „Vom Schaltwerk der Gedanken", Berlin 1916).

Ebenso erfreuen sich die **subjektiven Krankheitssymptome**, die Hahnemann - vielleicht von einem etwas zu einseitigen Gesichtspunkte aus - als die **wesentlichen** Erscheinungen des Krankheitsbildes bezeichnete, bei gewissen Autoritäten (z. B. Prof. Cabot-Boston) heute einer viel größeren Würdigung, wenn zunächst auch nur zu differential-diagnostischen Zwecken.

Selbst Hahnemanns viel bekämpfte Lehre von der „**Psora**", bei der er im Grunde genommen natürlich nicht einfach die von Krätzemilben verursachte Krankheit, sondern eine auf Vererbung beruhende oder durch Unterdrückung von Hautausschlägen entstandene tief greifende Dyskrasie und krankhafte Disposition verstand, erscheint uns jetzt, nachdem die Begriffe „**Krankheit**", „**Konstitution**" und „**Diathese**" wieder neue Bedeutung und Würdigung in der Heilkunde erlangt haben, in einer viel günstigeren Beleuchtung als noch vor wenigen Jahren.

Überhaupt hat die ganze Richtung, in der das ärztliche Denken und Forschen der Gegenwart, unter dem Einfluß der Biologie, allmählich einschwenkt, und die völlig veränderte Auffassung von Gesundheit und Krankheit viel dazu beigetragen, Hahnemann und seine Lehre auch dem Verständnis des in schulärztlicher Denkweise erzogenen Arztes näher zu bringen. An den Ergebnissen der medizinisch-biologischen Forschungen der letzten Jahre gemessen, ist heute noch gar nicht abzusehen, wie viele von Hahnemanns intuitiven Anschauungen und Theorien dereinst noch unbeschränktes Bürgerrecht in der Heilkunde der Zukunft erlangen werden.

Dies ist nicht etwa nur die Ansicht eines ausschließlich homöopathisch geschulten Arztes, sondern auch unter den Vertretern der Schulmedizin, die sich der Homöopathie gegenüber ihre Objektivität bewahrt haben, werden heute schon Stimmen laut, die deutlich erkennen lassen, daß man Hahnemanns Bedeutung und Größe auch in seinen theoretischen Darlegungen allmählich zu würdigen beginnt. Dr. med. et phil. Franz Hübotter, Privatdozent der Medizin an der Berliner Universität und Spezialarzt für Chirurgie, dem man also eine einseitige Hinneigung zur Homöopathie wohl nicht zum Vorwurf machen kann, bezeichnet in seinem kürzlich (1920) erschienenen vortrefflichen Werke „3000 Jahre Medizin“ Hahnemanns Auffassung von der Einheit der Krankheiten als „eine Tatsache von eminenter Bedeutung“, deren Richtigkeit sich vielleicht eines Tages noch bestätigen könne. Er schließt dann seine kurze Betrachtung über Hahnemanns Krankheitsauffassung mit den Worten: „Wir werden schwindelig bei diesen Gedanken; **die Idee ist aber jedenfalls grandios**; vorläufig wird sie noch für falsch gehalten.“

Schließlich müssen wir aber immer wieder daran erinnern, daß der eigentliche Kernpunkt der Homöopathie gar nicht in den hypothetischen Mutmaßungen und theoretischen Anschauungen Hahnemanns besteht, sondern daß bei einer gerechten Beurteilung der Homöopathie einzig der praktische Versuch, das **Experiment**, den Ausschlag geben darf. Darauf weist Hahnemann nachdrücklich in seiner Vorerinnerung zur zweiten Auflage des Organons hin, indem er schreibt: „Die wahre Heilkunst ist ihrer Natur nach eine reine Erfahrungswissenschaft, und kann und darf sich daher bloß an lautere Tatsachen halten .... und keinen Schritt aus dem Kreise reiner wohlbeobachteter Erfahrungen und Versuche wagen, wenn sie vermeiden will, ein Nichts, eine Gaukelei zu werden.“ Und an anderer Stelle ruft er seinen Zeitgenossen zu: „Macht's nach, aber macht's genau nach.“

Wenn wir diese Tatsachen im Auge behalten, sollte es uns mit Hilfe einiger geschichtlicher Vorstudien und unter Berücksichtigung der Verhältnisse und der Entwicklungsstufe, in der sich die Heilkunde zur Zeit Hahnemanns befand, nicht allzu schwer fallen, beim Lesen des Organons über anfechtbare Erklärungsversuche, veraltete Ansichten und Ausdrucksweisen hinwegzukommen, die lediglich beweisen, daß auch Hahnemann in vielen Dingen ein Kind seiner Zeit gewesen ist. In diesem Geiste gelesen, wird uns Hahnemanns Organon auch heute noch eine Menge von Belehrung und Anregung geben und damit zugleich beweisen, daß das Urteil, das einer der ausgezeichnetsten Kenner über die Werke Hahnemanns gefällt hat, nicht übertrieben ist, wenn er sagt:

> „Wir lesen sie mit unseren Augen, trennen das Tatsächliche vom Hypothetischen und finden dann in diesen Werken eine Fülle der feinsten und beachtenswertesten Beobachtungen, der

scharfsinnigsten, genialen Auffassung und eine reiche Quelle begeisternder Anregung, welche einen Urheber verrät, der in Jahrhunderten nur einmal erscheint.“

Stuttgart, Mitte März 1921.

Obere Birkenwaldstr. 118.

Dr. med. homoeop. **Richard Haehl**.

Anmerkungen

1 In einem Briefe Hahnemanns an Dr. von Bönninghausen, dessen Original sich im Besitze des Herausgebers befindet, heißt es:
„Köthen, 16. März 1831. .... Ich half mir bisher damit, daß ich den chronisch Kranken nicht eher in die Kur nahm, als bis er sich das **Organon angeschafft** und es sorgfältig durchgelesen hatte. Eher merkte ich überhaupt nicht, daß die Kranken eine vertrauensvolle Ueberzeugung von dem unersetzlichen Vorzuge dieser Behandlungsart gewonnen hätten und fest gegen jede gegenseitige Einflüsterung standhaft in der Kur verharrten. ....“

2 Das Original ist im Besitze des Herausgebers.

3 Das Original befindet sich im Besitze des Herausgebers. Der Brief ist diktiert, in weiblicher Handschrift, Datum und Unterschrift von Hahnemann selbst, noch ziemlich fest, aber nicht mehr so klar und bestimmt wie früher.

4 Nach dem Postzeichen muß es „April“ heißen. Auch dieser Brief ist wieder diktiert und in derselben weiblichen Handschrift geschrieben. Datum und Unterschrift sind von Hahnemann, die Schriftzüge sind aber zitterig und zeigen deutlich eine Abnahme des Kräftezustandes.

5 Das Original ist im Besitze des Herausgebers.

6 Jetzt im Besitze des Herausgebers.

Vorwort

[zur textkritischen Herausgabe von Hahnemanns *Original*-Manuskript zur 6. Auflage des Organons der Heilkunst]

von Josef M. Schmidt (1992)

Vor genau 150 Jahren, im Februar 1842, hat der Begründer der Homöopathie, Samuel Hahnemann (1755-1843), das Manuskript für die sechste Auflage seines „Organons der Heilkunst" fertiggestellt. Als Vorlage zu der endgültigen Fassung dieses bedeutendsten seiner Werke[1] benutzte er ein durchschossenes Exemplar der 1833 erschienenen fünften Auflage, in das er seine Änderungen, Streichungen und Ergänzungen handschriftlich eintrug.

Nachdem dieses Manuskript zunächst 79 Jahre lang unveröffentlicht geblieben war, gaben Richard Haehl 1921 und William Boericke 1922 eine deutsche bzw. englische Ausgabe dieser sechsten Auflage des Organons heraus. Während Boericke zur Anfertigung seiner englischen Übersetzung das Originalmanuskript tatsächlich vorlag, mußte sich Haehl bei seiner deutschen Edition dagegen mit einer Abschrift desselben begnügen.[2] Sämtliche seitdem erschienenen deutschen Ausgaben der sechsten Auflage beruhen ihrerseits wiederum auf der von Haehl.[3] - Eine textkritische Edition von Hahnemanns eigenhändig verfaßtem Manuskript ist bislang nicht erstellt worden, obwohl es sich bei diesem für die Homöopathie und ihre Geschichte grundlegenden Werk um ein medizinhistorisches Dokument ersten Ranges handelt.[4]

Die Authentizität der erhaltenen Handschrift ist sowohl aufgrund autographischer und inhaltlicher Kriterien als auch durch Hahnemanns eigene schriftliche Äußerungen zu diesem Werk gesichert. So schrieb dieser im Juni 1841 an seinen Freund Clemens von Bönninghausen:

> „Ich bereite die sechste Ausgabe des Organons, wozu ich nur etliche Stunden, Donnerstags und Sonntags anwenden kann" ...[5]

Im Februar 1842 bot Hahnemann das fertige Manuskript seinem Verleger, Herrn Schaub in Düsseldorf, an:

> „So eben habe ich, nach 18 monatlicher Arbeit die sechste Edition meines Organons vollendet, welche nun die möglichst vollkommne geworden ist. Sie wird nach dem bisherigen Drucke des Organons 20 bis 22 Bogen betragen, jezt aber nach liberalerem Drucke, wie ich wünsche, wenigstens 24. Das weißeste Papier und die neuesten Lettern wünsche ich zu ihrer Ausstattung, da sie wahrscheinlich meine lezte seyn wird.
>
> Ist es Ihnen gefällig, eine solche schöne Herausgabe zu übernehmen, so bestimmen Sie selbst das Honorar entweder überhaupt oder nach Bogenzahl - wie Sie wollen - **nur daß wir Ehre damit einlegen**.
>
> Da Hr Arnold ein Bild von mir jeder Ausgabe vorsetzen ließ, was wenig oder keine Aehnlichkeit von mir hatte, so werde ich dafür sorgen, daß Sie wenigstens eine genaue Zeichnung von meinem Gesichte erhalten sollen, die Sie in Düsseldorf gravieren lassen, damit die Nachwelt sich doch einigen Begriff von meinen Gesichtszügen machen könne.
>
> Ich bitte mir nur 10 Freiexemplare aus.
>
> Ist Ihnen dies gefällig, so schreiben Sie mir umgehender Post"[6]

Im August 1842 rechnete Hahnemann, wie ein Brief an einen Kollegen bezeugt, mit dem baldigen Erscheinen seines Werkes, indem er von „meiner nächsten Ausgabe (der sechsten) meines Organons" sprach, „welche nächstens erscheinen wird".[7]

Im September 1842 entschuldigte er in einem Brief an von Bönninghausen die Verzögerung der Veröffentlichung,

> ... „Mein Organon in der 6ten Ausgabe hat noch nicht erscheinen können weil die französische Bearbeitung anfangs nicht in guten Händen war und der deutsche Text kann (wegen Ursachen) nicht vorher erscheinen“ ...[8]

und im März 1843 hatte sich laut eines weiteren Briefs an denselben seine Hoffnung auf ein baldiges Erscheinen weitgehend zerschlagen.

> Ich ... „mach Sie auf eine, so Gott will, bald, wenigstens französisch erscheinenden sechsten Ausgabe meines Organons aufmerksam, die Sie in jeder Hinsicht zufrieden stellen wird. Deutsch kann sie wenigstens bei Arnold ihrem alten Verleger schwerlich erscheinen“[9] ...

Soweit Hahnemanns eigene schriftliche Zeugnisse zu der von ihm geplanten Herausgabe einer sechsten Auflage des Organons der Heilkunst.

Nach Hahnemanns Tod im Juli 1843 ging das Manuskript zunächst in den Besitz seiner Witwe Mélanie Hahnemann d'Hervilly über, die zeit ihres Lebens allerdings keines der mehrfachen Angebote für eine Publikation desselben anzunehmen bereit war.[10] Laut eines Briefes an Constantin Hering ließ sie 1865 jedoch eine Abschrift des Organon-Manuskripts anfertigen.[11] Als im Rahmen des Deutsch-Französischen Kriegs 1870/71 Frau Hahnemann, ihre Adoptivtochter Sophie und deren Gemahl Carl von Bönninghausen[12] Paris verließen und auf dessen elterliches Gut in Darup (Westfalen) übersiedelten, wurde auch der gesamte Nachlaß Hahnemanns (einschließlich des Organons) dorthin gebracht. So kam nach Frau Hahnemanns Tod 1878 die Familie von Bönninghausen in den Besitz des sogenannten

„Schatzes von Darup". Zwar ließ auch Sophie von Bönninghausen dort 1879 eine Abschrift der sechsten Auflage des Organons fertigstellen,[13] doch nach wie vor verliefen alle zum Zwecke einer Veröffentlichung desselben geführten Verhandlungen erfolglos.

Erst 1920, unter den veränderten politischen und ökonomischen Bedingungen im Anschluß an den Ersten Weltkrieg, gelang es Richard Haehl, mit finanzieller Unterstützung von William Boericke und James W. Ward aus San Francisco, den Nachlaß Hahnemanns (einschließlich des Organon-Manuskripts und einer Abschrift desselben) von der Familie von Bönninghausen zu erwerben.[14] Nachdem Haehl das Organon Ende April 1920 in Darup abgeholt hatte,[15] sandte er dieses offenbar umgehend nach New York, wo es bereits Mitte Mai 1920 von Boericke persönlich abgeholt wurde.[16] Dieser präsentierte es im Juni 1920 auf den Jahrestagungen sowohl des American Institute of Homoeopathy in Cleveland[17] als auch der International Hahnemannian Association, deren Mitglieder das Buch auch anfassen durften.[18] Danach brachte Boericke das Manuskript nach San Francisco, wo er seine 1922 erschienene englische Übersetzung erstellte.[19]

Ursprüngliche Erwägungen, das Original später dem American Institute of Homeopathy bzw. der Smithsonian Institution für ihre Homöopathie-Ausstellung in Washington zu übergeben, wurden nicht verwirklicht.[20] Nach Boerickes Tod 1929 hatte zunächst Ward das Organon in seiner Praxis aufbewahrt, bis dieser es 1933 der Homoeopathic Foundation of California (deren Büroräume sich im gleichen Gebäude befanden) überreichte.[21] Die gesamte, seit dem Tod Wards 1939 nach demselben benannte Bibliothek der Foundation[22] wurde im Juli 1940 in den Neubau des wiedereröffneten Hahnemann Hospitals verlagert.[23] Das Organon selbst deponierte der damalige Chefarzt, Howard M. Engle, erst in den Safe des Krankenhauses und, nachdem selbst hieraus ein wertvolles Buch verschwunden war, in den Safe seiner eigenen Praxis.[24] Möglicherweise nahm er es im Juni 1941 sogar mit auf die Jahrestagung des American Institute of Homeopathy in Virginia.[25] Aus Platzgründen wurde das Manuskript schließlich in den Tresor des Rechtsanwalts und Direktors der Foundation John L. McNab ausgelagert, bis es nach dessen Tod im März 1950 wieder in Engles Safe zurückkehrte.

Als Howard Engle im Oktober 1952 starb, mietete nun dessen Schwägerin und damalige Sekretärin der Foundation, Elsa K. Engle, auf eigene Kosten einen Safe zur Aufbewahrung des Organons, erst bei der Bank of America und ab Mai 1969 bei der Crocker Citizens National Bank. So konnte Pierre Schmidt, der im Juni 1959, zusammen mit Jost Künzli von Fimmelsberg, zur Jahrestagung der International Hahnemann Association nach San Francisco kam,[26] das Manuskript nur deshalb nicht einsehen, weil Frau Engle gerade anderweitige Verpflichtungen hatte. Nach seiner Rückkehr in die Schweiz sandte sie ihm allerdings 1960 und 1962 eigens für ihn angefertigte Dias der gewünschten Passagen.[27]

Als einzigem Homöopathen in all den Jahren gewährte Frau Engle lediglich ihrem Hausarzt Frederic W. Schmid 1969 einmal die Möglichkeit, das Organon in ihrer Wohnung eigenhändig zu begutachten.

1971 wurde anläßlich einer Anfrage von Heinz Henne ein Mikrofilm des gesamten Manuskripts erstellt und eine Kopie davon nach Stuttgart gesandt.[28] Danach übergab Otto E. Guttentag, der ehemalige dortige Professor für Homöopathie, im Einverständnis mit Frau Engle das kostbare Werk der University of California, San Francisco, wohin 1961 auch die gesamte Bibliothek der Homeopathic Foundation of California gelangt war. So konnte Guttentag im Rahmen einer dort organisierten Ausstellung im Juni 1974 Teilnehmern des International Homoeopathic Congress' unter anderem auch das Original von Hahnemanns Organon zeigen.[29]

Ob in der Zwischenzeit jemals irgendjemand bemerkt hat, daß dieses dort verwahrte Manuskript seit nunmehr über zwei Jahrzehnten nicht mehr vollständig war, ist nicht bekannt. Bei seinen Vorarbeiten an einer Mikrofilm-Kopie entdeckte der Bearbeiter dieser textkritischen Ausgabe jedenfalls, daß bereits bei der Mikroverfilmung des Buches offensichtlich ein ganzes Blatt mit der Handschrift Hahnemanns gefehlt haben mußte.[30] Über eine in Stuttgart aufgefundene Fotokopie eben dieser Seite und den maschinengeschriebenen Vermerk darauf[31] führte die Spur nach San Francisco, wo der Herausgeber im Nachlaß des 1984 verstorbenen Frederic Schmid tatsächlich das Original der vermißten Organon-Seite fand.[32] So konnte im Januar 1992, im Einvernehmen mit der Witwe Irmgard Schmid-Maybach, dieses handschriftliche Ausführungen Hahnemanns enthaltende Blatt wieder in das Organon-Manuskript eingefügt werden.[33]

Im Gegensatz zu der von Haehl für seine Organon-Ausgabe benutzten Abschrift, die heute als verschollen gilt,[34] befindet sich das Original inzwischen also in sicherer Verwahrung. Gegen Vorlage eines Ausweises ist es Benutzern der Bibliothek grundsätzlich möglich, die Handschrift unter Aufsicht in den Special Collections einzusehen.[35] Angesichts des Zustandes der darin enthaltenen zahlreichen handbeschriebenen, oft mehrfach aneinandergeklebten Blätter, deren Länge in entfaltetem Zustand die Höhe des Buches teilweise um ein Vierfaches übersteigt, sollte allerdings, wann immer möglich, zunächst der Mikrofilm benutzt werden.[36]

Für die Bearbeitung der vorliegenden textkritischen Edition des Organons hat sich letzterer allerdings als unzureichend erwiesen. Zum einen wurden bei der Verfilmung nicht in allen Fällen, in denen handschriftliche Eintragungen Hahnemanns durch darüber eingeklebte Blätter verdeckt werden, diese auch hochgeklappt und der nur auf diese Weise sichtbare Text eigens abgebildet.[37] Zum anderen sind Streichungen von Worten oder Satzteilen auf der Vorderseite eines Textblattes oft ebenso ausgeprägt sichtbar wie auf dessen Rückseite und daher allein im Original der tatsächlich beschriebenen Seite zuzuordnen. Darüber hinaus sind Ausradierungen von Satzzeichen, Klammern oder Buchstaben als solche auf einem Film ebensowenig zu erkennen wie verschiedene Farbstifte, Bleistiftstärken oder Tintenfarben zu unterscheiden. An einzelnen Stellen ist die fotographische Wiedergabe durch die Überlagerung von vergilbtem Klebefilm oder sonstigen Klebstoffresten so eingeschränkt, daß hier praktisch keine Entzifferung möglich ist.[38] Schließlich wurden auch mehrfach zusammengelegte Papierstreifen nicht immer weit genug entfaltet und geglättet, was manchmal - aufgrund eines bei der Verfilmung zurückgebliebenen Knicks - die Unleserlichkeit einer oder mehrerer Zeilen nach sich zog.[39]

Die genannten Unzulänglichkeiten des Films verdeutlichen hinreichend, warum eine seriöse textkritische Bearbeitung dieser Handschrift allein unter konsequenter Benutzung des Originals, also nur im Rahmen eines längeren Studienaufenthalts vor Ort verwirklicht werden konnte. Dementsprechend sei an dieser Stelle der Deutschen Forschungsgemeinschaft, die dem Herausgeber im Rahmen seiner Forschungen zur Geschichte der Homöopathie in San Francisco derzeit einen neunmonatigen Aufenthalt ebenda ermöglicht, somit also in doppelter Hinsicht gedankt. Nur so konnte, neben der Arbeit an der hiesigen Feldstudie, auch Hahnemanns Organon-Manuskript allmählich bis ins kleinste Detail untersucht und das Ergebnis nunmehr der Öffentlichkeit zugänglich gemacht werden.

Der vorliegenden Edition liegt ausschließlich und durchgängig die von Hahnemann für die sechste Auflage vorgesehene Fassung des „Organons der Heilkunst" zugrunde. Über die bloße Wiedergabe dieser endgültigen Version hinaus wurden hier erstmals aber auch all die Änderungen, welche der Begründer der Homöopathie gegenüber der vorhergehenden Auflage vornahm, als solche abgegrenzt und dargestellt. Sowohl für die historische als auch die medizinische Beurteilung von Hahnemanns letzter „Vervollkommnung" seiner Lehre ist es ja gleichermaßen bedeutsam, differenzieren zu können zwischen denjenigen Abschnitten und Formulierungen, die er nachweislich änderte oder verwarf und denen, die er beibehielt.

In textkritischer Hinsicht erschien die Kennzeichnung derjenigen handschriftlichen Abschnitte, die sich auf eingeklebten Blättern befinden, angebracht, da diese bzw. deren Anordnung zweifellos einen gewissen Unsicherheitsfaktor darstellen, welcher in der inhaltlichen Einschätzung der entsprechenden Passagen berücksichtigt zu werden verdient.[40] Aus demselben Grund mußten auch sämtliche der von Hahnemanns Schrift abweichenden Handschriften als solche kenntlich gemacht und (nach Möglichkeit) unterschieden werden. Gleiches galt erst recht für die Stellen, an denen das Originalblatt mit Hahnemanns Schrift offensichtlich abgerissen und statt dessen ausschließlich Text aus fremder Feder eingefügt worden war.[41] Auch bei den teilweise bis ganz herausgeschnittenen Durchschußblättern, die hier ebenfalls als solche aufgelistet wurden, ist es letztlich nicht sicher, ob diese von Hahnemann selbst oder von späterer Hand entfernt worden sind.

Bezüglich der Editionsrichtlinien dieser Ausgabe wurde versucht, nach Möglichkeit die für die geplante sukzessive Herausgabe der Krankenjournale Hahnemanns bereits festgelegten Sonderzeichen zu verwenden. Während diese dort allerdings in voller Größe gedruckt werden, um die Form des Originaldokuments weitgehend beizubehalten, steht hier dagegen das Ziel einer flüssigen Lesbarkeit des Textes im Vordergrund, was eine dezentere Gestaltung derselben und damit ihre Verkleinerung gebot. Einige der in den Krankenjournalen benutzten Zeichen mußten allerdings geringfügig modifiziert werden.[42]

Um die Abweichungen der sechsten gegenüber der fünften Auflage graphisch darzustellen, wurden sämtliche handschriftlichen Einfügungen und Ergänzungen *kursiv* gesetzt sowie alle Tilgungen durch „ ⌜ ⌝ “ an ihrem ursprünglichen Ort vermerkt und in einer entsprechenden Anmerkung aufgeführt.[43] Demgegenüber wurde kursiver Druck im Original nun in Form von KAPITÄLCHEN[44] und dort gesperrter Druck hier **fett** wiedergegeben. Unterstreichungen durch Hahnemann wurden im Falle von gedrucktem Text auch hier unterstrichen, innerhalb einer handschriftlichen Ausführung jedoch ***kursiv und fett*** gesetzt. Nachträgliche Einfügungen Hahnemanns wurden, je nachdem, ob sie über oder unter die Zeile geschrieben sind, mit „\.../“ bzw. „/...\“ wiedergegeben. Zur Kennzeichnung nicht oder nicht sicher lesbarer Buchstaben, Worte oder Satzteile wurde hier das Sonderzeichen „ +...+ “ verwendet.[45] Griechische Schrift konnte zwar grundsätzlich als solche, aus drucktechnischen Gründen allerdings nur ohne Akzente wiedergegeben werden.[46] Bemerkungen des Herausgebers schließlich stehen zwischen doppelten Klammern.

Obwohl die zahlreichen, oft überlangen Fußnoten Hahnemanns sich in der zweiten bis fünften Auflage des Organons stets unterhalb des Haupttextes am Ende der jeweiligen Seite befinden, wurden sie hier dennoch so angeordnet wie in der ersten Auflage.[47] Tatsächlich scheint die Positionierung von Anmerkungen als Ganze unmittelbar zwischen die entsprechenden Zeilen des Haupttextes die Übersicht über die Gesamtstruktur des Werkes um einiges zu erhöhen.[48] Auf eine Randpaginierung bzw. Zeilenzählung wurde zum einen deshalb verzichtet, weil die dem Manuskript zugrundeliegende fünfte Auflage des Organons ja allgemein zugänglich ist, und zum anderen, weil eine minutiöse Erfassung etwa auch des Seiten- und Zeilenumbruchs der handschriftlichen Ausführungen Hahnemanns mit dem Primat der praktischen Benutzbarkeit dieser Ausgabe nicht vereinbar wäre.[49] Dagegen wurde allerdings die Original-Orthographie und -Interpunktion des Manuskripts konsequent beibehalten,[50] einschließlich der zweifachen Schreibweise der Fußnotenziffer „^{1})“ bzw. „1)“ - je nachdem, ob dieselbe im Haupttext oder in der Anmerkung steht.[51] Auf redundante Wiederholungen einzelner Zeichen wurde hier jedoch verzichtet.[52]

Als eine der schwierigsten Aufgaben dieser Edition erwies sich die Differenzierung und Identifizierung sämtlicher im Manuskript vorfindbarer Autographen. Zwar konnten neben Hahnemanns charakteristischer Handschrift mindestens sieben weitere Handschriften unterschieden werden, von denen fünf den eigentlichen Text betreffen,[53] doch wäre bei einigen derselben auch eine noch weitergehendere Unterteilung denkbar.[54] Mélanie Hahnemanns Handschrift ließ sich jedenfalls an keiner Stelle sicher nachweisen. Grundsätzlich beruht die hier vorgenommene Abgrenzung der Autographen voneinander vor allem auf einem systematischen Vergleich des jeweiligen Schriftbildes als Ganzen, der spezifischen Schreibweise einzelner Buchstaben, der verwendeten Federstärken und Tintenfarben sowie auf der Hinzuziehung von Schriftproben in Frage kommender Personen.[55] Zum Teil verriet auch eine ungewöhnliche Orthographie die fremde Hand.[56]

Für die Einschätzung der Zuverlässigkeit jener nicht von Hahnemann geschriebenen Textstellen (bezogen auf dessen vermeintlich autorisierte Version) empfiehlt sich eine abgestufte Betrachtung der einzelnen Sachverhalte:

So gibt es zwar einzelne Hinweise, daß die Änderungen, die durch eine bestimmte „fremde Handschrift“ vorgenommen wurden, bereits zur Zeit Hahnemanns vorlagen,[57] doch muß hier letztlich offenbleiben, wer diese geschrieben bzw. diktiert hat. Andererseits zeigt aber die selektive Musterung dieser Handschrift, daß sie fast ausschließlich stilistische Verbesserungen des Textes betrifft und praktisch nichts am Inhalt des Werkes verändert.[58] Dasselbe gilt - mit Einschränkung - auch für zwei „weitere fremde Handschriften“.[59]

Die in „Kanzleischrift“ verfaßten Ausführungen wiederum enthalten nicht selten zusätzliche Einfügungen oder Änderungen in Hahnemanns eigener Handschrift. Offensichtlich handelt es sich hier also um Diktate, die von ihm eigenhändig revidiert wurden und deshalb - zumindest in diesen Fällen - als authentisch angesehen werden können.[60] Abschnitte in dieser Schrift, die keine Ergänzungen Hahnemanns enthalten, sind zum größten Teil bloße Neufassungen von auch in Hahnemanns Schrift vorliegendem Text[61] oder aber rein stilistische Korrekturen. Die einzige inhaltlich relevante Ausnahme hiervon bildet die in § 284, Anm. * zu findende Aussage (in Kanzleischrift), daß „Psora" auch erblich sein könne[62] - was allerdings im Einklang mit einer anderen, von Hahnemann eigenhändig verfaßten Bemerkung steht.[63]

Haehls handschriftliche Eintragungen schließlich sind zwar als solche eindeutig zu identifizieren,[64] doch erweisen sie sich, was die Beurteilung ihrer Treue zum Original angeht, am problematischsten. Zum einen hinterließ der frühere Herausgeber der sechsten Auflage des Organons neben zusätzlichen Bemerkungen zur Verdeutlichung schwer lesbarer Zeichen und Silben auch solche, die etwa die Zuordnung von Anmerkungen zu bestimmten Textstellen oder die Reihenfolge der von Hahnemann beschriebenen Seiten eines eingeklebten Blattes festlegen.[65] Die Richtigkeit dieser editorischen Entscheidungen ist zwar anzunehmen, entzieht sich jedoch einer nachträglichen Verifikation. Darüber hinaus hat Haehl nicht nur von ihm vollbeschriebene Blätter („zur besseren Verständigung" oder „weil schwer leserlich") ergänzend in das Manuskript eingeklebt,[66] sondern an mehreren Stellen auch offenbar bestehende größere Lücken des Originals mit eigenen handschriftlichen Eintragungen ausgefüllt. So liegen etwa die Anm. * des § 284 sowie die Anm. 7 und 6/x des § 270 im Original-Manuskript größtenteils bzw. vollständig überhaupt nur in Haehls Schrift vor.[67]

Wollte man hier die Echtheit der nicht mehr nachprüfbaren, weil verschollenen Quellen oder gar Haehls Seriosität anzweifeln, so hätte dies in der Tat auch inhaltliche Konsequenzen. Nur in dem ausschließlich von Haehl erhaltenen Teil von § 270, Anm. 7 wird etwa als materieller Verdünnungsgrad einer dritten Potenz die Zahl $1{,}25 \times 10^{-20}$ und bloß in der Anm. 6/x desselben Paragraphen die Bedingung genannt, unter der ein Arzneimittel speziell auf ein Lokalübel passend verordnet werden sollte. Darüber hinaus ist der allein durch Haehl überlieferte Teil von § 284, Anm. * die einzige Stelle in Hahnemanns Gesamtwerk, an der eine prophylaktische „antipsorische Cur“ bei Schwangeren empfohlen und seine jüngste Lehre zur Behandlung chronischer Krankheiten als „Psora-Theorie“ bezeichnet wird.[68]

Selbst wenn diese späteren Modifikationen des Manuskripts, die im übrigen auch Boerickes Organon-Übersetzung zugrunde liegen, exakt den Wortlaut der von Haehl verwendeten Abschrift widerspiegeln sollten, bleibt letztlich die Frage nach deren Herkunft und Zuverlässigkeit unbeantwortet. Die Angabe Haehls, beim sorgfältigen Vergleich von Original und Abschrift deren wortgetreue Übereinstimmung festgestellt zu haben, relativiert sich zum einen angesichts der äußerst kurzen Zeit, die diesem das Manuskript überhaupt zur Verfügung stand.[69] Zum anderen gab es bei den hier interessierenden Lücken des Originals naturgemäß ohnehin nichts zu vergleichen. Spekulationen schließlich, ob das von Haehl hier angeführte „Diktat Hahnemanns“ etwa eine zusätzliche, von der genannten Abschrift verschiedene Quelle war, bringen, solange keines dieser Dokumente auffindbar ist, keine weitere Erkenntnis.[70]

Abgesehen von den genannten, allein durch Haehls Eintragungen überlieferten Abschnitten beruht die hier vorliegende Edition durchweg auf dem ansonsten vollständig erhaltenen Original-Manuskript. Aus diesem Grunde erschien es nicht nur unnötig, sondern im gebotenen Rahmen auch praktisch undurchführbar, sämtliche Abweichungen der (nach der Abschrift verfaßten) Haehlschen Ausgabe hiervon aufzusuchen und anzumerken. Stichproben haben allerdings gezeigt, daß sich jene seit nunmehr 71 Jahren benutzte Ausgabe nicht nur durch eine veränderte Orthographie, Interpunktion und Absatzgliederung, sondern teilweise auch durch die Vertauschung, Einfügung und Auslassung einzelner Silben, Worte und Satzteile vom Original unterscheidet. Demgegenüber enthält - neben der authentischen Wiedergabe von Hahnemanns Manuskript - die jetzige Edition aufgrund der Berücksichtigung selbst vorläufiger, nicht gedruckter Einträge auch über den endgültigen Text hinausgehende Informationen zur Genesis des Werkes.[71]

Formal ist die Ausgabe in drei Teile gegliedert, von denen der mittlere das eigentliche „Organon der Heilkunst" (samt Vorrede, Inhaltsverzeichnis und Einleitung) in seiner letzten Fassung enthält. Der vorausgehende Teil bietet neben einem knappen Einblick in die Geschichte des Buches sowie einer Darstellung der Editionsprinzipien und verwendeten Sonderzeichen auch die Abbildung sämtlicher Manuskriptblätter der §§ 270 und 284 einschließlich ihrer Anmerkungen und Hahnemanns eingangs zitierten Brief an Schaub.[72] Der abschließende Teil besteht zum einen aus textkritischen Anmerkungen, in denen sich unter anderem all die Streichungen Hahnemanns von früheren Textabschnitten vollständig abgedruckt finden.[73] Zum anderen gibt ein tabellarischer Anhang schließlich eine Übersicht sowohl über Ausmaß und Verteilung der fremden Handschriften innerhalb des Werkes als auch - in redaktionskritischer Absicht - über die zahlreichen an- und ineinandergeklebten handbeschriebenen Blätter, Einträge des früheren Herausgebers sowie herausgeschnittene Durchschußblätter.

Die Bedeutung der sechsten Auflage des Organons für Praxis und Geschichte der Homöopathie ergibt sich aus den (nun erstmals umfassend verzeichneten) Änderungen gegenüber der fünften. Hahnemann äußert hier neue Gedanken etwa zum Begriff des Dynamischen (§ 11, 269), der Lebenskraft (§ 22, 29, 34, 45) und von Krankheit als solcher (§ 148), zum Status verschiedener Kurarten (§ 22, 52-56) einschließlich der Aderlaßtherapie Broussais' (§ 60, 74), zu Wesen und Therapie der chronischen Miasmen (§ 78, 204, 282, 284), zum Prinzip des Selbstdispensierens (§ 265), der Verordnung von Einzelmitteln (§ 273) und der Verwendung geringster Gaben (§ 276), aber auch zur therapeutischen Berechtigung des Riechens an Arzneien (§ 284), der Anwendung des Magnets (§ 287), des Mesmerismus (§ 288), der Elektrizität und des Galvanismus (§ 286) sowie von Einreibungen (§ 285), Massagen (§ 290) und Bädern (§ 291).

Die wichtigste Neuerung der letzten Auflage besteht aber zweifellos in dem hier erstmals beschriebenen grundsätzlich veränderten Potenzierungsverfahren von Arzneien (§ 270-271) und der damit zusammenhängenden gänzlich anderen Dosierung und Applikation derselben (§ 161, 238, 246-248, 272, 280-282). Indem jetzt im Prinzip jeder 1:100-Dilutionsschritt durch einen zusätzlichen 1:500-Zerteilungsschritt ergänzt wurde, sollten die so hergestellten Potenzen milder und rascher wirken und - im Gegensatz zu den früher verwendeten Zubereitungen - täglich, selbst über

Monate, eingenommen werden können. - Da diese entscheidende Modifikation Hahnemanns allerdings erst nach 1921 der Öffentlichkeit bekannt und auch dann zunächst kaum beachtet wurde, kam während des weitaus größten Zeitraums der Homöopathiegeschichte weltweit stets nur das ältere, bis 1833 von Hahnemann zwar empfohlene,[74] 1842 von ihm aber revidierte Verfahren zur Anwendung.

Um so deutlicher möge daher die vorliegende Edition - in einer dem Anspruch des Werkes angemessenen wissenschaftlichen Form - sowohl Medizinern als auch Historikern den letzten Willen Hahnemanns bezüglich der von ihm vorbereiteten sechsten Auflage seines „Organons der Heilkunst" darlegen. Sollte die nunmehr jedem Interessierten zugängliche Ausgabe dazu beitragen, im Zuge systematischer und seriöser Forschung immer mehr Klarheit über das durch Unkenntnis und Vorurteile noch reichlich verdunkelte Gebiet der Homöopathie und ihrer Geschichte zu verbreiten, so hätten Bearbeitung und Herausgabe dieser einzigartigen Handschrift ihren Zweck bei weitem erfüllt.

San Francisco, im Februar 1992

Dr. med. Dr. phil. Josef M. Schmidt

[Die Anmerkungen finden sich in der textkritischen Ausgabe, Karl F. Haug Verlag, Heidelberg 1992]